当代中医专科专病诊疗大系

乳腺病诊疗全书

主　审　林　毅　庞国明　裴晓华

主　编　卓　睿　李　慧　高言歌　谢卫平

中国健康传媒集团

中国医药科技出版社

内 容 提 要

　　本书共分为基础篇、临床篇和附录三部分，基础篇主要介绍了乳腺疾病的相关理论知识，临床篇详细介绍了常见乳腺疾病的中西医结合认识、诊治、预防调护、研究进展等内容，附录包括临床常用检查参考值、开设乳腺专病专科应注意的问题。全书内容丰富，言简意赅，重点突出，具有较高的学术价值和实用价值，适合中医临床工作者学习阅读参考。

图书在版编目（CIP）数据

乳腺病诊疗全书 / 卓睿等主编 . — 北京：中国医药科技出版社，2024.1
（当代中医专科专病诊疗大系）
ISBN 978-7-5214-4178-9

Ⅰ.①乳… Ⅱ.①卓… Ⅲ.①乳房疾病—中医诊断学②乳房疾病—中医治疗法 Ⅳ.① R271.44

中国国家版本馆 CIP 数据核字（2023）第 200779 号

美术编辑　陈君杞
版式设计　也　在

出版　**中国健康传媒集团** | 中国医药科技出版社
地址　北京市海淀区文慧园北路甲 22 号
邮编　100082
电话　发行：010-62227427　邮购：010-62236938
网址　www.cmstp.com
规格　787 × 1092 mm $\frac{1}{16}$
印张　18
字数　424 千字
版次　2024 年 1 月第 1 版
印次　2024 年 1 月第 1 次印刷
印刷　北京盛通印刷股份有限公司
经销　全国各地新华书店
书号　ISBN 978-7-5214-4178-9
定价　**156.00 元**

获取新书信息、投稿、为图书纠错，请扫码联系我们。

《当代中医专科专病诊疗大系》
编委会

朱恪材	朱章志	朱智德	乔树芳	任 文	刘 明
刘 洋	刘 辉	刘三权	刘仁毅	刘世恩	刘向哲
刘杏枝	刘佃温	刘建青	刘建航	刘树权	刘树林
刘洪宇	刘静生	刘静宇	闫金才	闫清海	闫惠霞
许凯霞	孙文正	孙文冰	孙永强	孙自学	孙英凯
纪春玲	严 振	苏广兴	李 军	李 扬	李 玲
李 洋	李 真	李 萍	李 超	李 婷	李 静
李 蔚	李 慧	李 鑫	李小荣	李少阶	李少源
李永平	李延萍	李华章	李全忠	李红哲	李红梅
李志强	李启荣	李昕蓉	李建平	李俊辰	李恒飞
李晓雷	李浩玮	李燕梅	杨 荣	杨 柳	杨 楠
杨克勤	连永红	肖 伟	吴 坚	吴人照	吴志德
吴启相	吴维炎	何庆勇	何春红	冷恩荣	沈 璐
宋剑涛	张 芳	张 侗	张 挺	张 健	张文富
张亚军	张国胜	张建伟	张春珍	张胜强	张闻东
张艳超	张振贤	张振鹏	张峻岭	张理涛	张琼瑶
张攀科	陆素琴	陈 白	陈 秋	陈太全	陈文一
陈世波	陈忠良	陈勇峰	邵丽黎	武 楠	范志刚
林 峰	林佳明	杭丹丹	卓 睿	卓进盛	易铁钢
罗 建	罗试计	和艳红	岳 林	周天寒	周冬梅
周海森	郑仁东	郑启仲	郑晓东	赵 琰	赵文霞
赵俊峰	赵海燕	胡天赤	胡汉楚	胡穗发	柳忠全
姜树民	姚 斐	秦蔚然	贾虎林	夏淑洁	党中勤
党毓起	徐 奎	徐 涛	徐林梧	徐雪芳	徐寅平
徐寒松	高 楠	高志卿	高言歌	高海兴	高铸烨
郭乃刚	郭子华	郭书文	郭世岳	郭光昕	郭欣璐
郭泉滢	唐红珍	谈太鹏	陶弘武	黄 菲	黄启勇
梅荣军	曹 奕	崔 云	崔 菲	梁 田	梁 超
寇绍杰	隆红艳	董昌武	韩文朝	韩建书	韩建涛
韩素萍	程 源	程艳彬	程常富	焦智民	储浩然
曾凡勇	曾庆云	温艳艳	谢卫平	谢宏赞	谢忠礼

靳胜利　雷　烨　雷　琳　鲍玉晓　蔡文绍　蔡圣朝

臧　鹏　翟玉民　翟纪功　滕明义　魏东华

编　　　委（按姓氏笔画排序）

丁　蕾　丁立钧　于　秀　弓意涵　马　贞　马玉宏

马秀萍　马青侠　马茂芝　马绍恒　马晓冉　王　开

王　冰　王　宇　王　芳　王　丽　王　辰　王　明

王　凯　王　波　王　珏　王　科　王　哲　王　莹

王　桐　王　夏　王　娟　王　萍　王　康　王　琳

王　晶　王　强　王　稳　王　鑫　王上增　王卫国

王天磊　王玉芳　王立春　王兰柱　王圣治　王亚莉

王成荣　王伟莉　王红梅　王秀兰　王国定　王国桥

王国辉　王忠志　王育良　王泽峰　王建菊　王秋华

王彦伟　王洪海　王艳梅　王素利　王莉敏　王晓彤

王银姗　王清龙　王鸿燕　王琳樊　王瑞琪　王鹏飞

王慧玲　韦　溪　韦中阳　韦华春　毛书歌　孔丽丽

双振伟　甘陈菲　艾春满　石国令　石雪枫　卢　昭

卢利娟　卢桂玲　叶　钊　叶　林　田丽颖　田静峰

史文强　史跃杰　史新明　冉　靖　丘　平　付　瑜

付永祥　付保恩　付智刚　代立媛　代会容　代珍珍

代莉娜　白建乐　务孔彦　冯　俊　冯　跃　冯　超

冯丽娜　宁小琴　宁雪峰　司徒小新　皮莉芳　刑益涛

邢卫斌　邢承中　邢彦伟　毕宏生　吕　雁　吕水林

吕光霞　朱　保　朱文胜　朱盼龙　朱俊琛　任青松

华　刚　伊丽娜　刘　羽　刘　佳　刘　敏　刘　嵘

刘　颖　刘　熠　刘卫华　刘子尧　刘红灵　刘红亮

刘志平　刘志勇　刘志群　刘杏枝　刘作印　刘顶成

刘宗敏　刘春光　刘素云　刘晓彦　刘海立　刘海杰

刘继权　刘鹤岭　齐　珂　齐小玲　齐志南　闫　丽

闫慧青　关运祥　关慧玲　米宜静　江利敏　江铭倩

汤建光　汤艳丽　许　亦　许　蒙　许文迪　许静云

农小宝　农永栋　阮志华　孙　扶　孙　畅　孙成铭

3

孙会秀	孙治安	孙艳淑	孙继建	孙绪敏	孙善斌
杜 鹃	杜云波	杜欣冉	杜梦冉	杜跃亮	杜璐瑶
李 伟	李 柱	李 勇	李 铁	李 萌	李 梦
李 霄	李 馨	李丁蕾	李又耕	李义松	李云霞
李太政	李方旭	李玉晓	李正斌	李帅垒	李亚楠
李传印	李军武	李志恒	李志毅	李杨林	李丽花
李国霞	李钎华	李佳修	李佩芳	李金辉	李学军
李春禄	李茜羽	李晓辉	李晓静	李家云	李梦阁
李彩玲	李维云	李雯雯	李鹏超	李鹏辉	李满意
李增变	杨 丹	杨 兰	杨 洋	杨文学	杨旭光
杨旭凯	杨如鹏	杨红晓	杨沙丽	杨国防	杨明俊
杨荣源	杨科朋	杨俊红	杨济森	杨海燕	杨蕊冰
肖育志	肖耀军	吴 伟	吴平荣	吴进府	吴佐联
员富圆	邱 彤	何 苗	何光明	何慧敏	佘晓静
辛瑶瑶	汪 青	汪 梅	汪明强	沈 洁	宋震宇
张 丹	张 平	张 阳	张 苍	张 芳	张 征
张 挺	张 科	张 琼	张 锐	张大铮	张小朵
张小林	张义龙	张少明	张仁俊	张欠欠	张世林
张亚乐	张先茂	张向东	张军帅	张观刚	张克清
张林超	张国妮	张咏梅	张建立	张建福	张俊杰
张晓云	张雪梅	张富兵	张腾云	张新玲	张燕平
陆 萍	陈 娟	陈 密	陈子扬	陈丹丹	陈文莉
陈央娣	陈立民	陈永娜	陈成华	陈芹梅	陈宏灿
陈金红	陈海云	陈朝晖	陈强松	陈群英	邵玲玲
武 改	苗灵娟	范 宇	林 森	林子程	林佩芸
林学英	林学凯	尚东方	呼兴华	罗永华	罗贤亮
罗继红	罗瑞娟	周 双	周 全	周 丽	周 剑
周 涛	周 菲	周延良	周红霞	周克飞	周丽霞
周解放	岳彩生	庞 鑫	庞国胜	庞勇杰	郑 娟
郑 程	郑文静	郑雅方	单培鑫	孟 彦	赵 阳
赵 磊	赵子云	赵自娇	赵庆华	赵金岭	赵学军

赵晨露　胡　斌　胡永昭　胡欢欢　胡英华　胡家容
胡雪丽　胡筱娟　南凤尾　南秋爽　南晓红　侯浩强
侯静云　俞红五　闻海军　娄　静　娄英歌　宫慧萍
费爱华　姚卫锋　姚沛雨　姚爱春　秦　虹　秦立伟
秦孟甲　袁　玲　袁　峰　袁帅旗　聂振华　栗　申
贾林梦　贾爱华　夏明明　顾婉莹　钱　莹　徐艳芬
徐继国　徐鲁洲　徐道志　徐耀京　凌文津　高　云
高美军　高险峰　高嘉良　高韶晖　郭士岳　郭存霞
郭伟杰　郭红霞　郭佳裕　郭晓霞　唐桂军　桑艳红
接传红　黄　姗　黄　洋　黄亚丽　黄丽群　黄河银
黄学勇　黄俊铭　黄雪青　曹正喜　曹亚芳　曹秋平
龚长志　龚永明　崔伟峰　崔凯恒　崔建华　崔春晶
崔莉芳　康进忠　阎　亮　梁　伟　梁　勇　梁大全
梁亚林　梁增坤　彭　华　彭丽霞　彭贵军　葛立业
葛晓东　董　洁　董　赟　董世旭　董俊霞　董德保
蒋　靖　蒋小红　韩圣宾　韩红卫　韩丽华　韩柳春
覃　婕　景晓婧　嵇　朋　程　妍　程爱俊　程常福
曾永蕾　谢圣芳　靳东亮　路永坤　詹　杰　鲍陶陶
解红霞　窦连仁　蔡国锋　蔡慧卿　裴　晗　裴琛璐
廖永安　廖琼颖　樊立鹏　滕　涛　潘文斌　薛川松
魏　佳　魏　巍　魏昌林　瞿朝旭

编撰办公室主任　高　泉　王凯锋

编撰办公室副主任　王亚煌　庞　鑫　张　侗　黄　洋

编撰办公室成员　高言歌　李方旭　李丽花　许　亦　李　馨
　　　　　　　　　李亚楠

5

《乳腺病诊疗全书》
编 委 会

坚持中医思维　彰显特色优势
提高临床疗效　服务人民健康

王　序

　　中医药学是中华民族的伟大创造，是中国古代科学的瑰宝，也是打开中华文明宝库的钥匙，为中华民族的繁衍生息作出了巨大贡献。党和政府历来高度重视中医药工作，特别是党的十八大以来，以习近平同志为核心的党中央把中医药工作摆在了更加突出的位置，中医药改革发展取得了显著成绩。2019 年 10 月 20 日发布的《中共中央 国务院关于促进中医药传承创新发展的意见》指出，传承创新发展中医药是新时代中国特色社会主义事业的重要内容，是中华民族伟大复兴的大事，对于坚持中西医并重，打造中医药和西医药相互补充协调发展的中国特色卫生健康发展模式，发挥中医药原创优势、推动我国生命科学实现创新突破，弘扬中华优秀传统文化、增强民族自信和文化自信，促进文明互鉴和民心相通、推动构建人类命运共同体具有重要意义。

　　传承创新发展中医药，必须发挥中医药在维护和促进人民健康中的重要作用，彰显中医药在疾病治疗中的独特优势。中医专科专病建设是坚持中医原创思维，突出中医药特色优势，提高临床疗效的重要途径和组成部分。长期以来，国家中医药管理局高度重视和大力推动中医专科专病的建设，从制定中长期发展规划到重大项目、资金安排，都将中医专科专病建设作为重要任务和重点工作进行安排部署，并不断完善和健全管理制度与诊疗规范。经过中医药界广大专家学者和中医医务工作者长期不懈的努力，全国中医专科专病建设取得了显著的成就。

　　实践表明：专科专病建设是突出中医药特色优势，遵循中医药自身发展规律和前进方向的重要途径；是打造中医医院核心竞争力，实现育名医、建名科、塑名院之"三名"战略的必由之路；是提升临床疗效和诊疗水平的重要手段；是培养优秀中医临床人才，打造学科专科优秀团队的重要平台；是推动学术传承创新、提升科研能力水平、促进科技成果转化的重要途径；是各级中医医院、中西医结合医院提升社会效益和经济效益的有效举措。

事实证明：中医专科专病建设的学术发展、传承创新、经验总结和推广应用，对建设综合服务功能强、中医特色突出、专科优势明显的现代中医医院和中医专科医院，建设国家中医临床研究基地，创建国家和区域中医（专科）诊疗中心及中西医结合旗舰医院，提升基层中医药特色诊疗水平和综合服务能力等方面都发挥着不可替代的基础保障和重要支撑作用。

《中共中央 国务院关于促进中医药传承创新发展的意见》对彰显中医药在疾病治疗中的优势，加强中医优势专科专病建设作出了规划和部署，强调要做优做强骨伤、肛肠、儿科、皮科、妇科、针灸、推拿以及心脑血管病、肾病、周围血管病、糖尿病等专科专病，要求及时总结形成诊疗方案，巩固扩大优势，带动特色发展，并明确提出用3年左右时间，筛选50个中医治疗优势病种和100项适宜技术等任务要求。2022年3月国务院办公厅发布的《"十四五"中医药发展规划》也强调指出，要开展国家优势专科建设，以满足重大疑难疾病防治临床需求为导向，做优做强骨伤、肛肠、儿科、皮肤科、妇科、针灸、推拿及脾胃病、心脑血管病、肾病、肿瘤、周围血管病、糖尿病等中医优势专科专病。要制定完善并推广实施一批中医优势病种诊疗方案和临床路径，逐步提高重大疑难疾病诊疗能力和疗效水平。可以说《当代中医专科专病诊疗大系》（以下简称《大系》）的出版，是在促进中医药传承创新发展的新形势下应运而生，恰逢其时，也是贯彻落实党中央国务院决策部署的具体举措和生动实践。

《大系》是由享受国务院政府特殊津贴专家、全国第六批老中医药学术继承指导老师、全国名中医，第十三届和十四届全国人大代表庞国明教授发起，并组织全国中医药高等院校和相关的中医医疗、教学科研机构1000余名临床各科专家学者共同编著。全体编著者紧紧围绕国家中医药事业发展大局，根据国家和区域中医专科医疗中心建设、国家重点中医专科建设，以及省、市、县中医重点与特色专科建设的实际需要，坚持充分"彰显中医药在疾病治疗中的优势"，坚持"突出中医思维，彰显特色主线，立足临床实用，助提专科内涵，打造品牌专科集群"的编撰宗旨。《大系》共30个分册，由包括国医大师和院士在内的多位专家学者分别担任自己最擅长的专科专病诊疗全书的主审，为各分册指迷导津、把关定向。由包括全国名中医、岐黄学者在内的100多位各专科领域的学科专科带头人分别担任各分册主编。经过千余名专家学者异域同耕，历尽艰辛，寒暑不辍，五载春秋，终于成就了《大系》。《大系》的隆重出版不仅是中医特色专科专病建设的一大成果，也是中医药传承精华，守正创新进程中的一件大事，承前启后，继往开来，难能可贵，值得庆贺！

在 2020 年"全国两会"闭幕后，庞国明同志将《大系》的编写大纲、体例及《糖尿病诊疗全书》等书稿一并送我，并邀我写序。我不是这方面的专家，也未能尽览《大系》的全稿，但作为多年来推动中医专科专病建设的参与者和见证人，仅从大纲、体例、样稿及部分分册书稿内涵质量看，《大系》坚持了持续强化中医思维和中医专科专病特色优势的宗旨，突出了坚持提高临床疗效和诊疗水平及注重实践、实际、实用的原则。尽管我深知中医专科专病建设仍然不尽完善，做优做强专科专病依然任重道远。但我相信，《大系》的出版必将为推动我国的中医专科专病建设和进一步彰显中医药在疾病治疗中的独特优势，为充分发挥中医药在维护和促进人民健康中的重要作用，产生重大而深远的影响。

故乐以此为序。

国家中医药管理局原局长 王阳海
第六届中华中医药学会会长

2023 年 3 月 18 日

陈　序

　　由我国优秀的中医学家、全国名中医庞国明教授等一批富有临床经验的中医药界专家们共同协力合作，以传承精华、守正创新为宗旨，以助力国家中医专科医学中心、专科医疗中心、专科区域诊疗中心、优势专科、重点专科、特色专科建设为目标，编撰并将出版的这套《当代中医专科专病诊疗大系》丛书（以下简称《大系》），是在 2000 年、2016 年由中国医药科技出版社出版《大系》第一版、第二版的基础上，以服务于当今中医专科专病建设、突出中医特色、强化中医思维、彰显中医专科优势为出发点和落脚点，对原书进行了修编补充、拾遗补阙、完善提升而成的，丛书名由第一版、第二版的《中国中西医专科专病临床大系》更名为《当代中医专科专病诊疗大系》。其内容涵盖了内科、外科、妇科、儿科、急诊、皮肤以及骨科、康复、针灸等 30 个学科门类，实属不易！

　　该丛书的特点，主要体现在学科门类较为齐全，紧密结合专科专病建设临床实际需求，融古贯今，承髓纳新，突出中医特色，既尊重传统，又与时俱进，吸收新进展、新理论和新经验，是一套理论联系实际、贴合临床需要，可供中医、中西医结合临床、教学、科研参考应用的一套很好的工具书，很是可贵，值得推荐。

　　今国明教授诚邀我在为《大系》第一版、第二版所写序言基础上，为新一版《大系》作序，我认为编著者诸君在中华中医药学会常务理事兼慢病分会主任委员、中国中医药研究促进会专科专病建设工作委员会会长庞国明教授的带领下，精诚团结、友好合作，艰苦努力多年，立足中医专科专病建设，服务于临床诊疗，很接地气，完成如此庞大巨著，实为不可多得，难能可贵，爱乐为之序。

中国科学院院士　陈可冀

国医大师

2023 年 9 月 1 日

王 序

传承创新发展中医药，是新时代中国特色社会主义事业的重要内容，《中共中央 国务院关于促进中医药传承创新发展的意见》明确指出"彰显中医药在疾病治疗中的优势，加强中医优势专科建设"。因此，对中医专科专病临床研究进行系统整理、加以提高，以窥全貌，就显得十分重要。

2000 年，以庞国明主任医师、林天东国医大师等共同担任总主编，组织全国1000 余位临床专家编撰的《中国中西医专科专病临床大系》发行海内外，影响深远。二十年过去，国明主任医师再次牵头启动《大系》修编工程，以"传承精华，守正创新"为宗旨，以助力建设国家、省、市、县重点专科与特色专科为目标，丰富更新了大量内容和取得的成就，反映了中医专科研究与发展的进程，具有较强的时代性、实用性，并将书名易为《当代中医专科专病诊疗大系》，凡三十个分册，每册篇章结构，栏目设计令人耳目一新。

学无新，则无以远。这套书立意明确，就其为专科专病建设而言，无疑对全国中医、中西医结合之临床、教学、科研工作，具有重要的参考意义。编书难，编大型专著尤难，编著者们在繁忙的医疗、教学、科研工作之余，倾心打造的这部巨著必将功益杏林，更希望这部经过辛勤汗水浇灌的杏林之树（书）"融会新知绿荫蓬，今年总胜去年红"。中医之学路迢迢，莫负春光常追梦，当惜佳时再登高。

中国工程院院士
国医大师
北京中医药大学终身教授　王琦

2023 年 7 月 20 日于北京

打造中医品牌专科　带动医院跨越发展

——代前言

"工欲善其事，必先利其器。"同样，肩负着人民生命健康和健康中国建设重任的中医、中西医结合工作者，也必当首先要有善其事之利器，即过硬的诊疗技术和解除亿万民众病痛的真本领。《当代中医专科专病诊疗大系》丛书（以下简称《大系》），就是奉献给广大中医、中西医结合专科专病建设和临床诊疗工作者"利器"的载体。期望通过她的指迷导津、方向引领，把专科建设和临床诊疗效果推向一个更加崭新的阶段；期望通过向她的问道，把自己工作的专科专病科室，打造成享誉当地乃至国内外的品牌专科，实施品牌专科带动战略、促助医院跨越式发展，助力中医药事业振兴发展。

专科专病科室是相对于传统模式下的大内科、大外科等科室名称而言的。应当指出的是，专科专病科室亦不是当代人的发明，早在《周礼·天官冢宰》就有"凡邦之有疾病者……则使医分而治之"。"分而治之"就是让精于专科专病研究的医生去分别诊疗。因此，设有"食医""疾医""疡医"等专科医生，只不过是没把"专科专病"诊疗分得那么细和进行广泛宣传罢了。从历代医家著述和学术贡献看，亦可以说张仲景、华佗、叶天士等都是专科专病的诊疗大家。因仲景擅伤寒、叶天士擅温病、华佗擅"开颅术"等，后世与近代的医学家们更是以擅治某病而誉满华夏，如焦树德擅痹病、任继学擅脑病等。因此，诸多名医先贤大家们多是专科专病诊疗的行家里手。

那么，进入 21 世纪以来，为什么说加强中医专科专病建设的呼声一浪高过一浪呢？究其原由大致有四：

首先是振兴中医事业发展、突出中医特色优势的需要。20 世纪 80 年代以后的中医界提出振兴中医的口号，国家也制定了相应的政策，中医事业得到了快速发展。但需要做的事还有很多很多。通过专科专病建设，可以培育、造就一大批高水平的中医、中西医结合专业人才，突出中医特色，总结实用科学的临床经验，推动中医、中西医结合专科专病的深入研究，助力中医药事业振兴发展！

第二是促进中西医协同、开拓医疗新领域的需要。中医、西医、中西医结合是健康中国建设中的三支主要力量，尽管中西医结合在某些领域和某些课题的研究方面取得了一些重大成就和进展，但仍存在着较浅层次"人为"结合的现象，而深层次的基础医学、临床医学等有机结合方面还有大量工作要做。同时，由于现在一些医院因人、财、物等条件的限制，也很难全面开展中西医结合的研究和临床实践。而通过开展专科专病建设，从某些病的基础、临床、药物等系统研究着手，或许将成为开展中西医协同、中西医结合的突破口，逐步建立起基于实践、符合实际的中西医协同、中西医结合的诊疗新体系，以开拓中医、中西医结合临床、教学、科研工作的新领域，实现真正意义上的中西医协同、中西医结合。

第三是服务于健康中国建设和人民大众对中医优质医疗日益增长新要求的需要。随着经济社会的发展和现代科学技术的进步，传统的医疗模式已满足不了人民群众医疗保健的需要，广大民众更加渴望绿色的、自然的、科学的、高效的和经济便捷的传统中医药。因此，开展中医专科专病诊疗，可以引导病人的就医趋向，便于病人得到及时、精准、有效的诊治；专科专病科室的开设，易于积累临床经验、聚焦研究方向、多出研究成果，必将大大促进中医医疗、医药、器械研发的进程，加快满足人民群众对中医药日益增长的医疗保健需求的步伐。

第四是提高两个效益的需要。目前有不少中医、中西医结合医院，尤其是市、县（区）级中医院，在当代医疗市场的激烈竞争中显得"神疲乏力"、缺少建设与发展中的"精气神"，竞争不强的原因虽然是多方面的，但没有专科特色、没有品牌专科活力是其重要的原因之一。"办好一个专科，救活一家医院，带动跨越发展"，已被许许多多中医、中西医医院的实践所证实。可以说，没有品牌专科的医院，是不可能成为快速发展的医院，更不可能成为有特色医院的。加强专科专病建设的实践表明：通过办好专科专病科室，能够快速彰显医院的专业优势与特色优势；能够快速提高医院的知名度，形成品牌影响力；能够快速带动医院经济效益和社会效益的提升；能够快速带动和促进医院的跨越式发展。

有鉴于上述四点，《大系》丛书，应运而生、神采问世，冀以成为全国中医、中西医结合专科专病建设工作者的良师益友。

《大系》篇幅宏大，内容精博，内涵深邃，覆盖面广，共 30 个分册。每分册分基础篇、临床篇和附录三大部分。基础篇主要对该专科专病国内外研究现状、诊疗进展以及提高临床疗效的思路方法等进行了全面阐述；临床篇是每分册的核心，以病为纲，分列条目，每个病下设病因病机、临床诊断、鉴别诊断、临床治疗、预后转归、预防调护、专方选要、研究进展等栏目，辨证论治、理法方药一线贯穿，使中医专科专病的诊疗系统化、规范化、特色化；附录介绍临床常用检查参考值和专科建设的注意事项（数字资源），对读者临床诊疗具有重要参考价值。

《大系》新全详精，实用性强。参考国内外书籍、杂志等达十万余册，涉及方药数万种，名医论点有出处，方药选择有依据，多有临床验证和研究报告，详略有序，条理清晰，充分反映了当代中医、中西医结合专科专病的临床实践和研究成果概况，其中不乏知名专家的精辟论述、新创方药和作者的独到见解。为了保持其原貌，《大系》各分册中所收集的古方、验方等凡涉及国家规定的稀有禁用中药没有做删改，特请读者在实际使用时注意调换药物，改换替代药品，执行国家有关法规。

本《大系》业已告竣，她是国内 1000 余位专家、学者、编者辛苦劳动的成果和智慧的结晶。她的出版，必将对弘扬祖国中医药学，开展中医、中西医结合专科专病建设，深入开展中医、中西医结合之医疗、教学、科研起到积极的推动作用，并为中医药事业的传承精华、守正创新和人类的医疗卫生保健事业做出积极贡献。

鉴于该《大系》编著带有较强的系统性、艰巨性、广泛性以及编者的认知差别，书中难免存在一些问题，真诚希望读者朋友不吝赐教，以便修订再版。

庞国明

2023 年 7 月 20 日于北京

编写说明

随着社会经济的快速发展，人民生活水平不断提高，饮食结构发生巨大改变，心理压力不断增加，乳腺疾病患病率呈逐年上升趋势，成为现代女性常见病、多发病，而乳腺癌作为女性常见恶性肿瘤，已位居全球女性恶性肿瘤第一位。在我国，乳腺癌的发病率以 3% ~ 4% 的速度逐年上升，已成为严重威胁女性健康生死的恶性疾病，如何防治乳腺疾病是当今公共卫生面临的一个重要课题。

中医学有着系统的理论体系，该理论体系建立在宏观的基础上，是理论与实践、自然与社会紧密结合的产物，中医整体观及辨证论治是世界医学中的一大亮点。随着科学不断发展，中医学也面临严峻的挑战，实现中医现代化是振兴中医的关键。因此，临床上重视运用中医学的精髓，审证求因，辨证论治，立足整体观；同时，积极引进西医学成果为己用，使疾病的诊断与疗效判断更加科学化、规范化，从而克服中医在疾病定位、定性诊断上的局限性，弥补西医在疾病发展过程中对人体整体反应及动态变化重视不够的不足，使中医学与西医学有机结合。正确的中西医结合观点应是衷中参西，实践第一，确立临床疗效是唯一检验标准的科学观，以治愈疾病、保障健康为目的。

为了进一步总结关于中医乳腺病的研究成果，加快中西医结合乳腺病事业的健康发展，我们在国家临床重点专科——桂林市中医医院乳腺科的牵头组织下，于 2019 年着手该书的编撰工作，历时四载，数易其稿，终于成稿付梓印刷。

本书是在全国各地大力加强专病专科建设大潮中顺势而生的一本有关乳腺病专业的学术专著，该书汇集古今贤达在中医乳腺病及其并发症等方面的智慧结晶于一体，对中医乳腺病的发病机制、临床治疗、专科建设等内容作了详细的阐述。全书共分为基础篇、临床篇、附录三部分。基础篇全面系统地阐述乳腺病国内外研究现状及前景、诊断方法与思路、治疗法则与用药规律、提高临床疗效的思路与方法等内容；临床篇重点介绍常见的乳腺疾病，每种疾病从中西医结合认识、诊治、预防调护、研究进展等方面进行阐述；附录包括临床常用检查参考值以及开设乳腺专病专科应注意的问题。全书以突出中医特色、重在实用为基准，让读者看得懂，用得上，凡用必获、欲获用读，让本书真正成为广大读者的良师益友，这便是全体编者的初衷。

需要说明的是，本书部分方剂涉及穿山甲等禁用、慎用中药，为保留方剂原貌，未予修改，临床使用时应选择相应的替代品。

本书的编著得到了国医大师林毅教授、中华中医药学会外科分会主任委员裴晓华教授的支持与厚爱，在百忙中予以审稿、指导，在此深表谢意！虽然编者在编写过程中以严谨、认真、求实的态度做了大量工作，并经过反复推敲和修改，但难免存在疏漏或欠妥之处，恳请各位读者谅解并提出宝贵意见。

编委会

2023 年 6 月

目　录

基础篇

临床篇

附录

数字资源

基础篇

第一章　国内外研究现状及前景

第一节　现状与成就

乳腺癌是女性常见的恶性肿瘤，其发病率已位居全球女性恶性肿瘤第一位，在我国乳腺癌已成为严重威胁女性健康的恶性疾病。中华人民共和国成立至 2000 年代初期，有关乳腺病的文献报道绝大多数是单方、验方、经验总结和临床辨证治疗报道，缺乏科学的指标检查和依据。而近 10 余年来，临床报道数量逐渐增多，以辨病治疗为主，并且重视治疗方法和药物剂型的改革创新，利用现代先进科学的检测手段和技术，把临床研究与实验研究相结合，提高了课题设计的科学性和先进性，并充分发挥循证理论依据的作用，保证了研究结果的可靠性和客观性，同时不断开创中药治疗乳腺病的新思路，已取得了可喜的成就。

一、乳腺病中医证型的客观性研究

近年来，医家、学者在乳腺病中医证型客观性研究方面做了大量工作，取得了可喜的进展。如以往的乳腺增生性疾病在西医学的分型中，可分为乳痛症、乳腺腺病、乳腺增生瘤样变、硬化性乳腺病和囊性乳腺病等。利用乳腺 X 线、B 超、乳腺 MRI、锥光束乳腺 CT 和病理切片等检查手段，与中医的肝郁气滞、冲任失调、痰瘀凝结、肝肾不足、气血亏虚等证型的检查结果进行对比分析，对辨证诊断的客观指标进行相关探讨，可以提高辨证论治的可靠性、可重复性。目前认为中西医的分期分型诊断指标之间是相通的，如能将各型的临床辨证要点与影像检查、病理图像进

行对比总结，探究其中医辨证分型的客观依据，将会是中医诊断能力的进一步提高。

二、中医药研究与动物模型

目前中医乳腺病的研究中，对中医乳腺增生模型的研究，已取得了显著进展，证实了中医治疗乳腺病的疗效及作用机制。如用乳块消冲剂、逍遥丸对照治疗的试验研究表明，乳块消能使乳腺小叶数目及腺泡数量大大减少，形态正常，电镜下观察细胞及细胞器形态接近正常；而逍遥丸组乳腺组织病变无改善，细胞变化与模型相同。证实乳块消的疗效确切，其作用机制主要在于拮抗异常雌激素的刺激，抑制和改善乳腺组织增生，在形态学上保护和修复乳腺组织增生的病理损害，从而恢复乳腺组织的正常形态结构。如今，基于西医学的科学性与试验的严谨设计，运用现代化生物及病理学指标、先进的统计分析方法，以及循证医学的理论依据，中医药研究不再依靠以往经验式结论，而是逐步贴合西医学发展。

虽然目前在动物病理模型的造模探索以及中医中药对动物病理模型治疗进行分层次的实验研究方面，都已达到一定的技术水平，为乳腺病的中医药研究取得突破性进展创造了条件。但目前尚无理想完整的乳腺中医证型动物造模制作体系，对乳腺病的辨证论治疗效评定及机制研究有一定影响，还需进一步努力研究，逐渐完善。

三、中医药与乳腺癌

从中药中寻找有效抗癌药物，是多年来国内外探索的重点，如以往的乳癌化疗

基石——紫杉醇。近年来，随着所谓生物反应调节剂（biological response modifiers，BRM）的出现，不仅从免疫、激素等角度出发找到间接影响癌细胞生存环境的方法，而且已在活血化瘀药、扶正药、清热解毒药等药物中发现类似因素。另外，中药对癌症其他方面的作用（如对癌细胞激素受体、对钠-钾泵的作用）也受到重视。通过临床应用及实验研究证实的抗癌中药有以下几种。

（1）扶正固本药　枸杞子、灵芝、人参、黄芪、白术、茯苓、猪苓等。这类药含锗、硒等微量元素，具有免疫调节作用，能激活网状内皮系统巨噬细胞的吞噬活性，活化自然杀伤（NK）细胞，诱发干扰素、白介素、肿瘤坏死因子，达到抗肿瘤作用。

（2）温阳类药　肉桂、仙茅、菟丝子、锁阳、黄精等，有提高机体体液免疫能力、促抗体提前形成的作用。

（3）滋阴类药　鳖甲、玄参、天冬、麦冬、沙参等，有延长抗体存在时间的作用。

（4）健脾益肾药　党参、白术、菟丝子、女贞子、枸杞子、淫羊藿等，能消除体内有害自由基，控制启动诱癌作用，促进骨髓增殖，增强机体内分泌和自动控制系统的调节功能。

（5）活血化瘀类药　红花、赤芍、三棱、莪术、穿山甲、水蛭等，这类药具有直接抑制和杀灭癌细胞的作用。

（6）清热解毒类药　白花蛇舌草、半枝莲、山豆根、穿心莲、重楼、蒲公英等。实验研究证明，这类药在体内外均有一定程度的直接或间接抗癌及抑癌作用，能清解癌肿产生物在体内的积滞，中和毒素，防治感染，提高机体免疫力，促进巨噬细胞作用，控制肿瘤发展。

（7）软坚化痰类药　蟾酥、蜈蚣、瓜蒌、山慈菇、黄药子等。此类药能改变或干扰癌细胞的增殖条件和生活环境，发挥抑制或削弱癌细胞生长能力、减少或控制恶性肿瘤周围炎性分泌物的作用。从山慈菇提取的秋水仙碱注射液，是临床常用的有效抗癌针剂。

（8）复方中药　小柴胡汤、十全大补汤、六味地黄汤、人参汤、补中益气汤、猪苓汤、六君子汤等，均从多方面、多角度起着较好的抗癌作用。如小柴胡汤，具有促进抗体形成及增长自然杀伤细胞（NK）活性的作用，通过活化因子激活巨噬细胞，发挥抗癌作用等。如十全大补汤，可通过大分子活性物质，如多糖和蛋白质的复合作用而增强各种免疫反应，并且对丝裂霉素的毒性有很强的对抗作用。

近年来，随着抗癌中药的广泛应用，尤其是大量的注射针剂研制成功及应用推广，研究者们探索出了多种治疗乳癌的给药新途径。比如B超引导下，用榄香烯乳针剂直接注入癌肿组织中，该药物为莪术提取物，莪术挥发油中莪术醇、莪二酮为抗癌有效成分，用其注射癌灶局部，可引起癌细胞变性、坏死、脱落、萎缩和溶解，在癌巢边缘形成淋巴细胞及浆细胞围绕，或纤维细胞增生活跃及新生毛细血管进入癌巢等，从而达到抗癌作用。由于某些新技术的应用，中药治疗乳癌已突破传统给药途径，并逐渐被拓宽推广。

辨证论治是乳腺癌治疗的要法。目前，乳腺癌的辨证治疗主要根据不同阶段和证候分为肝郁痰凝、冲任不调、毒邪蕴结、气血亏损等类型，分别用疏肝理气、化痰散结、调和冲任、行气活血，解毒清热、化浊消肿，益气养血解毒等治则，适当结合具有抗癌作用的中药进行治疗，疗效肯定。然而，乳腺癌的辨证论治，没有统一的诊断和证型量化指标，很难判断疗效。因此，如何制定统一的量化标准，可作为今后的主要研究任务。

第二节 问题与对策

近几十年来，随着诊疗技术的发展，越来越多的乳腺癌可以在疾病早期被检测到并进行及时规范的治疗，这使得患者的总体生存率得到了显著提升。目前，常见的用于乳腺癌早期诊断的技术主要包括乳腺X线检查、乳腺超声检查，乳腺核磁共振以及病理学检查。乳腺X线影像采集相对简单，对早期微小钙化的识别率高，是临床乳腺疾病首选也是最重要的检查方式之一。然而乳腺X线摄影结果易受乳腺致密性的影响，因此该技术对这类人群显然是不友好的，但是，有临床研究表明处理此类患者如果联合超声检查则可以显著提升乳腺癌检查的敏感性。然而，独立的超声检查对于乳癌早筛并无大规模临床证据支持，因此，该技术在早筛中的推广还有待商榷。另一方面，乳腺专用磁共振成像作为乳腺检查专用设备，能够清楚地辨析皮肤、腺体、皮下脂肪以及病变组织的不同序列，但是由于磁共振的高灵敏度，有时可能造成假阳性，这也限制了该技术用于乳癌早筛的可能。相比于上述技术，病理诊断一直被认为是乳腺癌诊断的金标准，但是，临床上的病理诊断主要是基于病理学家对组织病理图像的主观分析，其诊断结果容易受到疲劳、注意力不集中和个人经验等多种因素的影响，此外，大量的病理切片需要耗费的人力成本同样不可忽略。总的来说，低准确性和人工资源的短缺是目前乳腺癌早期诊断所面临的主要问题。值得庆幸的是，随着交叉医学的发展，目前二代测序为乳腺癌血清标志物的筛选提供了可能，目前研究者们多集中于乳腺癌血清外泌体miRNAs、DNA甲基化位点检测，以及血清蛋白组标志物的研究，并取得了令人欣喜的成果。

外科手术治疗是乳腺癌的基础治疗方案，相对于传统手术理念的乳房全切术，目前多建议患者采用保乳术，因为相关研究已经证实保乳手术联合术后放疗可以与全切术患者获得相同的临床预后，且因为保持了乳房的外形，对患者心理的损伤也更为轻微。在这一术式基础上衍生的乳房肿瘤整形与重建技术同样也受到越来越多研究者的关注，这些技术的研发和临床推广，使得更多的乳腺癌患者在完整切除肿瘤后，可以获得与根治手术相同生存率和局部控制率的同时又能保证乳房的美学外观，极大提高了患者的就诊体验及生活质量。然而，令人遗憾的是，针对中小容积乳房，该技术尚无系统的手术图谱指示，从这一点出发的研究可能在未来的技术指南更新中，具有重要指导价值。

新辅助治疗作为乳腺癌综合治疗的首要环节，随着治疗理念的更新，新辅助化疗已经进入到依据分子分型、目标靶点以及激素状态的精准新辅助化疗时代。这一理念的更新，有效地实现了精准医疗的目标。在新辅助完成后的乳腺癌化疗方案，也在不断地更新，相较于传统单药方案，目前多以联合化疗方案为主。目前针对HR阳性的患者，内分泌治疗是重要的治疗手段，研究者通过多年对于激素治疗机制的探讨，对内分泌治疗的方案也进行了不断地完善，从他莫昔芬到芳香化酶抑制剂的应用，从手术去势到氟维司群的应用，每一次完善的新方案都为获益人群的生命延长和生活质量的提升提供了重要的临床价值。HER-2阳性乳腺癌的侵袭性强，无病生存时间较短，患者预后往往不尽如人意，针对该靶点的靶向药物曲妥珠单抗和帕妥珠单抗以及DS-8201可以显著降低患者的复发风险，并提高患者的总体生存率。最新研究表明，曲妥珠单抗和帕妥珠单抗可能对HER-2低表达的患者同样有效，这意味着原先失去靶向治疗机会的患者，可能从此类方案中获益。

保乳手术联合术后放疗是大多数Ⅰ期和Ⅱ期乳腺癌患者的最佳选择，其可以有效地减少局部和区域复发率，提高患者预后，因此放疗作为乳腺癌术后重要的辅助治疗手段，一直扮演着重要的角色。近年来，乳腺癌放疗技术同样也在不断地更新，三维适形、适形调强、图像引导放疗等新技术的开展，极大地降低了患者放疗后的副反应。此外，随着基因组学的发展，放疗敏感相关标志物的筛选，同样是当前研究的热点，这对实现针对个体分子特征的精准放疗策略具有积极的参考意义。

总的来说，乳腺癌的传统诊疗模式在乳腺癌患者的应用中仍然占据着主导地位，但是随着基因组学和生物信息大数据的发展，交叉医学模式已经成为一种趋势，例如机器学习辅助乳腺癌早期诊断，及放化疗敏感性的血清标志物筛选、生物信息学辅助识别乳腺癌全新靶点及其新药的研发等，在未来的临床实践中，这些技术的革新结合传统诊疗模式有望实现患者的精准化和个体化治疗。

第三节　前景与思考

早期筛查是乳腺癌防治的重点，近几十年来，随着早筛技术的进步，越来越多的乳腺癌可以在疾病早期被检测到，这使得患者的总体生存率得到了显著提升。然而，目前早期筛查所面临的困境同样不可忽略，例如，如何识别高效稳定的血清学标志物用以临床推广以及如何对传统影像图片和病理图片产生的数据进行准确快速的临床判读，从而避免医师个人经验所导致的决策偏倚。随着交叉医学的发展，机器学习算法与临床医学的结合可能是早期乳腺癌筛查的重要突破点，相关研究者目

前已经应用机器学习算法结合二代测序样本极大地提高了早期乳腺癌血清标志物筛选的准确性。另一方面，机器学习与传统影像技术和病理检测技术结合形成的影像组学和病理组学同样可以作为乳腺癌早期诊断的重要辅助手段，相较于传统诊断技术的大量人工成本消耗，影像组学和病理组学技术则是计算机通过模拟人的行为实现学习和处理数据的技术，可以在保证诊断准确性的同时，极大地提高诊断效率。因此，该技术有望被广泛应用于乳腺癌的早期诊断并取得令人满意的效果。

乳腺癌的传统治疗方法包括放化疗以及内分泌治疗等，这些治疗方法均会产生相应的副作用，从而加重患者的生理和心理负担。近年来，免疫治疗作为后起之秀已经在多种疾病中应用并取得了令人满意的效果。既往，乳腺癌由于自身的弱免疫原性，被认为接受免疫治疗的获益率有限，因而限制了其应用和推广。而今越来越多的证据表明，乳腺癌患者同样有望成为免疫治疗的受益群体。相较于传统的治疗方案，良好的耐受和毒性豁免可以有效地避免患者因全身性治疗所带来的副反应。目前应用的乳腺癌免疫治疗主流方案包括肿瘤疫苗、单克隆抗体以及免疫检查点抑制剂。肿瘤疫苗的开发还在初始阶段，而单克隆抗体中最为经典的就是帕妥珠单抗和曲妥珠单抗。这类药物不仅可以显著提升传统 HER2 阳性患者的生存获益，同时也对当前热点研究的 HER2 低表达患者人群预后表现出显著的临床获益。在免疫检查点抑制剂的研究中，抗 PD-L1 抗体在三阴性乳腺癌患者中的应用最为常见，该药可以显著提升此类患者的临床获益率，为传统治疗方式无效的三阴性乳腺癌提供了一条全新的道路。总的来说，有关乳腺癌免疫治疗的资料越来越翔实，研究的方向也越来越深入，但是该方案的应用仍处于临床前

或临床试验阶段，更多高级别的证据还需要完善的临床随访，但是鉴于其初期的表现力，我们有理由相信其在乳腺癌中的应用具有广阔前景。

目前乳腺癌的中医药治疗作为辅助性治疗，适用于乳腺癌治疗的各个阶段，对西医治疗乳腺癌是有益的补充。研究显示，虽然中医药直接杀灭肿瘤的效果不如西医明显，但却可以减毒增效，提高生活质量，延长生存期，尤其对降低乳腺癌的复发转移率有一定的辅助作用。同时，根据中医治未病理论指导，治疗模式逐渐由治疗疾病向预防疾病转变，且乳腺癌的中医预防有其独到之处，中医强调调病和调人，中药预防治疗乳腺癌很有优势。目前中医预防乳腺癌现状为：主要以中医个体化治疗、辨病辨证治疗为主，以扶正祛邪治则为主，缺乏有统一标准的公认治疗方案，日后还需进一步研究，逐渐完善中医防治乳腺癌的理论及方法，相信中医药预防治疗乳腺癌的前景是非常广阔的。

第二章　诊断思路与方法

第一节　诊断思路

一、明病识证，病证结合

疾病的发生都离不开病因，乳腺疾病的病因甚为复杂，不同的乳腺疾病或同一病的不同阶段，常常呈现出不同的病因特征。故在临床实践中必须注意审证求因，方能为临床立法选方用药提供理论依据。中医学对病因的认识，除探求任何可能作为致病原因的自然和社会因素外，往往更注重辨证求因，即依据临证表现，进行逻辑推理分析，以推求病因。中医病因学所涉及的七情、痰饮、瘀血等致病因素，都有其特殊的发病和演变规律，只有明察病因，才能依其特性掌握其病机而立法用药。如七情致病中，郁怒伤肝，肝经气郁、疏泄失职可致气滞水停结聚成痰，结于乳房胃络而发为乳中结核，或忧思伤脾，脾失健运，水湿内停结聚为痰而发为乳腺疾病。在乳腺疾病中常见经前情绪郁闷、心烦易怒、胸闷嗳气、两胁胀满、乳痛引及肩背等以肝郁气滞为特点的表现。

二、审度病势，把握规律

疾病的发生发展有其自身的规律性，但若辨证不清，失治误治，贻误病情，则容易变生他证、坏证，故应熟悉、把握疾病的顺逆规律。

各种致病因素均可导致乳腺疾病的发生，其所涉及的病理变化很广泛，累及脏腑较多，容易发生异病坏证。在乳腺病初期，常见肝郁气滞症状，如经前情绪郁闷、心烦易怒、胸闷嗳气、两胁胀满、乳痛引

及肩背等，多为肝经气郁、疏泄失职所诱发。如果肝气不舒，脾胃受损未能纠正，则会引起气滞血瘀，病变由浅入深、由脏及腑，甚至入营入血危及生命；若肝不藏血，脾统血无权，可并发各种出血病症，进而发展成阴竭、阳脱的严重坏证。

三、审证求因，把握病机

病邪侵入人体可发生一系列病理变化，正邪相争，阴阳失调，气机失常及脏腑失和，气血、津液失调等具体病机，在乳腺病中均有体现。虽有各种变化、各种表现，但万变不离其宗。乳腺病最基本的病机是肝失疏泄、气机失常。故在临证时，紧紧把握其基本病机，立法用药才不会出现偏差。

感受外邪，或情志抑郁，均可导致肝失疏泄，气机失常。肝气郁结，木失条达，脾胃功能失调，气机升降失常，可见纳呆、嗳气、腹胀、倦怠等。

累及多脏，尤其容易传脾。脾胃运化有赖肝的疏泄功能，肝气不舒，最易横克脾土。

虚实夹杂，痰瘀交阻，邪实为本，易生坏证。乳腺病早期多以邪实为主，如肝气郁滞，疏泄失常则见胸闷胁痛、乳房胀痛。邪正交争，正气抗邪日久势必自耗，故中晚期常于邪实之中兼见正气不足，如肝胆邪实，脾胃多虚。肝病传脾，脾失健运，水湿内停，则生痰浊；气机不畅，血随气郁，形成气血瘀滞的病理改变。气血痰瘀等致病，就其本质而言，多为实邪，其虚象实由痰瘀未尽所致。

第二节 诊断方法

一、辨病诊断

辨病诊断即西医诊断，是指以西医学理论为指导，在西医学检查手段的协助下，结合病史、临床症状和体征，以明确病名、病因、病机等的一种诊断方法。它是正确治疗的前提和基础，是提高临床治疗水平的重要环节。

近几十年来，自然科学和技术学科的紧密结合和迅猛发展，大大地丰富和充实了西医学，也有力地促进了西医学的不断发展。因此，作为一名专科医生，必须努力学习和掌握西医学一系列知识，如临床化学、血清学、免疫学、分子生物学、内窥镜、超声和 CT、放射学和核医学等新技术，不断提高临床诊断水平。

乳腺疾病复杂多变，有的疾病临床无证可辨，为遣方用药造成较大困难。如隐匿性乳腺癌及仅表现为乳房钙化灶的乳腺癌、不可触及肿块的乳腺癌，临床常无症状，不通过理化检查难以发现及明确诊断，往往容易造成误诊或漏诊。这就要求我们的临床医生，了解、熟悉乃至掌握一定的西医学检查方法，以解决临床诊断中的一些实际问题。但是，我们还须清醒地认识到，一些高、精、尖的检查手段比较昂贵，不易普及，且过分地依赖亦会造成一些不良后果，干扰临床的正确治疗。

（一）乳腺病的分类

1.乳癖

西医称之为乳腺增生，又称乳腺小叶增生，临床以乳房胀痛、乳腺肿块为主症，多在月经前症状加重，情绪波动或劳累过度，也会使乳房胀痛增加、乳腺肿块增大。近年来，乳腺增生的发病率逐年增加，几

乎占中青年妇女的 70%，由于部分乳腺增生与乳腺癌的发生有一定关系，因此，防治乳腺增生具有重要意义。

在临床中，还应重视乳腺增生的鉴别诊断，对于乳房中孤立的质地较硬的肿块应加以重视，可做 B 超、X 线钼靶、红外线等检查，必要时穿刺做病理。对于乳头有溢液的乳腺增生，应做分泌液涂片，在排除恶性病变的基础上，做内分泌激素的检测，以及头颅蝶鞍部 X 线摄片，排除脑垂体微腺瘤。总之，在临床诊断乳腺增生时，应重视排除其他乳疾，不仅要提高乳腺增生的疗效，更应对乳腺病患者的健康全面负责。

2.乳痈

乳痈是由热毒侵入乳房所引起的一种急性化脓性疾病，相当于西医的急性乳腺炎。本病常发生于产后未满月的哺乳女性，尤以初产妇多见，好发于产后 3~4 周的哺乳期女性，乳头破碎或乳汁郁滞者更易发生，也可在怀孕期，或非哺乳期及非怀孕期发生。其特点是乳房局部结块，红肿热痛，伴有全身发热，且容易传囊。根据本病发病时期的不同，将在哺乳期发生的称为外吹乳痈，在怀孕期发生的称为内吹乳痈，在非哺乳期和非怀孕期发生的称为不乳儿乳痈。因其病因病机、临床表现及治疗方法基本相似，故统而论之。急性乳腺炎临床分为郁滞期、酿脓期、成脓期、溃后期。根据其临床表现可将病机概括为"导管结构是主因，外邪侵袭是关键，机体环境是条件"。

3.乳癌

随着社会的进步、经济的发展，乳腺癌的发病率以 3%~4% 的速度逐年上升。在北京、上海、天津等大城市，乳腺癌已成为女性恶性肿瘤之首。西医学认为，乳腺癌是机体在多种内外因素共同作用下的结果，乳腺癌的发生是多因子、多步骤的复

杂生物学过程，目前对乳腺癌采取综合治疗的原则，治疗方法包括手术、放疗、化疗、内分泌治疗、靶向治疗。近年来，虽然在诊治技术方面取得了长足的进展，但乳腺癌的发病率及生存率并没有明显改善，最终仍有三分之一的患者死于乳腺癌。

中医治疗乳腺癌的方法：未病之前，摄生养慎；已经癌变者，争取早发现，早治疗；既成之病，慎防传变，先安未受邪之地（软组织，肝，肺，脑，骨）。治疗上采用活血化瘀、补益气血、补肾健脾、清热解毒、软坚散结、以毒攻毒等原则。中医药治疗乳腺癌已有2000多年的历史，积累了宝贵的经验，根据患者的个体情况，辨证和辨病相结合，攻补兼施，标本兼治，在减轻放化疗的毒副反应、改善临床症状、预防并发症、增强机体免疫功能、提高生存质量、降低复发和转移风险等方面有着明显的优势。西医学治疗乳腺癌存在盲区、这为中医药治疗乳腺癌提供了契机，积极开展乳腺癌早期预防及预防乳腺癌术后复发转移具有十分重要的意义。

4. 乳核

乳核相当于西医的乳腺良性肿瘤，最常见的是乳腺纤维腺瘤，多见于20~25岁青年妇女。本病一般多为单发性，也可有多个在一侧或两侧乳腺内出现者。乳腺纤维腺瘤的发生与雌激素的刺激（卵巢功能旺盛）有密切关系，因此很少发生于在月经来潮前或绝经后妇女。临床表现：乳腺纤维瘤多位于乳腺的外上象限，常呈卵圆形，小者为樱桃大或者胡桃大，但也可有较大者。一般肿瘤表面平滑、坚硬，肿瘤境界清楚，与皮肤及周围组织无粘连，可在乳腺内四周推动无阻。虽推之可移，但放手即回原位。多无自发痛及触痛。

5. 乳衄

乳衄是指乳头溢血，相当于西医的乳腺多种疾病，在应用中医中药治疗时，既要辨证，又要辨病，才能"以策万全"。中医对乳衄之病因病机的认识和治疗，是根据乳房与相应脏腑的内在联系，以及导致这些脏腑功能失调的某些因素，进行病因治疗、辨证施治的。

例如，乳头通过肝的经脉与肝（脏）相连，乳房通过胃的经脉与脾胃相连；而肝有贮藏血液和调节血流量的作用，脾有统摄和约束血液运行的作用，分别称之为"肝藏血""脾统血"。若因忧愁思虑、恼怒抑郁等情绪因素，或饮食失调、过劳过逸等生活方面的因素，影响肝、脾的功能，就会导致肝不藏血、脾不统血，从而发生如顾世澄所说的"血失所统，以成衄也"的乳衄。

因此，从中医学角度而言，乳衄大体可分为肝经郁火、脾胃气虚、痰凝血瘀三种证候类型，临床要分别进行辨证论治。

（二）病史

实践证明，对于诊断和治疗起决定作用的诸因素中病史约占90%，而检查和实验结果仅占5%，病史的重要性在各种诊断方法中仍居首位。一个有丰富医学知识和临床经验的医生，通过仔细询问和采集病史，再与临床理化检查相结合，大约70%的乳腺病可获诊断。当然，对一些疑难病症，还需要有目的地进行一些特殊、复杂的检查，以明确诊断。

病史的采集应详细、系统，现病史、个人史、家族史、药物史、饮酒史、职业史应逐一询问，不可马虎。如生育史，新近的流行病学调查资料表明，35岁以上初次生育的女性，乳腺病的发生率比30岁以前首次生育者大大增加，首次生育年龄越大，乳腺病的发生率就越高。而专家表示，乳腺病的发病增加，一定程度上也与女性普遍推迟生育年龄有关。多次流产也是乳腺病高发的原因，因为怀孕6周时，胚胎绒毛分泌的雌激素和孕激素会刺激乳腺增生，若多次做人流，增生的乳腺组织不易萎缩，更难恢复原状而形成乳腺小叶增生。产后不哺乳也是乳腺疾病发生的高危因素。再如职业史，据统计，女教师成为乳腺癌高发人群，女教师频发乳腺病，与外在环境因素有关，其中最主要的就是其所面临的巨大的工作生活压力。同时，一些职业女性也同样是乳腺病高发人群，因为她们时常处于高度紧张状态，而自己又不注意调节情绪和释放压力，容易造成内分泌紊乱，从而引发乳腺病。了解这些，对提高临床诊断率有较大帮助。

（三）症状和体征

临床上出现的症状和体征，是做出临床诊断的重要依据，患者出现的每一个症状和体征，都应引起医者的高度重视。人体是一个有机整体，身体各部分在生理上互相联系，病理上互相影响。一旦发病，局部病变往往可以影响全身，全身病变亦可突出显现在某一个局部；内部病变常可牵连于外，外部病变亦可涉及于里。临床上出现的症状和体征是辨病诊断的重要线索，根据症状和体征可以做出初步的诊断，围绕初步诊断，有选择地进行理化检查以明确诊断。

乳腺疾病往往与其他脏器的症状和疾病密切相关，如子宫、附件、甲状腺、内分泌征象等，亦须详细了解。只有全面掌握第一手资料，才能迅速、全面、正确地做出诊断，并制定相应的治疗计划。

（四）理化检查

1. B 超

超声检查法是目前诊断乳腺疾病最常用的方法。由于近年来乳腺癌在国内、外的发病率皆有上升趋势，故可应用超声诊断技术进行普查，早期发现乳房内肿块，可达到早期治疗的目的。直径小于 1cm 的肿块，超声对其良、恶性的诊断虽有一定困难，但可发现肿块的存在。

2. X 线

乳腺 X 线摄片检查是目前诊断乳腺癌的最佳方法。X 线检查可以发现病变、明确部位、确定性质，还可以通过 X 线照片对女性的乳腺实质类型进行分析，判断不同乳腺实质类型的乳腺癌发生情况。我们对中国女性的乳腺实质类型进行了数万例的临床统计分析，发现有些乳腺类型的乳癌发生率明显偏高。这些研究报告有助于测算和估计人群的乳癌发生情况，预测和筛选出危险人群，作重点监测或提前进行干预性治疗，可能会对控制晚期乳癌和降低乳癌发生率有一定意义。

二、辨证诊断

（一）肝郁气滞证

病因病机：平素性情忧郁，或郁怒伤肝，肝失疏泄，气血运行不畅，气滞血瘀，阻于乳络而发为本证。

证候特点：多见于青年女性。患者一侧或两侧乳腺出现肿块和疼痛，肿块和疼痛程度随着月经周期的变化而改变，一般在月经前疼痛加重、肿块增大，月经后乳腺肿块和疼痛均缓解或减轻。患者以胀痛为突出，且胀甚于痛，病程较短，伴有经前情绪郁闷，心烦易怒，胸闷嗳气，两胁胀满，乳痛引及肩背，常伴月经失调或痛经，舌质淡，舌尖红，苔薄白或薄黄，脉弦。

常见病症：本证常见于乳癖早期，可见乳房胀痛、乳中结块等。

（二）肝郁痰凝证

病因病机：郁怒伤肝、思虑伤脾，肝失疏泄、脾失健运，气血津液运化失常，聚湿成痰，结于乳房而发为本证。

主症：随月经周期变化的乳房胀痛，精神抑郁或性情急躁，胸闷胁胀，脉弦。次症：喜太息，痛经，行经可缓解，月经失调（推迟或提前超过7天），舌淡，苔薄白。

常见病症：本证常见于乳癖中期乳房结块，或形如鸡卵，边界清楚，表面光滑，中等硬度，压痛不甚，常因情绪郁闷，或劳累后感两乳发胀，肿块疼痛加重，并有增大感，随喜怒消长。

（三）冲任失调证

病因病机：肝肾不足，脾胃虚弱，外邪侵扰，气机不畅，血瘀湿阻等，均可引起本证。

主症：一侧或两侧乳腺出现肿块和疼痛，常伴有月经先后不定期，月经量少、色淡，怕冷，腰膝酸软，神疲乏力，头晕耳鸣，舌淡，苔薄白，脉弦虚。

常见病症：本证常见于乳癖晚期，常见乳房结块，质软边清，表面光滑，隐痛为主。

（四）痰瘀互结证

病因病机：肝郁脾虚，肾虚冲任失调，以致日久气滞痰凝，瘀血阻络，血脉不利，痰瘀互结。

主症：乳房肿块坚硬，乳房刺痛，痛处固定，舌质紫暗或有瘀斑，脉涩或弦。次症：乳房局部皮肤血络怒张，面色晦暗不泽或黧黑，痛经行经不能缓解，月经色暗或有瘀块，舌底脉络增粗，苔腻。

常见病症：常见于乳癖晚期及早期乳癌，常见乳房固定性刺痛或疼痛不明显，腺体局限性及弥漫性增厚，甚至形成肿块，肿块坚实等症。

（五）正虚毒炽证

病因病机：气滞、血瘀、痰凝日久耗伤正气，正气亏虚无力抗邪，毒邪炽盛，热盛肉腐而发为本证。

主症：乳房肿块迅速增大，乳房局部皮肤发热或兼有红肿，乳房肿块破溃呈翻花样或创面恶臭，溃口难收。次症：乳房疼痛，精神萎靡，面色晦暗或苍白，舌紫或有瘀斑，苔黄，脉弱无力或脉细数。

常见病症：本证常见于局部晚期乳腺癌，需进行新辅助化疗，应根据围化疗期的辨证治疗，择期手术。

第三章 影像及病理诊断

第一节 影像诊断

一、乳腺超声

乳腺癌是全球常见的恶性肿瘤之一。近年来，乳腺癌的发病率呈逐年上升趋势，发病率和死亡率居女性恶性肿瘤首位，且发病年龄也趋于年轻化。其治疗效果及预后取决于病变发现的早晚，故早期发现、早期诊断、早期治疗显得尤为重要。专家指出，95%以上的早期乳腺癌通过及时治疗是可以完全治愈的。然而，很多女性没有定期检查的意识。超声检查是目前最常用的检查方法，乳腺专家提倡，20岁以上的女性可以每年做一次乳腺B超筛查。

（一）乳腺超声的优势

超声检查对患者无损伤，又简便易行，患者通常无须特殊准备，适合短期内复查，适用于大范围的女性乳腺检查，而且无放射性，对年轻女性，特别是妊娠、哺乳期女性更为合适，可有效补充致密型乳腺或背景强化的超声信息。

超声可以显示乳腺内部的细微结构、乳腺结节及淋巴结内部结构，亦可以显示皮肤、皮下组织、腺体、胸大肌及肋骨等。因此，哪一层有病变，均可以从超声显像加以定位，而彩色多普勒血流成像通过多普勒原理显示乳腺结节及淋巴结的血流状况，超声弹性成像、超声造影及自动乳腺全容积成像等新技术能提供更多的诊断信息。

超声可以评估乳腺植入物的状况，尤其是有破裂和漏出时。

超声引导下穿刺活检，具有操作简便、实时观测、及时调整的特点，对小于1cm的肿块能获得满意的活检效果。

超声在乳腺癌诊疗过程中发挥重要作用，可用于肿块良恶性的鉴别、腋窝淋巴结状态的评估、新辅助化疗疗效的评估、分子分型的预测、预后的评估等。

（二）乳腺超声操作及诊断技巧

1. 仪器的调节

（1）探头及频率的选择 一般选用中、高档彩超，采用高频线阵探头，探头频率10~18MHz。频率越高，分辨率越高，穿透力越低；反之，频率越低，分辨率越低，穿透力越高。腺体厚的患者，可以把探头频率调低点；腺体薄的患者，探头频率可以调高点。

（2）深度的调节 乳腺检查时深度一般在45mm左右，腺体厚的患者调深点，选择低频率；腺体薄的患者调浅点，选择高频率。

（3）焦点的调节 一般焦点聚集在要观察范围的水平。

（4）宽景成像的使用 当肿块较大，一个平面无法测量完一个径线时，我们可以用梯形成像或宽景成像。

（5）彩色多普勒的超声图像调节 彩色标尺的调节（一般在3~5cm/s间）；彩色增益调节：不出现血流混淆为宜；病灶要在取样容积的中央位置。

2. 检查中的技巧

（1）患者体位 一般取仰卧位，双手上举，充分暴露乳房及腋窝。乳房较大较松弛者，取侧位、斜位。

（2）超声扫查手法及要点

①全面扫查：双侧对照，以乳头为中心向外做放射状（辐射状）扫查，从横切面、纵切面、斜切面扫查。

②重点扫查：多切面、多角度对病变部位进行扫查；确定病变的有无并观察病变的灰阶超声表现，如位置、大小、形态、边界、边缘、纵横比、内部回声、后方回声等。

（3）注意事项　一是避免过度加压，探查乳腺时探头应轻放于皮肤上，不宜用力加压，以免改变肿块的位置和形态，尤其是位置表浅的乳腺微小病灶，加压后可能会使病灶不易检出，但也不能接触不良。二是注意观察腺体之外的组织，在探查乳房腺体组织的同时，也应观察腺体前后的脂肪、Cooper 韧带、乳腺后间隙等是否存在病变。

3. 常规超声诊断技巧

（1）病史的采集　检查前询问患者的年龄（＞40 岁要高度重视）、家族史、病史，同时要亲自帮患者检查乳房，基本了解患者的乳房情况。

（2）根据超声检查结果，如病灶的形态、边缘、生长方向、内部回声、后方回声、周围组织浸润、钙化形态、血流发布、淋巴结是否转移等来进行 BI-RADS 分类。

（3）"第二眼"的超声检查　所谓"第二眼"B 超，是首次 B 超检查阴性，初诊时在 MRI 发现，然后在 MRI 的指导下有针对性地定位和活检。

（4）"第三眼"超声——影像融合技术　什么情况下需要"第三眼"超声呢？首次超声检查阴性而 MRI 上发现异常强化灶，并评估为 BI-RADS 4 类及 4 类以上，"第二眼"超声检查仍无法确定病变时，需要"第三眼"超声。

（5）超声诊断的临床思维　患者的病史＋临床表现＋其他影像结果＋良好图像＝超声诊断结果。

（三）乳腺超声 BI-RADS 分类

1. BI-RADS 分类的由来

一直以来，超声在诊断方面缺乏统一标准，因此，乳腺检查的结果在很大程度上依赖于超声医师的个体水平，难以为临床提供准确的指导，也给患者造成了诸多困惑。在 2013 年，美国放射学会第五次修订了《乳腺影像报告与数据系统》（BI-RADS）。BI-RADS 是用来规范报告的一个质量保证工具，有助于监测影像报告质量。该系统使得超声内容更加详尽，规范了超声下病灶特征描述的专业术语，便于临床医师更好地理解乳腺检查结果，也降低了影像解读中出现的误差和混淆，使临床医师与超声医师能够更加有效地沟通。

2. BI-RADS 分类的超声图像背景

（1）均匀的脂肪背景。

（2）均匀的纤维腺体背景。

（3）不均匀的背景。

3. BI-RADS 评估分类依据

形状、边缘、生长方向、内部回声、后方回声、周围组织浸润、钙化的形态、血流分布、腋窝淋巴结有无肿大。

4. BI-RADS 评估分类、恶性风险率、诊断依据、处理意见、常见疾病

（1）BI-RADS 0 类　不完全评估，恶性未知；超声没有发现异常征象，但患者症状明显，临床有可疑病变；召回行其他影像学检查；常见病：乳头溢血、不对称性皮肤增厚、乳头改变。

（2）BI-RADS 1 类　阴性，恶性可能性为 0；超声没有发现异常征象，无临床表现；常规筛查（1 年复查）；常见于正常人群。

（3）BI-RADS 2 类　良性，恶性可能性为 0；超声提示肿块边缘光滑，平行生

长；常规筛查（6个月复查）；常见于单纯囊肿、乳内淋巴结、术后积液、假体置入等。

（4）BI-RADS 3类　良性，0＜恶性可能性≤2%；超声提示低回声肿块边缘光滑，椭圆形，平行生长；短期随访（3~6个月）或持续监测；常见于纤维腺瘤（年龄＜40岁、单发复杂囊肿、脂肪坏死等）。

（5）BI-RADS 4类　可疑恶性，2%＜恶性可能性≤95%；又分为4A、4B、4C；需穿刺活检。

①BI-RADS 4A类：低度可疑恶性，2%＜恶性可能性≤10%；分类依据恶性征象符合一条（年龄大于40岁）；需穿刺活检；常见于导管内占位。

②BI-RADS 4B类：中度可疑恶性，10%＜恶性可能性≤50%；分类依据恶性征象符合两条（边缘不光整＋另一条分类依据）；需穿刺活检。

③BI-RADS 4C类：高度可疑恶性，50%＜恶性可能性≤95%；分类依据恶性征象符合三条（边缘不光整＋另二条分类依据）；需穿刺活检。

（6）BI-RADS 5类　高度提示恶性，恶性可能性＞95%；分类依据恶性征象符合三条以上（边缘不光整＋另三条以上分类依据）；需穿刺活检。

（7）BI-RADS 6类　活检证实为恶性（穿刺之后，手术之前）；组织病理结果；新辅助治疗后外科干预。

（四）乳腺恶性肿瘤的超声特征

（1）形态　不规则或呈蟹足样浸润。

（2）生长方向　与皮肤不平行，纵横比＞1（水平径≤前后径）。

（3）边缘　不光整毛刺、模糊、成角、微小分叶。

（4）内部回声　强弱不等，分布不均。

（5）周边可见强回声的恶晕征。

（6）声影　两侧边缘不锐利或不规整的后方声影。

（7）周围组织改变　有浸润、扭曲、水肿、Cooper韧带变直和增厚。

（8）正常结构层次中断或消失、皮肤增厚或凹陷。

（9）钙化　细小、多、簇状（小于0.5mm）。

（10）肿块内部血流信号丰富，阻力指数增高。

（11）活动程度　差（肿块较固定）。

（12）腋窝淋巴结转移。

（五）乳腺癌淋巴结转移的超声特征

（1）形态　多为圆形、类圆形或不规则形。

（2）长短径比值（纵横比）＜2。

（3）淋巴结皮质局限性厚度　偏心性增厚或弥漫性增厚，厚度＞3mm。

（4）皮质回声　不均匀，可出现坏死、钙化、假性囊肿病变。

（5）淋巴门强回声消失或偏移　皮髓间分界欠清，或呈低回声改变。

（6）血流信号　呈周边型或混合型血流。

（六）乳腺超声的常规检查方法

二维超声（包括灰阶超声和彩色超声）

（1）检查方法　检查时患者取仰卧位，依次在乳房各个象限扫查，发现病灶后对其做各切面扫查，观察其位置、大小、形态、边缘、包膜、内部回声和钙化与周围组织的关系。然后，叠加彩色多普勒和能量多普勒。

（2）图像分析　根据2013年美国放射学会制定的乳腺BI-RADS分类方法。

CDFI血流信号分级按Adler标准：0级为肿块未发现血流信号；Ⅰ级为少量血流，可见1~2个点状或细棒状血流；Ⅱ级为中量血流，可见 3~4 个点状血流或一个较长的血管穿入病灶，其长度可接近或超过肿块半径；Ⅲ级为多量血流，可见 ≥ 5 个点状血管或 2 个较长血管。

（七）乳腺超声新技术

1. 实时超声弹性成像技术

该技术分为应变式弹性成像和剪切波弹性成像。

（1）检查方法

1）应变式弹性成像：开启超声弹性成像模式，对肿块进行弹性成像检查，确定取样框大小，利用二维图像与实时图像压缩弹性双显示模式，给探头施加均匀外力，垂直于皮肤进行扫查，记录肿块的图像特征，估测肿块弹性成像硬度评分。

2）剪切波弹性成像技术：在常规二维超声不施压的情况下切换至 SWE 模式，选定病变区域，嘱患者屏气，静置 3 秒，待图像稳定后停帧，存储图像，选取病变区域内硬度较大的区域取得 MAX 值，与然后在同等深度的周边正常乳腺组织取得 MAX 值，与正常组织 MAX 相比获得 Ratio 值，同时记录取框内病灶的弹性模量最大值，弹性模量最小值。同一病灶需反复做 3 次定位测量。

（2）图像分析

1）应变式弹性成像技术：采用改良评分法对肿块良恶性弹性图像进行评分，1 分为肿块大部分或整体呈绿色；2 分为肿块大部分显示绿色与蓝色相间（图像中心呈蓝色，周边呈绿色）；3 分为肿块中央部分呈蓝色，周边呈绿色；4 分为整个肿块整体呈蓝色，周边伴少许绿色，蓝色区域比例在 90% 以上；5 分为整个肿块及邻近组织均呈蓝色，内部不伴或伴有绿色，1~3 分为良性肿块，4~5 分为恶性肿块。

2）剪切波弹性成像技术

①定性分析：典型乳腺良性结节 SWE 呈均匀的蓝色，质地偏软，主要表现"阴性"，呈"垂直亮节""上 / 下斑点状亮带"；典型乳腺恶性结节 SWE 图像呈"硬环征""多彩征""空洞征""马蹄征"，质地偏硬。

②定量分析：研究者通过对各种乳腺组织和不同大小肿块弹性模量值的检测，发现弹性模量值由大到小的顺序是浸润性导管癌＞腺病＞腺病伴纤维腺形成或导管内乳头状瘤＞纤维腺瘤＞腺体＞脂肪。Emax ≥ 50KPa 建议穿刺活检，Emax ≤ 40KPa 进行随访。

2. 超声造影

（1）检查方法　在二维超声模式下，选取最大且血流信号丰富的切面作为观察切面，保持探头位置及患者体位不变，确保观察切面不变，二维超声检查模式转换至造影模式，造影剂为声诺维。经外周浅静脉团注，随后注入 5ml 0.9% 氯化钠注射液冲管，注射造影剂的同时，对病灶内实时动态观察，观察时间不低于 3 分钟，直至病灶增强，图像消散，将动态造影图像存储于仪器内行后续处理。在超声影像图上测量病灶最大径，动态观察病灶内造影剂分布，增强度有无灌注缺损和穿入血流等。

（2）图像分析

①定性分析：以周围正常乳腺组织为参照判定病灶增强时间的早晚，增强程度是高还是低或无增强，及消退时间快慢；增强顺序是向心性还是非向心性，增强均质性是均匀还是不均匀；病变范围是扩大还是无扩大，即病变增大达峰后病变范围相比二维超声范围有无扩大；周边血管有还是无，包括放射状灌注和穿入灌注。

②定量分析：在增强强度最高部位选取直径约 2mm 的圆形感兴趣区域（ROI），绘制时间—强度曲线；记录造影剂到达时间（AT）、达峰时间（TTP）、峰值强度（PI）、曲线下面积（AVC）及平均通过时间（MTT）。

3. 自动乳腺全容积成像

（1）检查方法　自动乳腺全容积扫描（ABUS）是一种不依赖操作者，能够完全扫查全乳的高端超声影像技术，具有数字化的存储功能，是当前简单、可靠的乳腺检查方法。常规检查完后，患者再行自动乳腺全容积成像超声检查。自动乳腺全容积成像超声系统由主机、3D工作站、宽频自由臂线阵探头组成，每次扫查时可自动获得容积数据。患者取仰卧位，充分暴露检查部位，根据显像情况自动调整深度、增益、聚焦部位，扫描方向为自乳腺上缘向下缘扫描，同步获得整个乳腺矢状面和冠状面的图像。

（2）图像分析　常规二维超声检查难以获取冠状面图像，而ABUS可通过原始容积数据重建冠状面图像。一方面冠状面有助于了解肿块与周围组织及间质的相互关系，同时冠状面可直观显示迂曲走行的导管和沿导管分布的钙化区，系统后处理技术也有助于微钙化的显示，因此可能有助于导管原位癌的检出。

（3）自动乳腺全容积成像的特点　全面覆盖乳腺组织，可重复性好，扫查和诊断分离，标准化采集流程，但图像采集及阅片时间长。

（八）常见乳腺疾病的超声诊断

1. 乳腺良性病变及良性肿瘤

（1）乳腺纤维硬化病　乳腺纤维硬化病是乳腺增生症的一种，是纤维腺病型进一步发展的结果，间质纤维组织显著增生并向小叶内伸展，使增生的小叶及管泡受压变形并逐渐萎缩。超声表现：同乳腺腺病，没有明显特征性，超声难以做出准确的病理诊断。CDFI：血流信号不明显。

（2）乳腺内错构瘤　其病因不明，有研究者认为与雌激素水平有关，是一种境界清楚的、通常有包膜的肿块，由乳腺组织中的各种成分组成，病变的形态如同"乳腺中的乳腺"。多发于中、青年女性，常以局部无痛性肿块为唯一表现，无复发倾向，预后良好。超声表现：大多数为椭圆形，边界清，边缘光滑锐利，可见包膜，内可见高回声、低回声或混合回声，后方回声增强或不变。CDFI：血流信号不丰富。

（3）乳腺内脂肪瘤　来源于脂肪组织的一种良性肿瘤，可以发生于任何年龄，肿瘤生长缓慢，常为单发，由成熟的脂肪细胞组成。超声表现：位于脂肪层或腺体层的中高回声团，形态规则，边界清，边缘整齐，可见包膜，回声均匀，后方回声多不变。CDFI：血流信号不明显。

（4）乳腺囊性病变　由于乳腺导管上皮炎症、肿瘤等压迫，造成乳腺小叶、小叶导管上皮脱落或其他物质阻塞导管，以致分泌物排出受阻，最终导管扩张形成囊肿。

① 单纯囊肿型：是乳腺囊肿中最常见的类型。超声表现：呈圆形或椭圆形，边界清，整齐，光滑，呈单房或多房，内呈无回声，后方回声增强。CDFI：周边及内未见血流信号。

② 复杂囊肿型：超声表现呈圆形或椭圆形，边界清，整齐，光滑，呈单房或多房，内透声差，内可见细密弱回声，可见多个分隔，后方回声增强。CDFI：周边及内未见血流信号；伴感染时，囊壁可见血流信号。

③ 簇状微小囊肿型：超声表现为多个小囊肿聚集，每个小囊肿直径＜5mm，壁薄0.5mm。CDFI：周边可能见血流信号。

④ 复合囊肿型：无回声区内除了无回声，还有低回声改变，有恶性倾向。CDFI：周边及内未见血流信号，有恶性倾向时，低回声区可探及血流信号。

⑤ 积乳囊肿：又称乳汁潴留囊肿，妊娠期、哺乳期，以及刚断奶后更易发生。

各种原因引起的输乳管的狭窄及堵塞，引起乳汁淤积。超声表现：形态规则，圆形或椭圆形，边界清，边缘整齐，可见包膜，早期呈无回声样改变，后方回声增强；中期内呈均匀的中等高回声，后方呈弱回声衰减；晚期乳汁浓缩，呈干酪样改变，内呈高回声，部分伴钙化，后方回声明显衰减。

⑥乳腺表皮样囊肿：胚胎性异位或因外伤使小片表皮植入真皮而发生。超声表现：圆形或椭圆形，边界清晰，囊壁光滑整齐。内部回声分布不均匀，后方回声明显增强，CDFI示内部无血流信号。

（5）乳腺纤维腺瘤　女性最多见的乳房良性肿瘤，好发于18~30岁的青年女性。病因不明，可能是雌激素水平过高所致。在组织病理上，乳腺纤维腺瘤由上皮和纤维组织两种成分增生而成。超声表现：圆形或类圆形，平行生长，边界清，边缘光滑，多可见包膜、回声均匀的低回声团，后方回声增强。

（6）导管内乳头状瘤　发生于导管上皮的良性肿瘤，包括中央型和外周型导管内乳头状瘤。中央型导管内乳头状瘤发生于主导管或一、二、三级乳管内；外周型导管内乳头状瘤发生于终末导管－小叶系统内。部分患者没有明显临床症状，部分患者可见乳头溢液。超声表现：大多数为单发，以实性结节多见，中央型的导管内乳头状瘤以囊实性改变为主，或扩张的导管内可见低回声团凸起。外周型导管内乳头状瘤以低回声结节表现为主，边界清。CDFI：低回声团部分可见血流信号。

（7）乳腺叶状肿瘤　由乳腺间质和上皮成分构成的纤维上皮型肿瘤，临床少见。根据临床病理组织学特点可分为良性、交界性和恶性三类，60%~70%为良性。乳腺叶状肿瘤与纤维腺瘤同属纤维上皮型肿瘤，肿块小时类似于纤维腺瘤，较大时呈鱼肉

状，类似间质肉瘤的表现。良性叶状肿瘤：表现为间质细胞增多，有轻到中度的细胞异型性，有局限的肿瘤边界，缺少间质细胞的过度生长。交界性叶状肿瘤：间质细胞增多更明显，具有较高程度的异型性，具有边缘浸润，但也缺少间质细胞的过度生长。恶性叶状肿瘤：间质细胞增多更加明显，具有边缘浸润，具有一定区域间质细胞的过度生长。超声表现：形态呈椭圆形，分叶状，边界清，可见包膜，肿块较小时团块呈低回声改变，肿块较大时，团块内可见无回声区。后方回声增强。CDFI：血流信号丰富，可见较多的静脉血流信号。

2. 乳腺炎性病变

按乳腺炎的发生时期，可将其分为哺乳期乳腺炎和非哺乳期乳腺炎。

非哺乳期乳腺炎包括浆细胞乳腺炎、肉芽肿性乳腺炎、结核性乳腺炎。

（1）哺乳期乳腺炎　是乳腺的急性化脓性病症，一般为金黄色葡萄球菌感染所致。多见于初产妇的哺乳期。

超声表现：发病初期，病变区腺体增厚，边界不清，回声不均匀，呈低回声改变，探头挤压局部有疼痛。CDFI：团块周边及内部可见散在血流信号。成脓及溃后期，病变区可见大片状的无回声区及低回声区，无回声区内可见细密弱回声，探头挤压可见移动。脓肿破溃后，脓液排出，病变区呈低回声改变。

（2）非哺乳期乳腺炎

①浆细胞乳腺炎：又称乳腺导管扩张症，是某些原因引起的一根或多根乳腺导管扩张，呈以浆细胞浸润为主的炎变。浆细胞乳腺炎分为以下几种：单纯导管扩张型、囊肿型、实性型、囊实混合型、脓肿型。超声表现：单纯导管扩张型的超声见一导管与乳头相连，其内透声差，可见点状弱回声。囊肿型的超声见大小不等的无回声区，似蜂窝状，边界

不清，壁较厚，内可见强弱不一的点状回声。CDFI：未见明显血流信号。实性团块型的乳晕后方可见低回声团，边界不清，形态不规则，呈树枝状。囊实混合型的腺体内出现混合回声团块，无回声区内可见细密弱回声。脓肿型的腺体内可见部分或完全液化的脓肿样回声，边缘模糊，液化区可见细密弱回声，探头挤压，可见移动。CDFI：可见丰富的血流信号。

②肉芽肿性小叶性乳腺炎：是一类以肉芽肿为主要病理特征的乳腺慢性炎性病变。病因与自身免疫力低下、长期服用抗抑郁药和催乳素增高有关。产后7年内易发生本病。超声表现分为以下几种类型：肿块或片状低回声型的病变区形态不规则，边缘模糊及回声不均匀，呈低回声。管样型表现为不均质低回声向组织间隙伸展，呈不规则的管道状、条索状结构，与正常腺体组织夹杂，管道状内可见细密弱回声。弥散型常跨越多个象限，病变区域回声明显低于正常腺体组织，并发脓肿时可见低回声区内见细密点状回声，探头挤压后见细密弱回声移动。CDFI：可见丰富的血流信号，血流走行不规则。

3. 乳腺常见恶性肿瘤

（1）乳腺导管内原位癌（DCIS） 又称导管内癌，是一种局限在乳腺导管-小叶内的肿瘤性病变，癌细胞局限于导管内，分为肿块型、非肿块型。镜下：导管上皮细胞肿瘤性增生，从轻微到显著，基膜完整。根据细胞核形态，分为低、中、高级别导管原位癌。超声表现：具有多样性，分为非肿块样病变、肿块样病变、肿块与非肿块并存。非肿块样病变：呈片状低回声区型、局部导管扩张改变型、细点状钙化型、结构扭曲型。肿块样病变：实性、混合性、囊性。CDFI：血流信号丰富。

（2）导管内乳头状癌 起源于中央导管或周围导管的恶性病变，中央大导管多

见。质脆，易出血，无纤维性包膜。导管上皮和间质纤维组织增生形成以纤维血管为轴心的乳头状结构，乳头表面被覆导管上皮肿瘤，肌上皮缺失，沿导管向周围间质浸润。超声表现：乳腺的中央导管扩张，内有实性中低回声团，形态不规则，呈"蟹足"样，内有微粒样钙化点，后壁回声衰减。可呈实性改变，也可以呈混合性改变。CDFI：肿块内血流信号增多。

（3）浸润性导管癌（硬癌） 起源于乳腺的终末导管小叶单位，肿块大小可以小于5mm，也可以大于100mm，外形不规则，质地硬。如侵入邻近组织，皮肤会出现橘皮样改变、酒窝征、乳头内陷，癌组织穿破皮肤，可形成溃疡。超声表现：形态不规则，边缘模糊、毛刺、成角，无包膜；内部呈低回声，分布不均，可见点状强回声或未见，周边可见强回声的恶晕征，后方衰减或增强。CDFI：血流可丰富，可稀少，可见穿支血管。RI > 0.7。

（4）乳腺黏液癌 也称黏液样癌或胶体样癌，以绝经后妇女常见，肿块生长缓慢，转移较少见，预后较好。多数乳腺黏液癌的患者发现肿块时，肿块边界清，可推动，如纤维腺瘤样，好发于外上象限，其次为外下象限。超声表现：单纯型的形态规则，边缘整齐，可见包膜，回声均匀，后方回声增强，酷似纤维腺瘤。混合型的形态不规则，边缘不整齐，回声不均匀，内可见无回声区或伴有点状强回声聚集，后伴声影。CDFI：部分团块可见丰富血流信号，部分团块可见少量血流信号。

4. 乳腺髓样癌

乳腺髓样癌是一种合体细胞生长方式，缺乏腺管结构，伴有明显淋巴细胞及浆细胞浸润，界限清楚的癌。其患者相对年轻。通常在一侧乳腺触及肿块，边界清的肿块，容易误诊为纤维腺瘤。超声表现：肿块呈膨胀性生长，形态规则，边缘整齐，

无包膜，呈低或极低回声，后方回声增强或不变。内部钙化少见。如内部可见散在不均的点状强回声伴无回声区，后方回声一般不减弱，如后方衰减，则恶性程度大。CDFI：肿块内可见丰富的血流信号，血流走行杂乱、变形。

（九）介入超声在乳腺疾病诊治中的应用

介入性超声学的应用，既可以最小损伤，达到最佳的诊断、治疗效果，又可以实时、高灵敏度、动态观察病灶解剖结构及介入诊断与治疗的全过程，同时又有引导准确、无射线损伤、操作简便和费用低廉等优点，从而迅速成为临床诊疗技术中不可或缺的应用方法。

1. 超声引导下的定位

（1）术前体表定位

①适应证：适用于肿块表浅和腺体薄，肿块大，外科触诊清，乳房活动度不大的患者。

②操作方法及穿刺点的选择：采用十字交叉法在体表对乳腺病灶进行画线标记定位。

③注意事项及技巧：定位时的体位要与手术体位一致，定位时不要过度按压。

（2）术前着色定位（注射亚甲蓝或甲紫染色定位）

①适应证：适用于乳房各象限超声所能确认的小病灶。

②操作方法及穿刺点的选择：在超声引导下用1ml注射器穿刺，确认针尖进入到病灶表面或侧旁及病灶内，边注射边退针。

③注意事项及技巧：定位时的体位要与手术体位一致，尽量小角度穿刺，以减少对周围组织的切除。定位后尽快手术。

（3）术前穿刺导丝定位

①适应证：适用于外科触诊不清，拟行肿块切除的病灶，即可手术前或手术当日进行。

②操作方法及穿刺点的选择：按照外科手术切口设计，紧贴病灶边缘定位。超声适合单钩。

③注意事项及技巧：导丝穿刺定位后，体外导丝要固定保护，定位时要实时观察进针路径，避免引起气胸。

（4）术中定位

①适应证：适用于乳腺肿块活动度较大，临床触诊阴性，腺体较厚，和位置较深的病灶。

②操作方法及穿刺点的选择：切口内探查，仪器调节尽量使用较高频率。

③注意事项及技巧：一定注意无菌操作。切除的标本要与术前对比检查。

（5）标志物置入定位

①适应证：不可触及乳腺病灶而拟行手术者，乳腺癌新辅助治疗后拟行保乳手术者。新辅助治疗前或治疗2~4周期后置入。

②操作方法及穿刺点的选择：放置于乳腺病灶中央区；淋巴结的皮质区。

③注意事项及技巧：穿刺针达到目标位点后，适度上挑针尖，使之尽量垂直于声束，穿刺针斜面向上，利于清晰显示释放过程。快速释放标记物。

附：超声定位的优点

①超声定位可以实时地显示进针途径、方向以及针尖与病变的位置关系。

②超声定位时患者多采用仰卧位，与手术的体位相同，乳房不受压迫。

③超声定位适用于乳腺各区域病变。

④超声定位避免了患者多次受X线照射。

⑤超声引导下术前放金属丝定位并发症较少，但超声定位不能显示微小钙化灶，故微小钙化灶的定位需在X线引导下完成。总之，超声引导下术前、术中定位过程操作简单，易于推广。

2. 超声引导下的介入性诊断

超声引导是乳腺病变定性诊断的主要手段，主要包括细针穿刺抽吸活检（FNAB）、空芯针穿刺活检（CNB）和 Mammotome 微创活检（MMIBS）。

（1）细针穿刺抽吸活检（FNAB） FNAB 曾因其安全、快捷、操作简便等特点在临床上广泛应用，但由于 FNAB 取材不足，假阴性率高，无法区分原位癌与浸润性癌，对标本的处理和读片要求较高，其在临床上的进一步应用受到限制。

（2）空芯针穿刺活检（CNB）

1）适应证：BI-RADS 4 类以上的肿块需穿刺活检。可以穿的乳腺结节：≥5mm 的实性结节；≥1cm 的囊实性结节；巨块（破溃）皮肤粟粒样结节；炎性乳腺癌；炎性肿块；可疑转移淋巴结；实性肿物突然增长迅速；绝经后女性突然出现实性结节；有乳腺癌高风险遗传史伴实性肿块；男性乳腺实性肿物。

2）穿刺方法

① 严格无菌操作，无瘤原则，实时精准高效。

② 定针及量：按穿刺活检目的合理选择活检针型号及取材量。定性：18G~16G 2~3 条；免疫组化：16G~14G 4~6 条。

③ 定靶目标：a. 双乳肿物分别按各自 BI-RADS 分类决定穿刺；b. 多发肿物先穿刺恶性风险小的肿物，性质难以确定者可更换活检针，避免针道种植转移；c. 单乳多个结节拟保乳且可疑恶性的两个结节相距 > 5 cm 或位于不同象限，均穿刺，不保乳时穿刺最可疑结节即可；d. 穿刺点选择：就近原则 < 1 cm，满足切口设计，确定保乳与否，合理确定穿刺透针点。

④ 穿刺部位选择：a. 一个针眼内多点取材，由深及浅；b. 穿刺前应用 CDFI，避开大的滋养动脉，探头轻压，避开穿刺点浅静脉；c. 小肿物：穿刺中央，也可用同轴

辅穿，保证取材；d. 大肿物：穿刺边缘，避开坏死和出血部位；e. 利用超声造影，更加明确穿刺部位；f. 遇到肿物破溃时避免在肿物破溃处穿刺，要在边缘穿刺，避免出血或穿刺点的不愈合；g. 肿物硬时，也在肿物的边缘穿刺或用"同轴"辅助穿刺；h. 太软的病灶：快速活检；i. 可疑导管内的占位：穿刺点一定在病灶的基底部。

3）穿刺小技巧

① 穿刺的斜面注意针尖斜面朝下，更利于针道的观察。

② 局麻时显示近的地方多打麻醉药，形成对比窗，推移肿物，利于针道的显示。

③ 乳腺后间隙可注入麻醉药，增加安全性。

④ 穿刺针要始终与探头长轴方向平行，穿刺时转动探头，确定针尖在病灶内。

⑤ 避免刺入后间隙，如肿块紧靠后间隙，可有液体隔离区，把肿块与后间隙分离，或穿刺枪与胸壁夹角必须小于 30 度，尽量平行于胸壁。

⑥ 引流区淋巴结穿刺活检：正确判断可疑淋巴结；判断穿刺淋巴结可疑阳性区域（增厚的皮质区域）；掌握通道区大血管的走行。

4）注意事项：定靶；探头轻放，时刻注意应用血流多普勒；注意穿刺点位置并避开小血管，避免血肿；液体隔离区可用于紧邻大血管等危险部位的淋巴结穿刺活检；活动度大的淋巴结，注水隔离，配合呼吸进行穿刺，也可用半自动穿刺活检针。

（3）Mammotome 旋切术 随着微创治疗技术的开展，Mammotome 微创旋切系统已应用于对乳腺良性肿块的治疗，如乳腺纤维腺瘤、瘤样增生、脂肪瘤等。Mammotome 微创旋切系统在良性肿块中应用较传统手术更有优势：Mammotome 系统在超声引导下进行，穿刺准确性更高，尤其适用于对临床触诊检测阴性的病灶进行

切除，并且能早期发现直径＜1cm的微小隐匿性病灶。Mammotome系统手术皮肤切口仅为0.2~0.5 cm，术后穿刺部位无须缝合，愈合较好，无瘢痕形成，且术后并发症少。Mammotome治疗系统切除1.5~3.0cm的乳腺良性肿块是安全和有效的，值得临床推广应用。

1）超声的配合技巧

①消毒前定位：超声对病灶进行定位，确定肿块的位置、大小、形态、数量以及病灶最大长轴面，观察病灶周围组织，观察周围及病灶内血流情况。

②与手术医师共同设计进针方向及进针口。

③消毒及探头的准备。

④旋切前定位：进针点的选择，根据美观及就近规则；尽量使病灶显示最大切面。

⑤麻醉/隔离：超声引导下手术医师进行麻醉，麻醉时，尽量使针体与探头长轴平行，在病灶周围浸润，如果肿块距皮下较近，就在肿块上方及脂肪层内注射较多稀释的麻醉药，或直接注射在乳腺与胸大肌之间的间隙，麻醉范围应超过旋切刀顶部位置，超声医师时刻监督，保持注射针尖在我们视线范围内，避免打到胸腔内。

⑥置入旋切刀：超声首先显示肿块的长轴切面，引导手术医师将旋切刀的刀槽置于肿块下方，同时提醒手术医师置入过程中刀槽应处于关闭状态，避免对皮肤及周围组织产生副伤害。如果刀槽没有肿块长，则超声引导手术医师先将旋切刀置于病灶的远端，从病灶远端开始切割。（超声医师时刻监察进针的位置，提醒手术医师）。

⑦开槽，切割：B超再一次确定刀槽位于肿块下方后，调整刀槽在取样或活检状态，对病灶进行旋切。在超声监控下观察病灶切割情况（观察内容：病灶的变化，是否切割成功，切割刀是否有吸力等）。在切割过程中，肿块较大时，难免会被切割成几小块，这时B超医师需提醒手术医师，切割刀应该往有残留病灶的方向切割。

⑧复检：肿块切割完后，刀槽关闭，B超医师观察肿块是否还有残留（探头要四周扫查，如左、右、上、下扫查）；是否有出血（如果有出血，残腔可见液性暗区持续增多，内可见液性暗区移动）。同时，B超要及时区分残腔与残留病灶（如果是残腔，探头挤压可见变形或消失）。

2）注意事项

①切口选择：兼顾就近及美观原则，多发病灶尽量减少切口，如怀疑恶性，进针点尽量靠近病灶；根据病灶位置调整患者体位，确保病灶侧乳腺靠近手术者，必要时胸部垫枕。

②进针深度和角度：在旋切或打麻药过程中，超声时刻监督进针的深度和角度（＜30°），保持旋切刀头平行于胸腔进针，避免发生刺入胸腔等意外损伤。

③旋切技巧：大病灶进行切割时，在病灶基底部逐步作扇形，旋转，多方位切割时，B超探头时刻清晰显示病灶。

④旋切刀的刀槽状态：旋切刀置入、回收过程中，B超医师提醒手术医师刀槽应处于关闭状态，避免对皮肤以及周围组织产生副损伤，切割过程中刀槽开口朝向病灶。

近年来，随着科技的不断进步，超声诊断技术飞跃发展，涌现出许多新技术、新要求，新技术的开展使得乳腺疾病的诊断及治疗更加精准化，特别是多模态的联合应用及人工智能（AI）的应用（AI可以提高乳腺疾病诊断的准确率，BI-RADS分类也会更加准确，同时能准确地识别钙化）将是超声领域的机遇和挑战。

二、乳腺 X 线

乳腺 X 线检查是乳腺疾病诊断及乳腺癌筛查常用的影像检查方法,其操作简便、诊断可靠且无创,乳腺超声检查与之相结合通过该组合检查方法称为"黄金组合",绝大部分病变可以被检出。目前临床上常用的乳腺 X 线相关检查包括数字乳腺 X 线摄影(FFDM)、乳腺断层融合摄影(DBT)、对比增强乳腺 X 线摄影(CESM)及乳腺导管造影。

(一)数字乳腺 X 线摄影

目前数字乳腺 X 线摄影是唯一被证实可以有效降低乳腺癌死亡率的影像学检查方法。乳腺 X 线成像对微小钙化具有独特的探测性能,对早期乳腺癌,特别是导管原位癌的敏感性高。导管原位癌占所有乳腺癌的 25%~30%,而其中约 95% 都是在乳腺 X 线摄影中发现钙化灶而进一步确诊的。

1. 适应证

(1)对一般人群女性的乳腺癌筛查。

①不推荐 20~39 岁女性进行乳腺筛查。

②40~69 岁女性,建议每 1~2 年进行一次筛查,对于致密型乳腺推荐与超声检查相联合。

③ ≥ 70 岁的女性,每 2 年进行一次筛查。

(2)对于高危人群,建议提前筛查(< 40 岁),每年进行一次,并可联合其他影像学检查。

(3)临床查体有阳性发现者,如乳腺肿块、乳头溢液、乳头及皮肤有异常表现者。

(4)既往有乳腺疾病史或乳腺 X 线检查有阳性发现需随访者。

(5)需进行新辅助治疗疗效评估者。

(6)保乳术前或重建术前的评估。

(7)乳腺癌术后复查。

2. 禁忌证

无绝对禁忌证,妊娠期(特别是孕早期)为相对禁忌证。

(二)乳腺断层融合摄影

目前数字乳腺 X 线摄影(FFDM)仍是乳腺癌早期发现、早期诊断的首选检查方法,但由于腺体组织的重叠,降低了病变的可见度,甚至使它们完全被隐藏以致漏诊。

乳腺癌的早期发现、诊断及治疗至关重要。乳腺断层融合摄影(DBT)技术通过多角度、多层面的成像将重叠的乳腺组织分层显示,减少了腺体组织的重叠,提高对乳腺病灶的形态、边界及毛刺的显示能力,提高良恶性病变的影像诊断与鉴别诊断的诊断效能,减少召回率。

适应证及禁忌证与数字乳腺 X 线摄影相同。

(三)对比增强乳腺 X 线摄影

1. 适应证

(1)临床或相关检查发现有肿块者。

(2)乳腺 X 线检查发现可疑恶性病变者,或需进行良恶性病变鉴别者。

(3)乳腺癌保乳术后、术前或重建术前的评估。

(4)放疗及化疗后的疗效评估。

(5)乳腺癌术后复查。

2. 禁忌证

(1)绝对禁忌证 既往有碘对比剂严重过敏反应者、甲状腺功能亢进未治愈者。

(2)相对禁忌证

①中度及以上肾功能不全、肺动脉高压、支气管哮喘、心力衰竭。

②孕妇可以使用碘对比剂,但妊娠期间母亲使用了,胎儿出生后应注意胎儿甲状腺功能。

③骨髓瘤和副球蛋白血症患者使用碘

对比剂后容易发生肾功能不全。

④碘对比剂可引发高胱氨酸尿患者血栓形成和栓塞。

（四）乳腺导管造影

1.适应证

适用于非哺乳期及非妊娠期乳头溢液性病变的诊断，可了解溢液导管管腔、管壁及腔内病变的情况，帮助确定导管病变的位置、范围及可能的病变性质。

2.禁忌证

碘对比剂禁忌者（同对比增强乳腺X线摄影禁忌证）、哺乳期乳腺急性炎症者、乳头局部感染者、乳头内陷者及孕妇。

乳腺是一个缺乏天然对比的软组织器官，又受生理周期、年龄、种族等诸多因素的影响，病变生长隐秘，早期乳腺癌可以长期潜伏生长而毫无症状，而且大多数病变的影像都是同病异影、异病同影，易误诊，甚至漏诊。各种乳腺X线检查方式各有优势、相辅相成，应根据患者病情及各种检查的优劣势、适应证及禁忌证进行综合分析、判断，从而选择合适的检查方式。

三、乳腺磁共振成像（MRI）

乳腺X线摄影、超声、MRI作为乳腺疾病常规影像检查技术的黄金三角，是提高乳腺癌检出率的有效措施，同时也为乳腺癌综合治疗方案的制定提供可靠的客观依据。

乳腺X线检查是公认最常应用且最有效的乳腺癌筛查方法，优势是对钙化具有极高的灵敏度。但由于腺体密度、特殊病变位置等各方面条件的限制，导致乳腺X线检查有较高假阴性率。

超声无电离辐射，能够准确鉴别囊实性病变、良恶性病变等，还可引导介入手术操作。缺点是对钙化的检出率低，对操作者主观依赖性较高。

乳腺MRI技术起步较晚，但发展非常迅速，有很多扫描成像序列及技术参数可选，具有多参数、多序列、多平面成像、多重后处理功能的优点。乳腺MRI检查能提供影像形态学、血流动力学及功能学信号特点，作为诊断乳腺癌的重要指标，其对乳腺癌的诊断价值已得到广泛认同。乳腺MRI可用于致密型乳腺、丰乳术后乳腺的检查诊断，以及多灶、多中心乳腺癌的治疗方案的辅助制定、隐匿性乳腺癌原发灶的检出、新辅助化疗的评价、乳腺癌保乳术后评价（有无复发转移）等。相较钼靶和超声，磁共振有许多无法取代的优势。

（一）乳腺MRI检查技术与要点

检查设备：磁共振设备（≥1.5T），乳腺专用线圈，高压增强注射系统。检查方法：患者取俯卧位，双乳自然下垂，足先进，行双侧乳腺同时检查。

平扫序列：T1WI（TR 825ms；TE 10ms）、T2 STIR（TR 5225ms；TE 68ms）、DWI（b值=1000，TR 4500ms；TE minium ms），层厚为5.0mm，间距为1mm，FOV为40mm。增强扫描对比剂一般采用含钆造影剂，注射剂量（ml/kg）为0.1ml/kg，流速为2.5ml/s，蒙片扫描完成后立即打药，打药同时开始无间隔8个时相连续扫描，造影剂注射完成，随后用15ml生理盐水以同样注射速度冲管。增强序列：VIBRANT Mph +C（TR 3.7ms；TE minium ms）、T1WI +C，层厚为1.2~2.4mm，FOV为240mm，层数为168层，矩阵（像素）为256mm×160mm。后处理采用工作站的专用软件对原始图像数据进行分析处理，包括MIP图、ADC值、时间动态曲线、MRS等。

1.适应证

（1）乳腺良、恶性病变鉴别诊断。

（2）乳腺癌分期。

（3）新辅助化疗的监测。

（4）假体植入术后。

（5）乳腺癌高危人群普查。

（6）乳腺癌患者随访。

2. 禁忌证

（1）体内有 MRI 不兼容材料植入物。

（2）对钆对比剂过敏者。

3. 检查前谈话

（1）告知患者体内不能有与 MRI 不兼容材料植入物。

（2）告知患者可能发生的对比剂不耐受反应及对应处理措施。

4. 患者准备

（1）建立静脉通道。

（2）患者摆放舒适俯卧位。

（3）应用听力保护装置。

（4）手拿应急按钮装置。

（二）乳腺磁共振成像特征征象

依据美国放射学会（American College of Radiology，ACR）提出的乳腺影像报告和数据系统（Breast Imaging Reporting and Data System，BI-RADS；2013年第5版）分类，需要将乳腺纤维腺体组织（fibroglandular tissue，FGT）、乳腺实质背景强化（background parenchymal enhancement，BPE）程度在报告中作为常规表述。通过常规扫描得到的图像可以直观地看到乳腺纤维腺体组织（FGT）、乳腺实质背景强化（BPE）、病灶（大小、形态、数目、位置）、病灶周围水肿、病灶的毗邻关系以及乳头、皮肤、胸大肌的侵犯与否，是否内乳或腋窝淋巴结转移等特征。原始图像经过工作站后处理可提取到病灶的最大信号投影（maximum intensity projection，MIP）血管数量、表观扩散系数（apparent diffusion coefficient，ADC值）、时间动态曲线、MRS等形态学、血流动力学及功能学特征。

乳腺异常强化的定义：增强后信号强度高于正常乳腺组织。异常强化按照形态学表现分为三类：局灶性病变、肿块、非肿块样病变。根据病灶形态、边缘、内部强化特征分析病灶性质。

乳腺纤维腺体组织（FGT）是指乳腺内纤维腺体组织与脂肪的比例。a 类：乳腺内几乎全部为脂肪（almost entirely fat），脂肪型，乳腺纤维腺体组织少于25%；b 类：散在纤维腺体组织（scattered fibroglandular tissue），少量腺体型，乳腺纤维腺体组织占 25%~50%；c 类：不均匀纤维腺体型（heterogeneous fibroglandular tissue），多量腺体型，乳腺纤维腺体组织占 51%~75%；d 类：绝大部分由纤维腺体组织构成（extreme fibroglandular tissue），致密型，乳腺纤维腺体组织大于75%，可能使小的肿块被遮盖而不能被发现。

根据 BI-RADS 定义，乳腺实质背景强化（BPE）指注射对比剂后，乳腺正常纤维腺体组织强化。BPE 并非 MRI 独有征象，需要用到造影剂的各种乳腺检查中均可出现。乳腺实质背景强化（BPE）程度分为：轻微强化（minimal）、轻度强化（mild）、中度强化（moderate）、重度强化（marked）。其中，乳腺实质背景重度强化导致病灶与其对比度明显下降，从而导致诊断的敏感性明显下降。由于乳腺组织的结构成分会随着不同年龄和生理周期内分泌的改变而改变，同时受个体差异、环境、药物治疗等外源性因素影响，正常人乳腺腺体的 FGT 和 BPE 会随着各种因素变化而变化。

乳腺癌是富血供肿瘤，可以理解为肿瘤内癌细胞越多需要的血供就越丰富，反向推测血供丰富的肿瘤可能癌细胞越密集，其生长速度、侵袭和转移可能更快，所以肿瘤血管生成给予乳腺癌预后的提示作用明显。在肿瘤的预后因素中，血管生成具有重要的提示作用。通过双侧乳腺

MRT 平扫＋动态增强扫描，可以无创获取病变组织的血供图像信息。最大信号投影（maximum intensity projection，MIP）后处理重建选择动态扫描的 1-8 期通过减影图像获得的立体 3D MRI 血管图像，可以显示肿瘤的供血血管、引流血管，可以全方位、多角度观察患侧乳腺内血管与肿瘤的关系，并以此为依据，指导临床手术方案的制定。

时间信号曲线是对病灶进行连续动态变化观察，分析极具价值的参数，它反映了强化前后信号强度的变化，通常分为三种特征曲线。流入型：信号强度迅速上升达到峰值后呈平缓上升状态，多为良性病灶表现；平台型：强化初期迅速上升，在强化中后期呈平台状，为可疑病灶；流出型：信号强度在中后期呈下降趋势，多为恶性病灶。时间密度曲线敏感性为 91%，特异性为 83%，乳腺癌在三型曲线上的可能性分别为 6%、64% 和 78%。其中早期增强率可以反映病灶血液灌注状况，一般认为早期强化率 ≥ 80% 对于乳腺癌有一定特异性。

通过扩散加权成像（diffusion weighted imaging，DWI）得出的表观扩散系数（apparent diffusion coefficient，ADC）值，对鉴别乳腺肿块的良恶性具有重要参考价值。ADC 值可以反映组织水分子扩散能力以及肿瘤的生物学、细胞结构等微观结构特征。恶性肿瘤生长活跃、细胞密度高、DWI 高、ADC 低；良性肿瘤细胞密度低、DWI 低、ADC 高。但良恶性病变 ADC 值有重叠，良性病变如乳腺囊性增生、乳头状瘤其细胞排列紧密，周围伴炎性反应，会导致 ADC 值降低；黏液腺癌肿瘤细胞分泌黏液形成黏液湖，水分子弥散无明显受限，ADC 值未见降低反而升高；癌灶内出现囊变、坏死或纤维间质水肿时，致 ADC 值升高出现假阴性，所以测量 ADC 时应该避开囊变、坏死的区域。既往有研究表明，ADC

值可能与肿瘤的侵袭性密切相关，术后出现远处转移患者的 ADC 值较无转移者更低。ADC 值也是预测乳腺癌患者预后的重要指标。

磁共振波谱分析（MRS）是一种能够定量检测病变内化学物质的无创检查方法，能从分子水平上反映组织的病理生理变化。MRI 波谱中横坐标代表化学位移的大小，以磁共振频率的百万分之一（PPM）表示，纵坐标代表代谢产物的信号强度。乳腺 1H-MRS 主要测量组织内胆碱的含量，其峰值位置在 3.2PPM。据研究 1H-MRS 3.2PPM 处复合胆碱峰诊断乳腺病变的灵敏度为 80%，特异度为 86%。但胆碱峰并非乳腺恶性肿瘤的特异表现，部分无症状志愿者及哺乳期女性也可出现胆碱峰。

（三）乳腺 MRI 诊断标准

乳腺 MRI 诊断可根据 BI-RADS-MRI 标准做出评估分类。

0 类：不完整评估，需要进一步检查。

1 类：阴性，未发现异常强化病灶，建议行常规随访。

2 类：良性病变。

3 类：可能是良性病变，建议短期随访。

4 类：有恶性可能，建议活检。

5 类：高度提示恶性病变，临床应采取适当措施。

6 类：活检已证实为乳腺癌，治疗前检查。

BI-RADS-MRI 提出分析病变的形态学表现与动态增强血流动力学及功能学特征，具有相同的重要性。通常对于病变良、恶性的诊断，动态曲线可以提供决定性信息。但对于非浸润性的 DCIS 而言，由于其发生部位、少血供以及多发生钙化等特点，形态学评价的权重往往大于动态增强血流动力学表现，如形态学表现为导管样或段样强化，即使动态增强曲线类型不呈恶性特征亦应考虑恶性可能。另外，在 MRI 报告中与 X 线报告相同也应描述乳腺腺体组成情况，包括脂肪型、少量腺体型、多量腺体型、致密型，如果有假体植入，应在报告中注明。

临床工作中需要综合考虑患者临床病史，磁共振所获取各项信息，并参考 X 线、超声等检查得出最终结论。

（四）乳腺 MRI 引导下穿刺定位及活检技术

1. 适应证

（1）临床触诊、钼靶及超声检查均阴性，仅 MRI 检查阳性，且根据 ACR BI-RADS 诊断评估分类 4 类或 4 类以上的病灶，或 BI-RADS 3 类病灶患者强烈要求手术切除活检。

（2）钼靶及超声检查发现病灶，但行 X 线或超声引导下定位有困难者。

（3）评估病变范围是否多中心癌灶。

2. 禁忌证

（1）具有 MRI 相关限制因素，如幽闭恐惧症、佩戴金属磁性器件、心脏起搏器等。

（2）存在造影剂相关禁忌，如肾损害或对钆有过敏史。

（3）存在活检手术相关禁忌，如凝血功能紊乱、出血倾向，或合并严重的心脑血管、脊柱等原发疾病而难以耐受手术等。

3. 分类

乳腺 MRI 引导下穿刺定位及活检技术分为导丝定位活检术及活检枪微创定位活检术。该技术是对钼靶及超声无法明确显示的病灶的有力补充，可以减少漏诊、误诊或者过度治疗，对临床治疗方案的确定及患者的预后具有重大意义，能够进一步提高乳腺癌的诊疗水平。

第二节　病理诊断

乳腺疾病远不止乳腺癌。早期诊断、正确诊断是临床治疗的需求，是患者的需求，也是临床病理医生的任务。随着现代医学技术的进步，乳腺疾病临床诊疗技术，如乳腺钼靶照相、乳腺导管镜检查、粗针穿刺及麦默通真空旋刀活检、新辅助化疗、内分泌治疗、靶向治疗及免疫治疗、前哨淋巴结检查、保乳手术等已广泛应用于临床并迅速发展。另外，影像学检出的病变和大体不可见/无法触及肿瘤的病理检查，以毫米为单位定位手术切缘的判断，新辅助后残留癌的评估，都离不开病理的准确诊断。

一、乳腺标本的类型

（一）穿刺活检

穿刺活检包括针吸细胞学、针芯活检和真空辅助乳腺活检，是包括超声、核磁、立体定位等影像引导下的穿刺活检方法，为乳腺非触诊病变和触诊病变诊断的首选标本获取方法。

（二）切开活检

随着穿刺技术的进步，作为诊断目的，一般情况下都尽量避免采用开放性手术。

（三）切除活检

切除活检指针对触诊肿块施行的治疗性外科手术，如良性肿瘤的切除及保乳术，其中保乳术包括肿块切除术和象限切除等。

（四）再次切除活检

有些诊断为恶性的肿物切除及保乳术，由于切缘阳性需要进行再次切除。

（五）全乳腺切除标本

切除单侧乳腺全部腺体，包括单纯乳腺切除、保留皮肤的乳腺切除、保留乳头的乳腺切除和乳腺改良根治术。

（六）细针或金属丝定位切除

细针或金属丝定位技术用于指导外科医生处理有影像学异常发现（微钙化或软组织影）但触摸不到的乳腺病变。应先对标本进行 X 光照相，以证明标本中存在着影像学异常病变，并对可疑部位的组织学检查进行定位。

（七）缩乳术标本

整形外科对乳腺肥大采取的治疗性手术标本，很少有乳腺癌等恶性疾病。

（八）腋窝淋巴结清扫术

腋窝淋巴结见于乳腺癌腋窝根治标本或乳腺标本的一部分。

（九）前哨淋巴结活检

目前针对浸润性乳腺癌和广泛 DCIS，临床检查腋窝阴性的患者常规行前哨淋巴结活检，而替代腋窝淋巴结清扫。

二、乳腺标本大体观察

一般观察：标本类型、左右器官、大小（三维）、质地等。主要病变观察：部位、大小（三维）、边界（不规则、清楚与否）、与周围组织的关系、质地（均质、粗糙、硬度）、颜色、距离边缘等。固定液一般采用 10% 中性缓冲福尔马林液，固定时间为 6~72 小时。要尽量避免过固定，研究表明过固定会对肿瘤标记物检测（如 ER、PR 及 HER2）的准确性产生影响。

三、乳腺病理学技术应用

（一）免疫组织化学在乳腺病理中的运用

观察组织切片中抗原的数量及其在组织中的分布情况，对抗原进行定位、定性及定量的研究，称为免疫组织化学（immunohistochemistry，IHC），抗原与抗体特异性结合，因此通过免疫组化可使标记抗体的显色剂（酶、荧光素、同位素、金属离子等）显色来确定组织细胞内抗原（多肽和蛋白质）。IHC 所用标本主要为两大类：组织标本和细胞标本，其中制作组织标本最常用、最基本的方法是石蜡切片。石蜡切片对组织形态保存好，有利于各种染色对照观察，而且能长期保存；石蜡切片中使用的甲醛固定剂对组织内抗原暴露有一定的影响，但可进行抗原修复，是免疫组化中首选的组织标本制作方法。

1. 常用肌上皮细胞标记物

（1）高分子量细胞角蛋白（CK） 高分子量 CK 可以作为肌上皮标记物，尤其是 CK5（相对分子质量为 58kD）、CK14（相对分子质量 50kD）和 CK17（相对分子质量 46kD）能在肌上皮中表达，且具有较高的敏感性。但是它们在干细胞（祖细胞）、中间腺细胞和中间肌细胞也表达。因此，乳腺腺泡细胞、增生的导管上皮和乳腺基底细胞样癌也可有不同程度的表达。

（2）Actin Actin 蛋白家族是常用的一组识别肌源性分化的抗体，平滑肌肌动蛋白（SMA，a-SMA）和肌特异性肌动蛋白（MSA，HHF-35）均是识别乳腺肌上皮的常用标记物，在乳腺肌上皮染色中呈强阳性，但是它们除同时在血管平滑肌中表达外，尤其是 SMA 还和间质中的肌纤维母细胞有交叉反应。在浸润性导管癌、导管原位癌和硬化性腺病的反应性间质中往往存在较多的肌纤维母细胞，当它们与瘤细胞巢并列时，扁平的 SMA 阳性的肌纤维母细胞易被误认为肌上皮细胞；小血管靠近肿瘤细胞时也会发生类似的诊断问题。

（3）P63　P63 在乳腺组织中是敏感和相对特异性的肌上皮标记物。由于该抗体为核阳性，阳性的肌上皮细胞在良性腺体和原位癌周围呈不连续的点状线性排列。P63 的主要优势是它的特异性，它在肌纤维母细胞和血管中不表达，可防止发生像平滑肌相关性肌上皮标记物那样的诊断陷阱。

（4）Calponin　Calponin 对肌上皮细胞有较高的敏感性，与肌纤维母细胞有轻度的交叉反应，但它在纤维母细胞中的阳性率要比 SMA 低。Calponin 也可以显示小血管，极少数浸润性乳腺癌的病例可有灶状阳性。

（5）平滑肌肌球蛋白重链（SMMHC）SMMHC 是鉴别平滑肌细胞更可靠的标记物。SMMHC 对肌上皮的敏感性与 SMA 和 Calponin 比基本相同或稍差些，但在间质中几乎不与肌纤维母细胞发生反应，只有 8% 的病例有极少数肌纤维母细胞表达。尽管 SMMHC 也标记血管，但由于肌纤维母细胞染色相对缺乏，可以避免许多陷阱。因此 SMMHC 是非常实用的识别肌上皮细胞的标记物，其敏感性和特异性均较好。

（6）CD10　CD10 主要用于恶性造血系统肿瘤的诊断。乳腺组织中的肌上皮细胞亦可表达 CD10，超微结构研究证实 CD10 主要表达于肌上皮的细胞膜。CD10 在肌纤维母细胞中也可以阳性，但交叉反应的程度比 SMA 弱，其优点是 CD10 不在小血管中表达，但有时标记肌上皮细胞的敏感性比其他常用的肌上皮标记物要弱些。

2. 导管癌和小叶癌鉴别诊断应用

乳腺小叶癌大多是 CDH1 基因突变导致 E-cadherin 分子及其关联的多个连环蛋白（如 p120 和 β-catenin）表达异常而致肿瘤细胞失黏附，在形态学上不同于导管癌。两者鉴别最常用的免疫组织化学标志物是 E-cadherin 和 p120。约 80% 的小叶癌表现为 E-cadherin 蛋白缺失，p120 无法与之锚定于细胞膜而表现为细胞质弥漫阳性，β-catenin 常为阴性。10%~15% 的小叶癌 E-cadherin 免疫组织化学表型不典型，表现为膜染色减弱、不连续或呈胞质内点状阳性或核旁阳性，偶尔呈细胞膜强阳性，此种情况下结合 p120 的弥漫胞质染色和 β-catenin 阴性也可辅助诊断。E-cadherin、p120 是目前免疫组织化学辅助诊断小叶癌的最佳组合，必要时可以加用 β-catenin 染色。

3. 免疫组织化学在乳腺癌治疗、预后及预测中的应用

（1）ER 和 PR　检测乳腺癌组织中有无 ER 和 PR 的表达，对其分子分型、内分泌治疗及预后评估都有重要意义。ER 和 PR 免疫组织化学判读方法多样，其中 H- 评分最为精确，但该系统非常耗时，对大多数病理科来说作为常规评估使用是不现实的。临床工作中，建议按照我国 2015 版《乳腺癌雌、孕激素受体免疫组织化学检测指南》进行 ER、PR 的规范化检测和报告。

（2）HER2　HER2 过表达与乳腺癌预后不良有关，其也是 HER2 靶向治疗和化疗反应的预测指标。常用 IHC 检测 HER2 蛋白过表达，用原位杂交检测 HER2 基因扩增。建议按照《乳腺癌 HER2 检测指南（2019 版）》进行 HER2 的规范化检测和报告。HER2 免疫组织化学判读标准：0：无着色或 ≤ 10% 的浸润癌细胞呈现不完整的、微弱的细胞膜染色；1+：> 10% 的浸润癌细胞呈现不完整的、微弱的细胞膜染色；2+：> 10% 的浸润癌细胞呈现弱 - 中等强度的完整细胞膜染色或 ≤ 10% 的浸润癌细胞呈现强而完整的细胞膜染色；3+：> 10% 的浸润癌细胞呈现强、完整且均匀

的细胞膜染色。新型靶向药物在HER2低表达浸润性乳腺癌中显示非常好的治疗活性，HER2低表达乳腺癌引起广泛关注。目前HER2低表达的定义为HER2 1+或HER2 2+，但原位杂交结果为阴性。随着临床研究的深入，HER2低表达可能被重新定义。

（3）Ki-67　是重要的浸润性乳腺癌预后和治疗反应预测指标，高Ki-67阳性指数是乳腺癌复发的独立危险因素。阳性是指任何强度和程度的肿瘤细胞核着色，以Ki-67阳性细胞百分比作为Ki-67阳性指数。目前尚无统一的乳腺癌Ki-67评估方法，可参考国际乳腺癌Ki-67工作组推荐的方法。

（4）PD-L1　乳腺癌中的PD-L1免疫组织化学检测主要用于晚期复发性和转移性三阴性乳腺癌。作为抗PD-1/PD-L1免疫治疗药物的伴随诊断的PD-L1检测是一个完整的体系，包括检测试剂、检测平台和判读标准。目前用于乳腺癌伴随诊断的抗体主要是22C3。其免疫组织化学判读采用联合阳性评分（combined positive score, CPS）。

4. 多色免疫组化在乳腺病理诊断中的应用

多色免疫组化可在组织中同时标记多种抗原，由于此种特性，多色免疫组化可对肌上皮细胞层和上皮细胞层同时进行染色，为乳腺早期浸润癌、小叶癌的诊断提供帮助。常用组合：SMA/p63，calponin/p63/E-cadherin，CK7/p63/E-cadherin，E-cadherin/P120等。

对于微浸润乳腺癌，ADH-5（CK5/CK14/p63/CK7/CK18抗体的组合）可以更好地找出单个细胞或小灶的浸润性癌的存在。

5. 术中直接免疫组化在乳腺病理中的运用

术中直接免疫组化，是在术中冰冻的过程中运用免疫组化技术辅助冰冻诊断。

如：以CK5/6、P63、Calponin等来确认导管周围或导管内有无肌上皮存在从而判断有无早期浸润癌；CK19染色确定前哨淋巴结有无转移癌。术中直接免疫组化能有效地在短时间内对一些冰冻中难以判定及鉴别的乳腺病变添加辅助手段，使诊断结果更加精确，使手术方式的选择更加可靠。但它的技术要求也必然会更高：操作要规范，试剂质量要稳定等。

（二）分子检测方法及其应用

近年来，分子检测技术在乳腺癌领域的探索不断涌现，有关分子检测主要包括：基因突变分析靶向治疗筛选、基因表达谱分析患者预后治疗分层、乳腺癌遗传学图谱分子分型等方面，部分已在实际应用中，有些还处于探索阶段。

1. BRCA1/2基因突变分析

BRCA1/2基因胚系突变的乳腺癌通常具有家族性，发病年轻，组织学多为三阴或基底样乳腺癌，组织学常呈高级别图像。BRCA1/2突变诱导的同源重组修复缺陷使三阴乳腺癌对铂类化疗和PARP1酶抑制剂靶向治疗敏感。具有BRCA1/2基因突变的乳腺癌已经成为临床应用PARP1抑制剂治疗的生物学标志。

2. PI3KCA基因突变检测

PI3KCA为细胞重要信号通路EGFR/AKT/PI3K的激酶基因，其突变方式主要为点突变（point mutation），主要存在于激素受体阳性即Luminal A、B型乳腺癌。PI3KCA突变为PI3KCA抑制剂（如Alpelisib）的用药指征。目前主要推荐应用于晚期转移性Luminal A、B型乳腺癌。PI3KCA突变可通过荧光定量PCR、NGS等方法检测分析。

3. Oncotype DX

该技术采用包括肿瘤细胞增生、浸润、HER2、激素受体等有关21个基因芯片进行定量 PCR 基因表达分析，对 ER+ 淋巴结 – 乳腺癌患者进行复发风险（recurrence score）评估，分为低度危险（RS ＜ 18）、中度危险（RS18~30）、高度危险（RS ＞ 31）。RS 评分与 ER- 阳性乳腺癌内分泌治疗的长期生存有关。由于可采用福尔马林固定组织标本，因此具有很强的临床实用性。

4. MammaPrint

采用 70 基因表达芯片分析来确定患者预后状况，该技术最早接受 FDA 认证，并已在欧洲应用。采用新鲜冷冻组织或福尔马林固定石蜡包埋组织，技术要求高，分为预后好及预后差组，预测早期转移风险。预后差组应接受辅助化疗。

参考文献

[1] 中国抗癌协会乳腺癌专业委员会. 中国抗癌协会乳腺癌诊治指南与规范（2021 年版）[J]. 中国癌症杂志, 2021, 31（10）: 954–1040.

[2] 中华医学会放射学分会对比剂安全使用工作组. 碘对比剂使用指南（第 2 版）[J]. 中华医学杂志, 2014, 94（43）: 3363–3369.

[3] Arrospide A, Rue M, van Ravesteyn N T, et al. Evaluation of health benefits and harms of the breast cancer screening programme in the Basque Country using discrete event simulation [J]. BMC Cancer, 2015, 15: 671.

[4] Miller AB. The role of screening mammography in the era of modern breast cancer treatment [J]. Climacteric, 2018, 21（3）: 204–208.

[5] Bick U, Trimboli RM, Athanasiou A, et al. Image-guided breast biopsy and localisation: recommendations for information to women and referring physicians by the European Society of Breast Imaging [J]. Insights Imaging, 2020, 11（1）: 12.

[6] Geisel, Jaime, Raghu, et al. The Role of Ultrasound in Breast Cancer Screening: The Case for and Against Ultrasound [J]. Seminars in Ultrasound CT and MRI, 2018, 39（1）: 25–34.

[7] American College of Radiology（ACR）. Breast imaging reporting and data system（BI-RADS）. 5th ed. Reston, VA: American College of Radiology, 2013.

[8] Wu S, Berg WA, Zuley ML, et al. Breast MRI contrast enhancement kinetics of normal parenchyma correlate with presence of breast cancer [J]. Breast Cancer Res, 2016, 18（1）: 76.

[9] Jiang L, Hu X, Xiao Q, et al. Fully automated segmentation of whole breast using dynamic programming in dynamic contrast enhanced MR images [J]. Med Phys, 2017, 44（6）: 2400–2414.

[10] Rabasco P, Caivano R, Simeon V, et al. Can diffusion-weighted imaging and related apparent diffusion coefficient be a prognostic value in women with breast cancer? [J]. Cancer Invest, 2017, 35（2）: 92–99.

[11] Zhao S, Shao G, Chen P, et al. Diagnostic performance of minimum apparent diffusion coefficient value in differentiating the invasive breast cancer and ductal carcinoma in situ [J]. J Cancer Res Ther, 2019, 15（4）: 871–875.

[12] Bickel H, Pinker-Domenig K, Bogner W, et al. Quantitative apparent diffusion coefficient as a noninvasive imaging biomarke for the differentiation of invasive breast cancer and ductal carcinoma in situ [J]. Invest Radiol, 2015, 50（2）: 95–100

[13] Thakur SB, Durando M, Milans S, et al. Apparent diffusion coefficient in estrogen receptor-positive and lymph node-negative invasive breast cancers at 3. 0T DW-M RI:

a potential predictor for an oncotype Dx test recurrence score [J]. J Magn Reson Imaging, 2018, 47 (2): 401-409 .

[14] Canas-Marques R, Schnitt SJ. E-cadherin immunohistochemistry in breast pathology: uses and pitfalls [J]. Histopathology, 2016, 68 (1): 57-69.

[15] 杨文涛, 步宏. 乳腺癌雌、孕激素受体免疫组织化学检测指南 [J]. 中华病理学杂志, 2015 (4): 237-239.

[16]《乳腺癌 HER2 检测指南（2019 版）》编写组. 乳腺癌 HER2 检测指南（2019 版）[J]. 中华病理学杂志, 2019, 48 (3): 169-175.

[17] Nielsen TO, Leung SCY, Rimm DL, et al. Assessment of Ki67 in Breast Cancer: Updated Recommendations from the International Ki67 in Breast Cancer Working Group [J]. Journal of the National Cancer Institute, 2021, 113 (7): 808-819.

[18] Cortes J, Cescon DW, Rugo HS, et al. Pembrolizumab plus chemotherapy versus placebo plus chemotherapy for previously untreated locally recurrent inoperable or metastatic triple-negative breast cancer (KEYNOTE-355): a randomised, placebo-controlled, double-blind, phase 3 clinical trial [J]. The Lancet, 2020, 396 (10265): 1817-1828.

第四章　治疗法则与用药规律

第一节　治疗法则

一、常规治疗

在乳腺疾病的诊治过程中，我们要注意辨病与辨证相结合的思想，强调"识病为本、辨证为用、病证结合、标本兼治"的原则。

（一）辨病治疗

辨病是利用现代科学的理论和工具，通过物理、化学等多方面的检查，从而做出相应的判断，并从病因学的角度确定总的治疗原则，以消除致病因素，促使机体修复。临床一般先以西医诊断确定病名，然后再对西医的各病种按照中医理论进行辨证论治。部分乳癖患者有癌变的风险，在整体治疗的同时尤其强调辨病，充分运用西医学检查手段，确定肿块的性质以防漏诊乳腺癌等。在乳痛诊治过程中需先辨病，因乳痛中的粉刺性乳痛容易与炎性乳癌相混淆，西医治疗乳痛通常采取抗炎的方法，经抗炎后的乳房肿物易形成僵块，通常需用肿物空芯针穿刺活检以明确病理，从而辨明疾病性质。乳癌的辨病尤为重要，首先需借助西医组织学诊断确诊，然后根据不同的分期进行不同的治疗，早期乳癌病患者应首先行手术治疗，术后根据不同的病理类型进行化疗、放疗、内分泌治疗、靶向治疗及中医药治疗；局部晚期及晚期乳腺癌患者主要依据患者的病理类型、分子分型及患者的情况进行不同的抗肿瘤治疗或姑息性治疗及中医药治疗。

（二）辨证治疗

（1）对以胀痛为主，且胀甚于痛，病程较短，伴有经前情绪郁闷，心烦易怒，胸闷嗳气，两胁胀满，乳痛引及肩背，常伴月经失调或痛经，舌质淡，舌尖红，苔薄白或薄黄，脉弦的肝郁气滞证，多采用疏肝理气、散结止痛之法。

（2）对随月经周期变化的乳房胀痛，平素精神抑郁或性情急躁，胸闷胁胀，舌淡，苔白腻，脉弦之肝郁痰凝证，多采用疏肝理气、化痰散结之法。

（3）对一侧或两侧乳腺出现肿块和疼痛，伴月经先后不定期，月经量少、色淡，恶寒，腰膝酸软，神疲乏力，头晕耳鸣，舌淡，苔薄白，脉弦细的冲任失调之证，多采用滋补肝肾、调摄冲任之法。

（4）对乳房肿块坚硬，乳房刺痛，痛处固定，舌质紫暗或有瘀斑，脉涩或弦之痰瘀互结证，多采用活血化瘀、化痰散结之法。

（5）对乳房肿块迅速增大，乳房肿块破溃呈翻花样或创面恶臭溃口难收，伴乏力，语声低微，面色晦暗或苍白，舌紫或有瘀斑，苔黄，脉弱无力或脉细数之正虚毒炽证，多采用滋阴补肾，佐以清热解毒之法。

（三）病证结合治疗

在中医辨证论治的基础上，将部分经过现代药理研究的中药，运用于临床，采用辨病与辨证相结合的方法，有利于提高诊断的准确性和疗效的可靠性，同时也是中医辨证论治的进一步体现。如乳癖发病为本虚标实，以肾虚、冲任失调为疾病之本，气滞、血瘀、痰凝为疾病之标。从月经周期辨治角度，月经前阴血充足，肝气旺盛，冲任气血充盈，使小叶组织增殖；经后随着经血外泄，肝气得舒，冲任处于静止状态，使乳腺小叶由增殖转为复旧。因此对乳癖患者，我们确定了经前治标经后治本的原则。乳痈在疾病发展过程中分为郁滞期、成脓期、溃后期，依据不同分期采用消、托、补三种不同的治疗原则。根据乳癌治疗不同时期，我们将其分为围手术期、围化疗期、围放疗期、巩固期及术后复发转移期，不同时期具有不同的证型，根据不同证型分别采用疏肝理气、化痰散结、活血化瘀、滋补肝肾、调摄冲任、清热解毒、健脾和胃、降逆止呕、益气养血、养阴、健脾补肾等大法。乳核针对其肝郁气滞、痰瘀互结证，主要采取疏肝理气、化痰散结、活血化瘀之法。

二、新进展与新疗法

目前，乳腺癌治疗方面的研究不断取得新进展。乳腺癌的治疗方法主要包括手术治疗、化疗、内分泌治疗、放疗、靶向治疗和免疫治疗，这些治疗方法的发展使得乳腺癌的治愈率和生存率得以提高。手术治疗是最常见的治疗方式，通过切除肿瘤组织来达到治疗的目的。化疗则是使用药物来杀死癌细胞或阻止其生长和分裂。内分泌治疗是通过调节激素水平来抑制癌细胞的生长。放疗是使用高能射线来杀死癌细胞。靶向治疗则是针对癌细胞特定的分子靶点来进行治疗。近年来的研究热点——免疫治疗是通过激活患者自身的免疫系统来攻击癌细胞，其方式包括肿瘤疫苗、免疫检查点抑制剂、过继T细胞治疗和能从肿瘤微环境中清除免疫抑制细胞或阻断其功能的药物。精准治疗是指将个体疾病的遗传信息用于指导其诊断和治疗的医学手段。乳腺癌作为一种异质性很强的

全身性疾病，传统的TNM分期和临床病理指标并不能很好地评估预后，故对乳腺癌的分子分型、通过基因检测寻找靶点和相应的靶向药物等对肿瘤精准治疗具有重要意义。因传统治疗方式不能满足临床上复发、转移性乳腺癌的要求，使得近年来免疫治疗和精准治疗的研究不断深入，也希望在乳腺癌的治疗方面开启新的领域。

第二节　用药规律

一、辨病用药

（一）乳癖

月经前治疗以"消"为主，采用疏肝理气、化痰散结、活血化瘀的治疗方法，选用柴胡、郁金、香附、青皮、陈皮、川楝子、夏枯草、海藻、昆布、生牡蛎、乳香、没药、三棱、莪术等；月经后以"补"为主，采用温肾壮阳、调摄冲任之法，选用仙茅、淫羊藿、肉苁蓉、鹿角、山茱萸、菟丝子、枸杞子、熟地黄、制首乌等。

（二）乳痈

郁滞期采用疏肝解郁、通乳消肿之法，选用全瓜蒌、牛蒡子、柴胡、蒲公英、桔梗、青皮、赤芍、丝瓜络、金银花等；成脓期治疗以清热解毒、托里透脓为主，选用炮山甲、皂角刺、王不留行、蒲公英、丝瓜络、漏芦、桔梗、青皮、郁金、白术等；溃后期治疗以益气和营托毒为主，选用黄芪、党参、当归、川芎、赤芍、白术、茯苓等。

（三）乳癌

中医在治疗乳腺癌方面具有重要作用，在不违背中医辨证治疗的原则下，有选择地将某些经现代药理研究证实具有清热解

毒、抗癌效果的中药结合西医应用于临床，如山慈菇、蒲公英、白花蛇舌草、半枝莲、半边莲、重楼、夏枯草、蛇莓、蜀羊泉等。中医对乳腺癌的治疗作用不在于对实体瘤，而在于参与乳腺癌各个时期治疗，起辅助作用，增效减毒是中医药对乳腺癌的治疗目标。

1. 围手术期

围手术期指乳癌病患者入院至手术后第 1 次化疗的时间，此期患者术前主要分为肝郁痰凝、痰瘀互结、冲任失调、正虚毒炽证，术后分为脾胃不和、气血两虚、气阴两虚证。针对肝郁痰凝证，采用疏肝理气、化痰散结之法，选用逍遥蒌贝散加减；针对痰瘀互结证，可采用活血化瘀、化痰散结的治法，方选血府逐瘀汤合逍遥蒌贝散加减；对于冲任失调证，可选用二仙汤加减以滋补肝肾，调摄冲任；正虚毒炽热证选六味地黄丸合五味消毒饮加减以滋阴补肾，清热解毒。术后患者注重顾护脾胃、益气养血，对于术后脾胃不和的患者，采用健脾和胃、降逆止呕的方法，方选香砂六君子汤加减；对于气血两虚证的患者，选用归脾汤或当归补血汤加减以益气养血；而对于气阴两虚证患者，则选择生脉散合增液汤加减以益气养阴。

2. 围化疗期

围化疗期指化疗开始到化疗结束后 1 周的时间，此期治疗主要在于顾护脾胃、滋养肝肾，主要分为脾胃不和证、气血两虚证、气阴两虚证、肝肾亏虚证和脾肾两虚证。肝肾亏虚证采用滋补肝肾、生精养髓的治法，选用六味地黄丸合龟鹿二仙丹加减；脾肾两虚证选用六味地黄丸合四君子汤加减以健脾补肾，余证型治疗同前。

3. 围放疗期

围放疗期指放疗开始到放疗结束 1 周的一段时间，本期主要在治肺，重在养阴，主要分为气血两虚证、气阴两虚证、阴津亏虚证和阴虚火毒证。阴津亏虚证采用养阴生津的方法，方选百合固金汤合四君子汤加减；阴虚火毒证采用银花甘草汤合犀角地黄汤加减以清热解毒，养阴生津，余证型治疗同前。

4. 巩固期

巩固期指放化疗结束 1 周开始至随后的 5 年时间，本期患者部分采用内分泌治疗，多表现为肾虚冲任失调之象，而未进行内分泌治疗的患者多表现为脾虚之象，因此前者重在补肾，后者重在健脾治疗。

5. 乳腺癌术后复发转移

晚期乳腺癌常见的转移部位有肺、肝、骨、脑等，对患者的生活质量造成严重影响，这就需要我们在辨病的基础上进行随症治疗。乳腺癌出现肺转移的患者表现为咳嗽、胸痛、痰中带血或咯血等，为邪毒犯肺，阴虚肺燥，治疗应加入清肺养阴解毒之品，如生地、沙参、百合、鱼腥草、仙鹤草、藕节、石见穿、猫爪草等；出现肝转移患者表现为面目黄染，胸胁腹满，纳少呕恶，尿少等，为湿热蕴阻，治疗应加入清肝利湿解毒之品，如茵陈蒿、山栀子、夏枯草、石见穿、重楼、蜀羊泉等；骨转移患者可出现病变骨骼的疼痛，可选用续断、牛膝、透骨草、鹿衔草、木瓜、威灵仙等药物；脑转移患者出现头痛、神昏、呕吐、抽搐等症状，此为邪毒入颠，扰乱清阳所致，治疗可加入祛风解痉、醒脑解毒之品，如羚羊角、钩藤、石决明、天麻、僵蚕、菖蒲、蜈蚣等。

二、辨证用药

（一）肝郁气滞证

方选柴胡疏肝散加味，如柴胡、当归、白芍、香附、郁金、陈皮、甘草、蒲公英、益母草等药物以疏肝理气，散结止痛。

（二）肝郁痰凝证

方选逍遥蒌贝散加减，如柴胡、赤芍、当归、郁金、青皮、制香附、云茯苓、白术、合欢皮、瓜蒌、浙贝、山慈菇等药物以疏肝理气，化痰散结。

（三）冲任失调证

方选二仙汤加味，如仙茅、淫羊藿、肉苁蓉、女贞子、枸杞子、制首乌、熟地、丹参、当归头、黄柏、知母；或六味地黄丸合二至丸加味，如怀山药、泽泻、山萸肉、熟地黄、牡丹皮、茯苓、女贞子、墨旱莲、桑椹子、菟丝子、枸杞子、丹参等药物以滋补肝肾，调摄冲任。

（四）痰瘀互结证

方选血府逐瘀汤合逍遥蒌贝散加减，如柴胡、赤芍、当归、川芎、莪术、益母草、郁金、青皮、全瓜蒌、浙贝、山慈菇、桃仁等药物以活血化瘀，化痰散结。

（五）正虚毒炽证

方选六味地黄丸合五味消毒饮或六味地黄丸合四君子汤加减，如怀山药、泽泻、山萸肉、熟地黄、牡丹皮、茯苓、党参，或太子参、白术、漏芦、紫花地丁、白花蛇舌草、半枝莲等药物以滋阴补肾，佐以清热解毒。

三、中西药合用

乳癌治疗单用中医效果不佳，需在西医治疗基础上配以中医治疗方能彰显效果。西医治疗乳腺癌，常规治疗方案有手术治疗、化学治疗、放射治疗、内分泌治疗、靶向治疗、免疫治疗等，具体治疗需根据患者病理类型、分子分型等的不同采取不同的方案。

第五章 提高临床疗效的思路方法

第一节 辨病与辨证相结合

中医学的精髓——辨证论治包含着辨证与辨病两个方面的内容，辨病与辨证相结合，对推动中医学术发展、提高临床疗效具有重要意义，两者是密切相关的。病和证都是对人体在病理情况下的病因、病位、病机和病势等病理本质从不同角度所做的不同程度的病理性概括，都是一种综合性的临床诊断。一般而言，"病"是对致病因素作用于人体，使机体功能失常全过程的本质及其规律的病理概括，着重分析疾病损害的纵向认识。"证"则是疾病发展的某一阶段，对病因、病性、病位所做的病理概括，着重分析疾病状态下机体反应的横向特点的认识。疾病的本质可以通过证候的变化体现出来，疾病全过程的规律和特点贯穿于其相应的证候中。二者纵横互补，构成了临床诊断的立体模型。一个病往往有其相对固定的主症或其他特征，其所属的证候应具备这些主症或其他特征，但兼症可各有特点。因此，"病"较"证"更能反映疾病的发生、发展、演变的规律。而疾病发生、发展过程中的每一阶段，是通过"证"来表现的，故"证"是识"病"的基础，不辨"证"则无以识"病"，不识"病"则"证"亦辨不清。就此而言，病不变而证常变，病有定而证无定。

以乳癖一病为例，乳癖多责之于肝气郁结，临床上除乳房疼痛外，还可见到月经失调、胸闷等，其规律和特点是：肝郁发病，病在乳房，多实证，病由疏肝而解。基于此，乳癖有属于实证的肝气郁结、痰瘀凝结等证候，也有属于虚证的冲任失调、肝肾亏虚等类型，所以在治疗上，也必因其同病异证而采用同病异治之法，但就乳房疼痛的规律和特点而言，决定了它必然是异中有同的，反映在治疗上即每每不离疏肝之法。可见，辨病对辨证尚有一定的限制作用，它可以帮助我们解决疾病的主要矛盾，而辨证则主要是解决基本矛盾上的特殊矛盾。因此，要在辨证的基础上辨病，在辨病的范围内辨证，二者纵横结合，立体交叉将使我们更全面、深刻、精确地去认识疾病、治疗疾病。

现代的中西医结合治疗，就充分体现了西医学的辨病与中医学的辨证相结合的结果。二者互相渗透和融合，西医辨病朝着个体化、随机化过渡；中医辨证向着规范化、定量化发展。乳腺病的西医诊断在保持原有模式的同时，开始强调个体的免疫状态，重视不同的临床表现，并注意到了疾病的横向联系；乳腺病的中医辨证在追求实用，以治疗为目的随机诊断模式下，开始广泛探讨辨证分型的各种客观指标，逐渐出现了客观化、定量化、规范化的研究。

尽管中西医理论体系不同，但从医学发展的情况来看，不仅西医在微观继续发展的基础上同时向宏观发展，而中医按照临床实践的客观需要，在宏观／辨证继续发展基础上，也不断吸收微观／实验室检测指标方面的成就。因此，只有辨病与辨证相结合，才能更加促进中医学的进步，提高临床疗效。同病异治、异病同治正是辨病与辨证相结合的具体应用。

第二节　注意治法的选择

长期以来，医家、学者在乳腺疾病的治疗方面累积了丰富的经验，其中有内治法、外治法。内治法有清热解毒、益气健脾、温补脾肾、滋养肝肾等治法。外治法有灌肠、外敷、针灸、耳针、耳压疗法等。这就需要我们在谨守病机、辨证论治的基础上，根据不同的病症采用不同的治法。

据现代研究表明，在乳腺疾病治疗中，清热解毒法具有抑制病原微生物、护肝解毒、调节免疫、消炎解热、抗休克、抗肿瘤、改善机体反应性等作用；活血化瘀法具有扩张血管、改善微循环、抗休克、抑制血小板及粒细胞聚集、改善血液流变性、降脂、抗炎、调整免疫功能、抗癌抑菌等作用；疏肝理气法具有护肝健胃、调整代谢、改变管腔梗阻、活跃微循环、消炎镇痛等作用；益气健脾法具有促进消化功能、改善神经体液功能、调节免疫功能、增强机体物质代谢和能量代谢、防治肿瘤、加强造血功能等作用；温补脾肾法具有改善能量代谢、促进神经内分泌功能、调节免疫和抗微生物作用；滋养肝肾法具有调节脏腑功能、改善物质代谢、纠正免疫偏差、抗菌解毒等作用；回阳救逆法具有抗休克、强心、增强耐缺氧能力、改善微循环和调节免疫作用。

中医非常重视整体，整体观念是中医学的核心。虽说中医外科的范围包括生于人的体表、能用肉眼直接诊察到的、有局部症状可凭的疾病，如痈、疽、疔、乳房病、皮肤病等，但诸病皆与全身经络、脏腑关系密切，是全身脏腑失调、气血失和、经络阻塞等一系列病理变化在机体局部的表现。《理瀹骈文》曰："外治之理，即内治之理，外治之药，即内治之药，所异者法耳。"因此，乳腺病也应遵循整体与局部

相结合、内外并举、标本兼顾的指导原则。如对乳腺增生的诊治，冲任失调为发病之本，肝郁气滞、痰凝血瘀为发病之标，从而确立温肾助阳、调摄冲任以治本，疏肝活血、化痰软坚、散结止痛以治标的治疗大法，依据辨证分型不同而各有偏重。在辨证施治药物内服的基础上，配合局部中药消癖酊离子导入法，充分体现了整体与局部相结合、内外并举、标本兼顾的指导原则，明显提高了乳腺增生的治疗效果。

中医学认为"急则治其标，缓则治其本"，"急治"则为短期治疗，缓治则为长期治疗，是相对于短期治疗而言。在乳腺疾病的治疗中应注重长期治疗与短期治疗相结合，短期治疗是针对影响患者生活质量较为严重的症状，或影响患者生命或/和影响疾病进展的症状与疾病的处理，或影响主要疾病的治疗的并存疾病的处理，多为治标。如乳腺增生需要短期治疗的主要是其自身的症状如乳腺增生的乳房疼痛；乳腺炎需要短期治疗的，如其红、肿、热、痛的症状，或乳腺炎症的脓毒败血症的治疗；早期乳腺癌的局部肿瘤的控制如手术治疗、放疗，乳腺癌术后的辅助化疗等。在短期治疗中，必要时要注意结合西医学的优势处理手段进行治疗，以"衷中参西""中西结合"作为处理原则，尤其是对疑难疾病与急危重症。长期治疗是针对疾病长期迁延的症状、针对疾病的病机变化或巩固短期治疗效果的治疗方法，多为治本。例如乳腺增生针对引起乳腺增生的病理因素气滞、痰凝、血瘀的处理；急性乳腺炎的乳漏，以及浆细胞性乳腺炎的瘘管、窦道以及预防其反复发作的处理；乳腺癌巩固期为巩固手术、放化疗疗效，预防其复发转移的处理均需要长期治疗。长期治疗要注意患者知情，不仅要与患者共同制订长期治疗的治疗策略与治疗计划，还要树立患者与医护之间长期治疗的信心。

此外，临床还有一些情况，例如患者并存疾病的处理，同一病情既需要短期处理又需要长期处理，例如乳腺癌患者常伴有糖尿病、高血压等疾病，手术前需要短期处理如改变给药方式或改变给药的种类以达到迅速控制的效果，使之能尽快适应手术。因此，临床上，要合理有效地将短期治疗与长期治疗进行结合，就必须做到对病情的准确判断，甚至患者心态的准确判断，只有把握好病情的轻重缓急、患者心身之所急，才能合理实施短期治疗与长期治疗的结合。

第三节　注重调养与护理

疾病的产生是多方面的原因引起的，随着生活质量的提高，人类社会的进步，生活节奏的加快，身心疾病的病谱也发生了变化。当今的医学模式已从传统的生物医学模式，向生物—心理—社会医学模式转变。在乳腺疾病的防治上，情志、饮食、起居方面的调养也是非常重要的。

传统中医学从建立之初就已确立了天人合一的整体观念，强调情志不调可以致病，而调畅情志不仅可防病延年，还可疗疾愈病。早在《黄帝内经·上古天真论》中就有"恬淡虚无，真气从之，精神内守，病安从来"的论述。对于乳腺疾病来讲，精神情志方面的调养尤为重要。不良的精神刺激，抑郁寡欢，紧张暴怒都会引起肝气郁结，气机不畅，血脉受阻而发病。久则可致气滞血瘀，郁结成积。需调畅情志，保持乐观的人生态度，要做到思想清静、少私寡欲，节制各种不良欲望，消除嫉妒心理，求得精神的安怡、健康。

其次，要饮食有节，合理调配。饮食调养是防治乳腺疾病的重要措施之一。有乳腺疾病的患者应吃低脂肪并富含维生素的食物，保持营养搭配均衡。这是因为膳食和营养对乳腺疾病起着特殊的催化作用，摄入过高的脂肪和动物蛋白以及饮食无节制会促进人体内某些激素的生成和释放，刺激乳房腺体上皮细胞过度增生，这是乳腺疾病的重要成因之一。乳腺病患者平时应多吃白菜、豆制品、海带、鱼类、酸奶。白菜里含有一种化合物，约占白菜重量的1%，能帮助分解雌激素。豆制品则含有异黄酮，能有效抑制乳腺癌的发生。鱼类含有一种能够有效抑制癌细胞生长和增殖的不饱和脂肪酸，对预防乳腺癌常有助益。海带不但是家常食品，还具有较高的医疗价值，对辅助治疗乳腺增生能起到一定的作用。海带含有大量的碘，碘可以刺激垂体前叶黄体生成素，促进卵巢滤泡黄体化，从而使雌激素水平降低，恢复卵巢的正常功能，纠正内分泌失调，消除乳腺增生的隐患。酸奶能减少脂肪的吸收，每天喝一瓶酸奶的女性，患乳腺癌的危险性比不喝酸奶的人低。另外，红薯中含有抗癌物质——去氢表雄酮，可以抑制乳腺癌的滋长。此外，玉米、食用菌类、海藻类、大蒜、西红柿、橘类和浆果类水果等也有类似作用。进食富含纤维素的蔬菜，在摄入高膳食纤维时，由于纤维可以影响胃的排空、小肠的吸收速度以及食物经过消化道的时间，促使脂肪吸收减少，脂肪合成受到抑制，就会使激素水平下降，从而有利于乳腺增生疾病的恢复。咖啡、可可、巧克力，这类食物中含有大量的黄嘌呤，会促使乳腺增生，因此，女士们应少吃这类食品。饮酒也被认为是乳腺病的大敌。有研究发现，女性每天饮白酒，患乳腺肿瘤的机会大幅度增加。此外，女性不能滥用含雌激素类的食品或长期使用化妆品、健美隆乳的丰乳保健品，更年期女性亦不能长期过量使用雌激素，这些都被认为是诱发乳腺疾病的原因。

再者，生活起居要有规律，注意劳逸

结合，避免不良的生活习惯，根据个人的实际情况，选择合适的锻炼方法。

乳腺病的护理要着重整体护理和情志护理。要了解人体是一个有机整体，各部分是相互联系的，以五脏为中心，通过经络作用而实现，脏腑和脏腑间有着相互配合、互相依存的联系。人与自然也是一个统一的整体，人生活在自然中，要适应自然界的变化，因时、因地制宜。近年来，心理护理渐渐引起护理界的重视。根据病情、患者心理变化有的放矢地进行，具体包括以下几点。

（1）倾听与理解　耐心听取患者对疾病不适的倾诉，使之郁闷焦虑感得以宣泄，让患者感受到医生的理解与同情。

（2）解释与指导　对患者讲清病情，指出疾病的症结与趋向，消除其顾虑，帮助患者移情易性，拥有高素质健康的心理，积极配合治疗。

（3）鼓励与信心　据用药经验及病情发展的可能性，对患者讲清通过系统治疗能使疾病得以减轻或治愈，助其树立战胜疾病的信心。

此外，嘱患者"起居有常，不妄作劳，虚邪贼风，避之有时"，并提醒其注意膳食调养，多食鱼类、豆类、瘦肉、奶类、蘑菇、海带、绿色高纤维素食品及糙米、全麦面、玉米等粗粮，改善饮食结构，调整合理饮食，身体才能强壮。

临床篇

第六章　乳腺炎性疾病

第一节　急性乳腺炎

急性乳腺炎是哺乳期乳房部最常见的急性化脓性感染疾病，属于中医学"乳痈"范畴，其名首见于晋代皇甫谧的《针灸甲乙经》："乳痈有热，三里主之。"其临床特点是乳房结块、红、肿、热、痛，伴有发热等全身症状，容易发生传囊等变证。本病多发生于产后尚未满月的哺乳期女性，尤以初产妇为多见。临床上外吹乳痈约占95%，内吹乳痈较少，不乳儿乳痈则更少。

一、病因病机

（一）西医学认识

西医学认为，急性乳腺炎多是由金黄色葡萄球菌或链球菌感染引起的。

（1）细菌微生物入侵。

（2）乳汁淤积。

（二）中医学认识

乳痈之名，最早见于晋代皇甫谧的《针灸甲乙经》，后隋代巢元方的《诸病源候论》、唐代孙思邈的《千金方》及王焘的《外台秘要》，亦各有论述。迨至宋、元、明、清诸外科书，各有发挥，将本病分为"外吹""内吹""不乳儿"乳痈。《圣济总录》曰："新产之人，乳脉正行，若不自乳儿，乳汁蓄结，气血蕴积，即为乳痈。"《冯氏锦囊》记载："妇人乳多，婴儿少饮。""乳汁不出，名曰妒乳，渐致皮肤焮肿，寒热往来，谓之乳痈。"《丹溪心法》云："乳子之母，不知调养，忿怒所逆，郁闷所遏，厚味所酿，以致厥阴之气不行，故窍不得通，而汁不得出，阳明之血沸腾，故热甚而化脓。"

二、临床诊断

（一）辨病诊断

1. 临床表现

（1）外吹乳痈　多发生于产后尚未满月的哺乳期女性，尤以初产妇为多见。

①郁滞期：初起常有乳头破损，乳房肿胀疼痛，或有结块，乳汁分泌不畅，皮色微红或不红，同时可有寒热，或有胸闷、口渴、呕吐、食欲不振等全身症状。

②成脓期：乳房肿块不消或逐渐增大，皮肤焮红，并有持续跳痛，持续寒热，头痛骨楚，口苦咽干，溲赤便秘，患侧腋窝淋巴结肿痛。硬块中央渐软，按之应指，是已到脓熟阶段。

③溃后期：脓肿成熟自行溃破出脓，或手术切开排脓后，一般肿消痛减，逐渐向愈。若脓流不畅，肿势不消，疼痛不减，身热不退，此时可能出现袋脓现象或脓液波及其他乳囊（腺叶），致传囊乳痈之变。有乳汁从疮口中流出者，收口亦慢，甚至要断乳后方能收口。若久不收敛，则可形成乳漏。部分患者，在应用大量抗生素后，急性炎症虽被控制，但结块肿硬，皮色不变，此时僵块形成，日久方能消散。若引流不畅，可出现袋脓传囊现象，或换药时用暴力挤脓，以致毒邪扩散，亦可出现内陷证。

（2）内吹乳痈　多见于妊娠中后期。初起乳房结块肿痛，皮色不变；日后逐渐转红，化脓而溃。本病较外吹乳痈难消，酿脓时间亦慢，古人认为溃后往往须待分娩后才能收口，现在临床观之，并不尽然，治之得当，产前亦能获愈，如脓肿深在（乳房后壁脓肿）则病程较长。

（3）不乳儿乳痈　不分性别、年龄均能发生。与上述两类所不同的是既无怀孕，又不哺乳。一般与外吹乳痈相同，但症状较轻。

2. 相关检查

（1）血常规　郁滞期白细胞计数一般正常，成脓期白细胞及中性粒细胞明显升高。

（2）针吸穿刺　局部诊断性穿刺有助于确诊脓肿是否成熟，尤其是乳房深部脓肿，可行局部穿刺抽脓，以确定脓肿的位置。

（3）彩色B超检查　郁滞期声像图无特异性；成脓期表现为边界不清楚，形态不规则的片状弱回声或无回声暗区，常伴有腋窝淋巴结肿大，但结构基本正常。

（二）辨证诊断

1. 外吹乳痈

（1）郁滞期（气滞热壅证）

临床证候：乳房部肿胀疼痛，或有结块，乳汁分泌不畅，皮色微红或不红，可有寒热、口渴；舌质淡红，苔薄白，脉弦数。

（2）成脓期（热毒炽盛证）

临床证候：乳房肿块，皮肤焮红，持续跳痛，发热恶寒，头痛骨楚，口苦咽干，溲赤便秘；舌质红绛，苔黄腻或黄燥，脉滑数或洪数。

（3）溃后期（正虚毒炽证）

临床证候：脓肿破溃或切开排脓后，一般肿消痛减，逐渐向愈。若出现袋脓、传囊、乳漏等，为气血两虚，余毒未清。舌质淡，苔薄白，脉细。

2. 内吹乳痈

（1）肝胃热壅证

临床证候：乳房肿痛，皮色红赤；舌质红，苔薄黄，脉弦滑数。

（2）气滞胎旺证

临床证候：乳房肿痛，皮色不变；舌质淡红，苔薄白，脉弦滑。

三、鉴别诊断

（一）西医学鉴别诊断

1. 炎性乳腺癌

炎性乳腺癌尤以乳房下半部明显，沿着皮下淋巴管扩散。病变皮肤呈橘皮样改变，暗红或紫红色，局部轻触痛或不痛，但未扪及特殊肿瘤性肿块，同侧淋巴结肿大，质硬固定。全身无炎症反应或较轻微，体温正常，白细胞总数和分类计数不高，抗炎治疗无效，病情进展迅速，预后不良。对乳腺的组织进行活检，通过病理学检查可明确诊断。

2. 浆细胞性乳腺炎

浆细胞性乳腺炎肿块多初发于乳晕部，且大多伴有先天性乳头凹陷内缩，乳头内有粉刺样带臭味的分泌物，经治消退或愈合后反复发作，或溃后疮口经久不愈，与乳头相通形成瘘管，使用抗生素后炎症消散不明显。可通过病理穿刺确诊。

3. 肉芽肿性乳腺炎

肉芽肿性乳腺炎好发于年轻女性，肿块多发于乳房小叶，肿物质地坚韧，形状不规则，边界欠清，随着时间延长，肿物皮肤可能变红肿，有小脓肿形成，伴或不伴发热、疼痛感，有时伴有双下肢红斑结节。

（二）中医学鉴别诊断

1. 炎性乳癌

炎性乳癌的临床特点为皮色暗红，皮

温不高，未扪及乳房肿物，腋下肿核质硬，压之不痛。

2.粉刺性乳痈

粉刺性乳痈多发于非哺乳期女性，素体乳头先天不足，有粉渣样液体流出。

四、临床治疗

（一）提高临床疗效的要素

乳痈是中医的优势病种，疗效显著，关键在于早发现、早治疗。

（二）辨病治疗

乳痈郁滞期以通为顺，成脓期以排脓彻底为关键，破溃期以愈合和提高自身免疫力为主。

（三）辨证治疗

1.辨证论治

（1）外吹乳痈

①郁滞期

证型：气滞热壅证。

治法：疏肝理气，通乳散结。

方药：瓜蒌牛蒡汤加减。

全瓜蒌 15g，牛蒡子 12g，柴胡 9g，赤芍 12g，蒲公英 15g，橘叶 12g，青皮 9g，丝瓜络 12g，鹿角霜 10g。水煎 300ml，早晚分 2 次温服。

②成脓期

证型：热毒炽盛证。

治法：清热解毒，托里透脓。

方药：瓜蒌牛蒡汤合透脓散加减。

穿山甲（先煎）6g，皂角刺 10g，黄芪 12g，白芷 10g，全瓜蒌 15g，牛蒡子 12g，川芎 9g，当归 10g，金银花 12g，赤芍 15g，甘草 6g。水煎 300ml，早晚分 2 次温服。

③溃后期

证型：正虚毒炽证。

治法：补益气血，托毒消肿。

方药：托里消毒散或八珍汤加减。

黄芪 20g，人参片 6g，当归 10g，茯苓 12g，白芍药 15g，白术 10g，皂角刺 30g，金银花 15g，白芷 10g，川芎 10g，甘草 6g，桔梗 12g。水煎 300ml，早晚分 2 次温服。

（2）内吹乳痈　本病多见于妊娠期，故在疏肝、清胃方药中，必须佐以安胎之药，免伤胎儿。

①肝胃热壅证

治法：疏肝清胃。

方药：橘叶散加减。

柴胡 10g，陈皮 10g，橘叶 20g，苏梗 12g，蒲公英 15g，全瓜蒌 10g，金银花 10g，黄芩 10g，连翘 10g，川芎 10g。水煎 300ml，早晚分 2 次温服。

②气滞胎旺证

治法：疏肝理气。

方药：逍遥散加减。

柴胡 15g，白芍药 15g，当归 15g，陈皮 10g，茯苓 15g，炙甘草 6g，黄芩 10g，苏梗 6g，香附 10g，橘叶 10g，蒲公英 15g。水煎 300ml，早晚分 2 次温服。

（3）不乳儿乳痈　可参照外吹乳痈的治法，但应除去通乳之药。

2.外治法

以外吹乳痈为例，内吹乳痈及不乳儿乳痈的治疗方法参照外吹乳痈。

（1）郁滞期　皮色焮红灼热者，宜玉露膏或金黄膏外敷。皮色微红或不红者，宜冲和膏外敷；有肿块者改用太乙膏掺红灵丹外贴。

在敷药前，可先用葱 150g 煎汤热敷，再用上药外敷。

（2）成脓期　局部按之应指，表示脓肿已经成熟，可采取切开排脓或火针洞式烙口引流排脓；如深部脓肿，穿刺抽得脓液后，亦可切开排脓。

（3）溃后期　脓肿溃后或手术切开排脓后，用八二丹或九一丹提脓拔毒，并用药线引流，待脓出已净，改用生肌散收口，均可以红油膏纱布盖贴。

如手术切开创口流血，可用红油膏纱布塞入脓腔，待1~2天后，出血已止，则改用提脓拔毒药加药线引流。如有袋脓现象，可在脓腔下方用垫棉法加压，使脓液不致潴留。如有乳汁从疮口流出，可在患侧用垫棉法束紧，促使收口。如有传囊现象，可在疮口一侧用垫棉法加压，橡皮膏固定，往往可避免再次手术。

形成乳漏用腐蚀疗法：可先用八二丹药捻插入窦道至脓腔深处，腐蚀管壁，至脓液减少后，改用九一丹药捻，可望短期内收口。如假性愈合，几天后又溃破者，可按上述步骤重复进行，至愈为止。必要时可行挂线、拖线或切开疗法。具体亦可参照乳漏证治。

3. 成药应用

（1）复方公英胶囊　每次1.6g，每日3次。功效：清热解毒。主治：乳痈初期伴发热，咽干等。

（2）金莲花咀嚼片　每次2.2g，每日3次。功效：清热解毒。主治：乳痈初中期，乳汁浓稠，伴高热，咽喉肿痛等。

（3）丹栀逍遥胶囊　每次1.35g，每日2次。功效：疏肝健脾，解郁清热，养血调经。主治：哺乳期乳房胀痛等。

4. 单方验方

（1）熟牛蒡15g、青皮15g、蒲公英30g，水煎服，每日1剂。

（2）露蜂房30g、甘草30g；水煎服，每日1剂。

（3）鹿角粉10g，以陈黄酒送服，服后覆被待汗。

以上三法出自《外科方剂大全》，多适用于郁滞期患者。

（四）特色疗法

（1）三黄散加芒硝纱布包外敷（用大黄、黄连、黄柏各15g，芒硝30g研末后，用双层无菌纱布包好封口），患者定时排空患乳后敷于患乳。

（2）利美达松贴敷治疗可缩短急性哺乳期乳腺炎病程。在红肿和包块最明显的部位，将20ml的10.9%氯化钠溶液兑4mg利美达松喷到纱布上，纱布厚度为6层，在保温箱加热至39℃，贴敷20分钟，2次/天，治疗3周。

（3）《乳头皲裂应用外治法治疗的研究进展》中提到保护口唇皲裂的唇膏可以用以预防乳头皲裂；维生素E胶丸可以减轻乳头皲裂后疼痛；云南白药与香油混匀使用可减轻乳头水肿；小麻油经济实用，无毒副反应；蜂蜡和香油按1∶2的比例蒸制后得到的防皲油，婴儿吮吸时不必清洗；康复新溶液无刺激、无异味，可加速乳头创口愈合。

（4）针灸　晋代皇甫谧的《针灸甲乙经·妇人杂病》中记载用针灸治疗乳痈的方法："乳痈，凄索寒热，痛不可按，乳根主之。""乳痈，寒热短气，卧不安，膺窗主之。""妒乳，太渊主之。""乳痈有热，三里主之。"

针刺肩井、列缺、委中。配穴：膈俞、血海。加减：局部红、肿、热、痛明显，加足三里。手法：均用针刺泻法，留针15~30分钟，每隔5分钟加捻针1次。

针刺双侧足三里、丰隆、行间、血海，患侧乳根。用捻转泻法，得气后留针30分钟，每隔10分钟手法行针1分钟。每日1次，5日为1个疗程。

将葱白或大蒜捣烂，敷患处，用艾条熏灸，每日2次，每次10~20分钟，3天为1个疗程。

（5）揉推排乳手法　适用于局部肿痛，乳汁分泌不畅，郁乳明显者。

方法：患者取坐位，先在患部涂少量母乳或润滑剂，以免揉推时擦伤皮肤，术者左手托起乳房，两手四指并拢，指尖相对，指尖靠近胸壁托于乳下，上下抖动，频率要与乳房摆动的振幅一致，约1~2分钟，放松乳房，然后右手五指顺着乳络方向，轻拿提拉乳头及乳晕部，以扩张输乳管，疏通该部淤乳；继而采用推抓法，沿乳络呈放射状往乳头处推挤，最后右手拇指与食指尖持患侧乳晕及乳头部，不断轻拉揪提，宿乳即呈喷射状排出，直至结块消失，乳房松软，淤乳排通为度。每天2次，每次20分钟，连用3天。

治疗前如先行热敷或红外线热疗，效果更佳。

（6）塞鼻疗法　鲜芫花根皮洗净捣烂，搓成细长条塞入两鼻孔内（或左右交替），约20分钟，鼻内觉有热辣感时取出，每日塞药1~2次。

公丁香研细末，以棉球包好塞鼻，每日3次，每次6小时。

（五）医家诊疗经验

1.林毅教授治疗乳痈临证备要

（1）贵在早治，重在通法　急性乳腺炎是中医治疗独具优势的病种之一，关键在于早治，早期治疗以通为用，切勿滥投苦寒之品，否则形成僵块，应根据急性乳腺炎分期的不同特点，在临证时辨证施治。

（2）预防与治疗并重，以防为主　郁滞期容易形成脓肿，主要原因是乳汁分泌不畅，乳房胀大，处理不当或拖延时间。

（3）注重化脓辨脓　分析乳痈的化脓重点在于三个方面：即化脓有无，化脓部位范围，化脓引流是否通畅。

（4）是否回乳要慎重决策　哺乳利于母婴健康，只要及时揉抓疏通乳络，确保排乳通畅，即可继续哺乳。若患者乳头凹陷畸形，或乳房多房脓肿，继续哺乳确有困难，权衡利弊，可考虑回乳。

2.唐汉钧教授治疗乳痈临证经验

（1）辨证求因，审因论治　乳痈初期，以肝气郁结、乳汁郁积为主，应以通为顺，治以疏肝理气、通乳之法，在治疗乳痈的过程中，要注意对乳痈的辨证。酿脓期，热毒炽盛，则以清泄胃热为主要治则。

（2）辨病分期，分型论治　乳痈初期以肝失疏泄为主，乳汁郁积而成，以疏肝理气、解郁通乳为治疗方法，分型论治。常用柴胡10g，枳壳9g，郁金9g，牛蒡9g，香附9g，川芎9g，陈皮12g，王不留行子12g，瓜皮12g，漏芦12g。酿脓期辨为热毒郁结证，治以清热解毒、消肿之法。常用蒲公英15g、金银花12g、生地黄12g、连翘12g、瓜子仁12g、芍药12g、牛蒡9g、黄芩9g、王不留行子9g。脓肿成熟后，应及时切开引流，以八二丹、九一丹的药线插入创口进行引流，切口宜选择反射状低位。一般在溃烂后期肿痛消失，如果脓流不畅，红、肿、热、痛消失，就有可能形成"袋脓"，也有可能形成"传囊乳痈"。

（3）慎用寒凉之品，甘寒清热为宜　乳痈初期至酿脓期为实热之证，法宜清热解毒，但也不可妄用寒凉之品，一则用寒凉之品会使乳房结块，继而形成僵块，转化成慢性或亚急性迁延性乳腺炎，难以消散；二则大苦大寒之品易苦寒败胃；三则产妇过用寒凉药会使恶露淋漓不尽。

（4）辨乳汁色味，定回乳时机　乳痈初期不主张回乳，酿脓期感染严重，疮口溢乳汁形成漏乳者应回乳，形成传囊乳痈或脓肿予切开引流。

（5）审病势轻重，正确应用抗生素　乳痈初期、酿脓期正确应用抗生素，严重感染乳痈可配合使用足够敏感的抗生素加强抗感染治疗。

3.何若苹教授治疗乳痈临证经验

根据乳腺炎的发展阶段，用清、疏、养三法调治。

（1）清法清热透表，通乳消肿 乳痈初起时患者多为表证兼里证，当以清热为先，方选银翘散合六一散加减。

（2）疏导法疏调营血，通络散结 乳痈中期患者高热减退，但乳房局部肿块变硬而逐渐扩大，或有脓疱，疼痛加重，不能触及；或初治不愈，热象不甚，但肿块坚硬，有明显压痛。当以疏调营血为主，清热为辅，方选丹栀逍遥散或当归芍药散。另可选用疏肝理气、活血化瘀的郁金、玫瑰花、绿梅花、乳香、没药等药物，疏肝理气，通阳明气血则瘀滞消散。肿块质硬者，是痰瘀互结，需加生牡蛎、浙贝母、夏枯草等软坚散结之品；若乳腐化脓，血破成脓，则加用皂角刺、玄参、白芷等消肿排脓之物。此阶段患者用鹿角粉内服，并辅以醋调鹿角粉，涂于患处，可起到缓解症状的作用。鹿角粉内服，可助肝行气，活血化滞；醋调鹿角粉外用，可调肝散结，散瘀通络；内服外用，可加强疏肝通络、止痛散结，消肿排脓之效。

（3）养法养胃健脾，澄本清源 乳痈后期，患者身热已退，出现乳汁稀薄、乳汁不足等情况，切开排脓者，局部皮色暗红，脓溃不敛，缠绵难愈，可见头目眩晕，乏力纳差，倦怠懒言，舌质淡红，苔薄白，脉弱。治疗首当养胃、健脾、补气血、通乳络，以防止因乳汁淤积不通而再次出现发热的情况。临床上常用香砂六君子汤、参苓白术散合四物汤加减。若创面难收，则加黄芪益气托毒生肌，白芷、皂角刺等排脓生肌；若脘腹胀满、郁结，则配以理气和胃之品，如厚朴、香附、陈皮、佛手等；若乳房胀痛，可加通乳的药物，如通草、丝瓜络等。

五、预后转归

急性乳腺炎一般预后较好，郁滞期肿块在及时疏通后，可以完全消散。成脓期如能彻底排脓，祛腐生肌，也可治愈。若治疗不及时或不当则会发生传囊乳痈及乳漏，使得治疗时间延长，如果治疗得当也可痊愈。最严重的是急性乳腺炎失治后发生脓毒败血症，则需要中西医结合治疗。

六、预防调护

（一）预防

（1）妊娠五个月后，尤其是初产的孕妇，应经常用温水擦洗乳头，以坚韧其皮肤，以免产后婴儿吸吮而发生乳头皲裂。乳头如有破损或皲裂，可用麻油、蛋黄油，或白玉膏外搽。

（2）乳头内陷者，产前应经常挤捏提拉矫正。个别患者需行手术矫正。

（3）乳母应注意休息，避免过度劳累；保持心情舒畅，保持情绪安定、乐观，忌恼怒、忧郁等不良精神刺激。

（4）产后饮食宜清淡而富有营养，如鲜藕、丝瓜、牛奶、鲫鱼汤、瘦肉汤等；忌辛辣、刺激、油腻之品，以免过于油腻的食物使乳汁变得过于浓稠，造成乳腺导管的堵塞。

（5）哺乳期要养成良好的哺乳习惯，保持乳头清洁，定时哺乳，避免当风露胸哺乳。每次哺乳应将乳汁吸空，如有郁积，可用热毛巾热敷，再以手法推拿按摩，排除积乳；或用吸奶器帮助排出乳汁。

（6）注意婴儿口腔清洁，及时治疗口腔炎症。切不可让婴儿含乳而睡。

（7）回乳时应先逐步减少哺乳的次数，延长两次哺乳间隔的时间，然后再行回乳。回乳前用生麦芽、山楂，或生枇杷叶煎汤代茶饮；如乳房部结块胀痛，则配用芒硝外敷，以促其消散。

（二）调护

1. 生活调摄

（1）发现肿块时应充分哺乳，用热水外敷乳房后自行挤去多余乳汁。

（2）假如乳汁分泌过多，酌情饮用汤水。

（3）保持大便通畅，不过食肥甘厚味。

2. 情志调摄

保持产妇心情愉悦舒畅，注意休息，保持积极乐观的心态。

3. 饮食调摄

选用清淡有营养的食物。

七、诊疗参考

本诊断及疗效评定标准的依据为国家中医药管理局颁布的《中医病症诊断疗效标准》ZY/T001.2-94。

（一）诊断标准

（1）初期乳房内有疼痛性肿块，皮肤不红或微红，排乳不畅，可有乳头破裂糜烂；化脓时乳房肿痛加重，肿块变软，有应指感；溃破或切开引流后，肿痛减轻；如脓液流出不畅，肿痛不消，有"传囊"之变；溃后不收口，渗流乳汁或脓液，可形成乳漏。

（2）多有恶寒发热，头痛，周身不适感。

（3）患侧腋下有淋巴结肿大疼痛。

（4）患者多数为哺乳期女性，尤以未满月的初产妇多见。

（二）疗效评定标准

（1）治愈　全身症状消失，肿块消散，疮口愈合。

（2）好转　全身症状消失，局部肿痛减轻，或疮口尚未愈合。

（3）无效　反复"传囊"或形成乳漏。

参考文献

［1］李良，林毅. 林毅教授分期辨治急性哺乳期乳腺炎经验介绍［J］. 新中医，2009，41（07）：12-14.

［2］唐汉钧工作室. 唐汉钧学术经验撷英［M］. 上海：上海中医药大学出版社，2009.

［3］徐艳琳，韩诗筠，黄硕，等. 何若苹清疏养三法治疗急性乳腺炎经验［J］. 浙江中医药大学学报，2021，45（05）：493-496.

第二节　浆细胞性乳腺炎

浆细胞性乳腺炎是发生在非哺乳期或非妊娠期的乳腺组织的化学性慢性炎性病变，炎性细胞以浆细胞为主，故名浆细胞性乳腺炎，又名乳腺导管扩张症、粉刺性乳腺炎、非哺乳期乳腺炎。在中医古籍中难以找到与此相称的病名，溢液期可归属于"乳衄""乳泣"的范畴；肿块期可归属于"乳疽"；脓肿、瘘管期可参照"乳漏""乳头漏""粉刺性乳痈"等病名。本病临床表现复杂多样，治疗较为棘手。

一、病因病机

（一）西医学认识

本病的发生与乳头、乳管先天畸形，炎症，外伤，内分泌紊乱，导管退行性病变及厌氧菌感染有关。由于乳头凹陷或乳腺导管堵塞，乳腺导管上皮细胞脱落及大量脂类分泌物积聚于导管内而导致其扩张，积聚物分解产生化学性物质刺激导管壁而引起管壁炎性细胞浸润和纤维组织增生。病变逐渐扩展累及部分腺叶而形成肿块，炎症呈急性发作时可形成脓肿，脓液中常夹有脂样物质，脓肿破溃后可形成通往输乳孔的瘘管。

（二）中医学认识

患者素有乳头凹陷畸形，乳络不畅。因情志抑郁，肝失疏泄，气机郁滞，营血不从，气滞血凝，经络阻塞，聚结成块。郁久化热，蒸酿肉腐而为脓肿，溃后容易成瘘。若气郁化火，迫血妄行，可见乳头溢血。

二、临床诊断

（一）辨病诊断

1.临床表现

（1）溢液期　乳头溢液是本病早期的一种表现，多为间歇性、自发性溢液，溢液性状多为浆液样，也有乳汁样、脓血性或血性。先天乳头凹陷者乳窍多有白色粉刺样分泌物，并带有臭味。

（2）肿块期　乳房肿块是本病最为常见的表现，往往起病突然，发展迅速。肿块初起多位于乳晕区，可以向某一象限伸展。肿块大小不等，形状不规则，质地坚韧，表面可呈结节样，边界欠清，常与皮肤粘连。继则肿块局部可出现红肿，范围逐渐扩大。部分乳房皮肤水肿，呈橘皮样变。可伴患侧腋下淋巴结肿大、压痛。乳房局部疼痛不适，一般无发热等全身症状。部分患者的乳房肿块可持续数年而无明显的红肿疼痛。

（3）脓肿期　乳房肿块软化，形成脓肿，溃破后脓液中夹杂粉刺样物质。严重时病变范围超出乳晕区，波及乳房一个或数个象限，深度可达乳腺全层。

（4）瘘管期　脓腔自溃或切开后，脓液夹有粉刺样物质，常形成与乳头孔相通的瘘管，周围僵块反复肿痛或化脓，经久不愈。患部逐渐形成瘢痕，使乳头更加凹陷。

2.相关检查

（1）乳腺B超　可显示低回声区位置较表浅，边界不清，常突破乳腺皮下脂肪层接近皮肤；中心区回声较强，边缘区回声较弱，血流信号一般不丰富。

（2）乳腺钼靶　扩张导管表现为小囊状及条带状低密度影，呈蜂窝状改变，肿块有浸润阴影，边缘模糊不清。

（3）MRI　腺体内T1W1等低信号、T2W1高信号的导管样结构，导管不规则曲张，迂曲走行，呈串珠状或条索状向周围放射分布，以乳晕下方明显，边缘清晰、内部信号均匀的T1W1等低信号、T2W1高信号。

（4）乳腺组织病理学检查　乳腺导管内含有脂质的分泌物，有明显浆细胞浸润，累及导管壁，上皮内泡沫组织细胞浸润、导管周围纤维化、管腔闭塞。肿块细针穿刺细胞学、溢液涂片细胞学有助于明确诊断。

（5）部分患者可见催乳素水平明显增高。

（二）辨证诊断

1.溢液期（肝经蕴热证）
临床证候：乳头溢液或乳头凹陷，有粉刺样物质溢出，乳房结块红肿疼痛，按之灼热，或化脓破溃，伴发热，头痛，便秘，溲黄；舌质红，苔黄腻，脉弦数或滑数。

2.肿块期（气滞血瘀证）
临床证候：乳房结块红肿疼痛或皮肤不红，质地韧，局部少量化脓或无化脓；舌红或暗，有瘀斑，苔薄黄，脉弦。

3.脓肿期（热毒炽盛证）
临床证候：乳房结块红肿不显，疼痛减轻，肿物化脓或无化脓；舌红，苔薄黄，脉弦。

4.瘘管期（正虚毒炽证）

临床证候：脓肿自溃或切开后脓水淋漓，久不收口，或时发时敛，局部有僵硬肿块或红肿化脓；舌质淡红或红，舌苔薄黄，脉弦。

三、鉴别诊断

1.肉芽肿性乳腺炎

肉芽肿性乳腺炎是一种慢性炎性疾病，患者有乳头内陷、短小的特点，一般发生于产后女性，单侧发病，有多个窦道，大多乳头无溢液。与浆细胞性乳腺炎临床表现极为相似，可结合组织病理学检查明确诊断。

2.炎性乳腺癌

浆细胞性乳腺炎在急性期易与炎性乳腺癌相混淆。炎性乳腺癌多发生于年轻女性的妊娠期及哺乳期，乳房迅速增大、发热，皮肤呈红色或紫红色，触及不到明显肿物，对侧乳房很快被侵及，病程短，患者死亡较快。

3.化脓性乳腺炎

化脓性乳腺炎好发于哺乳期乳房，乳房蜂窝组织炎或乳房结核溃后形成，病变部位在乳房，疮口与乳管多不相通，无乳头凹陷畸形。

四、临床治疗

（一）提高临床疗效的要素

药物内服可以与局部换药及手术切开配合使用，使创面充分暴露，换药视野开阔，避免遗漏窦道和腐肉。

（二）辨病治疗

注重内治和外治相结合，未溃偏内治，已溃偏外治。

可手术治疗，手术治疗方式要根据不同的临床表现而定。手术要切除所有病变的乳腺导管，以求达到根治的目的。肿块局限时可将肿块切除，有脓肿时则作切开排脓，有窦道时则切除窦道，有些病程较长的慢性多发窦道或乳房严重畸形时，则可考虑行单纯乳房切除或乳房重建术。

（三）辨证治疗

1.辨证论治

（1）溢液期

证型：肝经蕴热证。

治法：疏肝清热，活血消肿。

方药：柴胡清肝散加减。

柴胡 15g，当归 5g，赤芍 5g，黄芩 20g，连翘 10g，夏枯草 10g，白花蛇舌草 10g，生山楂 10g，虎杖 10g，甘草 6g。水煎 300ml，早晚分 2 次温服。

（2）肿块期

证型：气滞血瘀证。

治法：清热活血，消肿散结。

方药：血府逐瘀汤加减。

桃仁 12g，红花 6g，当归 10g，生地 10g，牛膝 9g，赤芍 10g，川芎 10g，蒲公英 9g，甘草 6g，枳壳 9g，桔梗 6g，僵蚕 10g，紫草 10g，银花 10g。水煎 300ml，早晚分 2 次温服。

（3）脓肿期

证型：热毒炽盛证。

治法：益气养血，托毒溃脓。

方药：透脓散加减。

黄芪 12g，炮山甲（久煎）6g，当归 10g，皂角刺 30g，蒲公英 20g，紫花地丁 10g。水煎或酌加酒煎，早晚分 2 次温服。

（4）瘘管期

证型：正虚毒炽证。

治法：扶正托毒。

方药：托里消毒散加减。

生黄芪 5g，白术 5g，茯苓 5g，当归 5g，皂角刺 10g，白花蛇舌草 10g，生山楂 10g，丹参 10g。水煎 300ml，早晚分 2 次温服。

2.外治法

（1）溢液期　乳头溢液可用土黄连溶液或庆大霉素 2ml，一周一次，冲洗乳头及扩张的乳腺大导管。

（2）肿块期　有红肿疼痛者，外敷麻油金黄散；无红肿疼痛者，用冲和膏或四子散热敷。

（3）脓肿期　肿块成脓后可使用粗针抽脓、火针洞式烙口排脓或配合手术切开排脓。火针洞式烙口排脓后以提脓药捻引流，手术切开排脓后以土黄连纱布配合提脓散换药，每日 1 次。

（4）瘘管期　以换药为主，用探针探查漏管方向、深度；以捻棉法清除管壁上的脓腐，再以盐水冲洗，若脓腐较多则适量加入 5~10ml 过氧化氢冲洗；带须土黄连纱条上掺提脓散，轻柔地将纱条塞入管道内，将纱条头从另一端提出，瘘管外用土黄连纱布湿敷，一日一次。

瘘管及窦道口多且深者，待带须纱条上脓腐变稠、瘘管处炎症控制或消除，即可配合手术切开换药。

3.成药应用

（1）炎见宁片　每次 0.5g，每日 3 次。功效：清热燥湿，活血消肿止痛。主治：湿热瘀毒型乳腺炎，症见疼痛等。

（2）珍黄丸　每次 2 粒，每日 3 次。功效：清热燥湿，消肿止痛，可内服，可外敷于疼痛处。主治：乳腺炎，症见红肿疼痛，伴发热等。

（3）新癀片　每次 0.64g，每日 3 次。功效：清热解毒，活血化瘀，消肿止痛，可内服，可外敷于疼痛处。主治：热毒瘀血型乳腺炎，症见疼痛，伴咽喉肿痛等。

（四）医家诊疗经验

1.林毅教授学术思想

（1）多期并存治宜多法并举，以外治为主，内治为辅。林毅教授在多年的实践中总结出多种外治法并行的外科综合治法，如火针洞式烙口引流、排脓药捻引流术、搔刮、捻腐、拖线疗法、垫棉绷缚、中药贴敷等。

（2）阴阳明辨，收口重在腐去新生。浆细胞性乳腺炎溃烂后的顽腐应尽量祛除瘀血，脓腔内、火针烙口管道内、窦道内的脓腐应在换药时彻底清除。

（3）虚邪相生，养正积自消。浆细胞性乳腺炎祛腐引流期间内治应以托毒消痈为主，脓肿末期"养正积自消"，注意健脾，补正气；收口期则以"健脾和胃，养气益血"为法。

2.夏小军教授学术思想

（1）审病因，察病机，痰瘀为要。本病早期多以实证为主，后期多见虚实夹杂证，痰、瘀是发病的关键。痰的来源，一是脾虚而积湿成痰，二是燥热而煎津化痰；瘀滞之源，一为气机阻滞，而成瘀滞，二为寒凝痰滞而成。

（2）分期论治，主次分明，有章可循。浆细胞性乳腺炎病情变化符合溢液期→肿块期→脓肿期→溃脓期→收口期的转化规律，每一期的证型各有侧重，其证候也是有区别的。溢液期多见肝气郁滞，或痰湿郁结证，同时伴有郁热成瘀之象；在肿块时期痰邪与瘀血交阻，则多见寒痰凝滞，或瘀血内结证，久之则易有化热成毒之势；脓肿期多表现为热象明显的热毒炽盛，或痰瘀互结证，寒热不彰者，均可见脓包；脓毒在溃烂时排出，夹湿夹毒，多以湿毒浸淫为特征；至收口期则正气已虚，余毒难清，而见以正虚邪恋之证。

（3）巧辨证候，活用药物，防治未病。痰瘀是本病的主要病理特点，乳房溢液、肿块、脓液是其主要症状。且该病化脓期及久病体虚者极易感外邪，故而治宜化痰行瘀、软坚散结，佐以清热解毒之法，可将此法在疾病治疗中贯彻到底，且化痰之法重于行瘀。

（4）守中州，固脾胃，达邪气而出。临证用药须防辛燥伤阴，以化痰行瘀为宜；防苦寒败胃，可清热泻火；补气补血，千万不能滋腻，不能妨碍脾胃。

五、预后转归

浆细胞性乳腺炎有治疗时间长、易复发的特点。西医手术治疗选用肿块切除或乳腺区段切除的方法，部分会有乳房外形改变，影响乳房的美观。采用中医外治法则有创伤小、痛苦少、保持乳房外形的特点，亦能减少复发，预后较好。

六、预防调护

（1）积极预防和矫正先天性乳头凹陷和乳头短小。

（2）保持心情愉悦，重视劳逸结合，加强体育锻炼，提高自身免疫力，保持清淡饮食。

七、专方选要

蝎甲消癖方

组成：全蝎，僵蚕，牡蛎，山慈菇，鳖甲，天花粉，墨旱莲，虎杖，白花蛇舌草，皂角刺，薏苡仁。

功效：养阴清热，软坚散结，调摄冲任。

方解：本方出自林毅名老中医，方中全蝎、僵蚕、牡蛎、山慈菇活血通络，软坚散结；鳖甲、天花粉、墨旱莲、虎杖、白花蛇舌草养阴清热，以治阴虚内热、血络瘀堵。

适应证：临床用于乳腺增生、慢性、迁延性乳腺炎，伴见僵块形成，以及导管扩张症、乳头溢液、导管内乳头状瘤等疾病。

八、研究进展

（一）辨证思路

顾伯华教授认为，本病患者素有乳头凹陷畸形，复因情志不舒，肝气郁滞，营血不从，气滞血瘀，凝聚成块，郁久化热，蒸酿肉腐而成脓肿，溃后成瘘，亦可因气郁化火，迫血妄行而见乳头溢血。

卞卫和等认为浆细胞性乳腺炎的发生，与素体禀赋不足关系密切，这是该病本虚的一面。本病的形成，尚与七情内伤、冲任失调、外感邪实等因素相关，肝郁气滞，营血不从，或冲任失调，气血运行失畅，气血瘀滞，凝聚成块，郁久化热，蒸酿肉腐而为脓肿，这是其标实的一面。

李佩琴等认为本病因情志不畅，肝气郁滞，经脉阻塞，营血不从，以致气滞血瘀，凝聚成块，郁久化热，蒸酿肉腐而成。其中以气机不畅为病理基础，肿疡期多为气滞血瘀，热毒蕴蒸；瘘管期则为营血内败，脓毒外泄。

（二）治法探讨

唐汉钧教授提出从肝脾论治本病，急则清之，缓则运之。在脓肿期或术后祛腐阶段以疏肝清热、和营消肿、透脓外出为主。

任晓梅等认为在乳晕部炎症消退，漏管内无炎性分泌物的情况下进行挂线疗法能彻底切割瘘管的外口及乳头导管出口，操作简单，疗效确切。

程亦勤认为对于脓肿期和漏管期的患者，手术扩创配合术后中医药换药是治愈本病的主要手段，中医药内治可起辅助作用。

（三）外治疗法

（1）李佩琴在内治的基础上配合外治，脓成已熟则切开排脓，五五丹纱条药捻引流，待脓尽改用生肌收口的黄连纱条外敷。瘘管期位置较浅可用切开法，外用祛腐生肌之五五丹纱条换药，对较深的瘘管配合挂线法，外用祛腐生肌至伤口愈合。

（2）唐汉钧教授认为治疗肿块初起可用金黄膏外敷；脓成可行脓肿切开引流术，术后创口用药线蘸八二丹引流，红油膏盖贴；已形成瘘管或伴有多发性脓灶者，可用切开法、挂线法、拖线法、乳头楔形切开法、乳头矫形法、垫棉绑缚法、祛腐生肌法等。对于较浅且单发的瘘管采用切开法。管道切开、挂线后换药时以九一丹提脓去腐，生肌散生肌收口；若空腔较大，可予以棉垫垫压。

（3）朱华宇在内治的同时配合外治法，采用火针洞式烙口术、提脓药捻引流术、搔刮、捻腐、拖线疗法、垫棉绑缚、中药敷贴等多种外治法并行的综合治疗方法治疗46例难治性浆细胞性乳腺炎，治愈45例，好转1例。

（四）评价及瞻望

浆细胞性乳腺炎是临床常见的一种乳腺疾病，各医家对其病因、病机、辨证、治法也各有论述。多数医家在使用外治法时采用阶段性治疗，根据其临床症状、所处疮疡发展时期，序贯性给药。中医药治疗浆细胞性乳腺炎创伤小、愈合彻底、不易复发，较之西医手术切除更能被患者接受。但目前对浆细胞性乳腺炎的治疗均停留在各医家的经验治疗，没有规范、系统的辨证、治疗原则。希望随着研究的深入，浆细胞性乳腺炎各种治疗方法能有序结合，不断优化各种组合，以提高临床疗效。

九、诊疗参考

（一）诊断标准

（1）各年龄段的女性均可能发生。

（2）大多数伴有先天性乳头全部或部分凹陷，并有白色带臭味的脂样分泌物。

（3）临床表现复杂多样，分溢液期、肿块期、化脓期、瘘管期。初期肿块位于乳晕部，出现红肿疼痛，破溃后脓中夹杂脂质样物质，久不收口，或反复红肿溃破，形成瘘管，常与输乳孔相通。若反复发作，瘢痕形成，乳头凹陷更加明显。

（4）红肿化脓时可伴恶寒发热等全身症状，一般症状较轻。

（二）治疗常规

（1）溢液期予乳管镜检查，未发现占位的情况下予乳管冲洗，随诊观察。

（2）肿块急性期尝试给予三联抗分枝杆菌药物，待病变局限或者瘘管闭合后视情况行肿物切除或瘘管切除术以减少复发。非急性期则直接手术切除。

（3）脓肿局限期予手术切除，广泛脓肿期予切开引流或穿刺抽脓。脓液细菌培养阴性：广谱抗生素＋甲硝唑；阳性：药敏实验＋抗生素治疗。

（4）乳腺瘘管、窦道、乳房溃疡可行抗分枝杆菌治疗，乳管闭合或消失可随访，病灶局限行瘘管切除术。反之病灶广泛或反复发作，予单纯皮下腺体切除术。

（三）疗效评定标准

（1）治愈 乳房红肿疼痛消失，瘘管愈合，全身症状消失。

（2）好转 瘘管大部分愈合，有浅在疮口未愈合，或僵块未消。

（3）未愈 乳房仍有红肿热痛，瘘管未愈合，甚至病变范围变大。

参考文献

［1］刘忠德，张鸥. 中医外科学［M］. 北京：中国中医药出版社，2009.

［2］司徒红林，陈前军. 林毅乳腺病学术思想与经验心悟［M］. 北京：人民卫生出版社，2013.

［3］姜晓燕，刘守海，夏小军. 夏小军辨治浆细胞性乳腺炎之经验［J］. 江苏中医药，

2022, 54（07）: 28-30.

[4] 林毅, 唐汉钧. 现代中医乳房病学 [M].
北京: 人民卫生出版社, 2003.

[5] 唐汉钧工作室. 唐汉钧学术经验撷英 [M].
上海: 上海中医药大学出版社, 2009.

[6] 周飞, 刘璐, 余之刚. 非哺乳期乳腺炎
诊治专家共识 [J]. 中国实用外科杂志,
2016, 36（07）: 755-758.

第三节　肉芽肿性乳腺炎

肉芽肿性乳腺炎即肉芽肿性小叶乳腺炎，是一种非细菌感染的"非干酪样坏死"，局限于乳腺小叶而形成以肉芽肿为主要特征的乳腺慢性炎症性疾病。本病属临床上少见的慢性炎症性疾病，微脓肿、溃疡、窦道形成是其常见并发症。在中医古籍中难以找到与此相称的病名，1985 年顾伯华主编的《实用中医外科学》中首次提出了"粉刺性乳痈"的病名。

一、病因病机

（一）西医学认识

（1）本病发病与自身免疫有关，属器官特异性自身免疫疾病。

（2）本病发病与服用避孕药有关，避孕药可刺激乳腺组织分泌增多，导管或腺泡上皮可出现化生、变性并脱落于管腔内而分解破坏，作为化学物质进入周围间质，导致慢性肉芽肿反应。

（3）本病发病可能与外伤、感染及化学物质引起的炎症有关，导管上皮破坏，管腔内容物进入小叶间质，引起肉芽肿性炎症。

（二）中医学认识

本病属中医学"乳漏"及"乳痈"范畴，清代《外科真诠》载："乳漏，乳房烂孔，时流清水，久而不愈，甚则乳汁从孔流出，多因先患乳痈，耽误失治所致，亦有乳痈脓未透时，医者用针伤囊膈所致者。"

二、临床诊断

（一）辨病诊断

1. 临床表现

乳腺肿块，疼痛，质地较硬，形态不规则，与正常组织界限不清，有同侧腋下淋巴结肿大。发病突然或肿块增大，几天后皮肤形成小脓肿，破溃脓液不多，久不愈合，红肿破溃此起彼伏。

2. 相关检查

（1）钼靶　腺体密度增浓，皮肤增厚，Cooper's 韧带增厚。

（2）彩色 B 超　可探及包块，边界不清，不规则的低回声区。

（3）组织病理学检查　此为确诊的金标准。

针吸细胞学检查：该病的细胞成分特征为多核巨细胞，异物型和郎罕型，核碎片，中性粒细胞，巨噬细胞，上皮样细胞和反应性增生的上皮细胞，伴有淋巴细胞，浆细胞，偶见嗜酸性粒细胞浸润，缺乏坏死性病灶可帮助鉴别炎症及恶性病变。

组织细胞学检查：镜下表现为小叶中心性肉芽肿，导管壁及小叶内有多种炎性细胞浸润，以中性粒细胞为主并形成微小脓肿。

（二）辨证诊断

乳头扁平，乳络先天不健，乳络不通，血脉凝滞，脓毒旁窜，伤及乳络，创口经久不愈而生本病。

1. 结节期（肝郁气滞证）

临床证候：患者乳腺胀痛，未触及明确肿物，伴胸胁胀痛；舌质淡，苔薄白，脉弦。

2.肿块期（痰瘀互结证）

临床证候：肿块质硬无痛，皮色不红，伴胸胁、乳腺胀痛，无发热；舌淡，苔薄白，脉弦。

三、鉴别诊断

1.浆细胞性乳腺炎

浆细胞性乳腺炎患者有乳头内陷、短小的特征，初起肿块多位于乳晕部，化脓破溃后脓液夹粉渣样或浆液性物质，伴乳头溢液，与本病临床表现极为相似，可结合组织病理学检查明确诊断。

2.急性乳腺炎

急性乳腺炎好发于哺乳期女性，发病较急。成脓期患者乳房肿块不消或逐渐增大，皮肤焮红，并有持续跳痛，持续寒热，头痛骨楚，口苦咽干，溲赤便秘，患侧腋窝淋巴结肿痛。硬块中央渐软，按之应指，是已到脓熟阶段。

四、临床治疗

（一）提高临床疗效的要素

重在明确诊断。

（二）辨病治疗

注重内治和外治相结合，未溃偏内治，已溃偏外治。

（三）辨证治疗

1.辨证论治

（1）结节期

证型：肝郁气滞证。

治法：疏肝理气，散结止痛。

方药：柴胡疏肝散加减。

柴胡10g，青皮10g，陈皮10g，香附10g，延胡索15g，川楝子15g，白芍15g，茯苓15g，厚朴15g，枳壳15g，桔梗10g。水煎300ml，早晚分2次温服。

（2）肿块期

证型：痰瘀互结证。

治法：疏肝解郁，化痰散结。

方药：逍遥蒌贝散加减。

柴胡10g，郁金15g，青皮10g，白芍15g，茯苓15g，浙贝15g，山慈菇15g，瓜蒌皮15g，生牡蛎（先煎）30g，延胡索15g，桔梗10g。水煎300ml，早晚分2次温服。

2.外治法

参照浆细胞性乳腺炎治疗。

3.成药应用

炎见宁片：每次0.5g，每日3次。功效：清热燥湿，活血消肿止痛。主治：湿热瘀毒型乳腺炎之疼痛等。

（四）医家诊疗经验

林毅教授临床治疗本病，采用"提脓祛腐"综合疗法，与复杂难治性浆细胞性乳腺炎异病同治。林老采用的"提脓祛腐"综合疗法，包括火针洞式烙口术、提脓药捻引流、刮匙棉捻刮捻腐术、加味金黄散水蜜外敷、土黄连液外敷、垫棉绷缚、四子散包热敷等外治方法。内治方面，脓成未溃而不畅，以"清肝透脓、利湿散结"为法；溃后脓尽，以"健脾和胃、益气养血"为法。

林老认为，彻底祛腐排脓是治疗的关键。肉芽肿性乳腺炎以局限于乳腺小叶内的多发微小脓肿为主要病变，在乳房内没有形成一个大脓肿，而是包含多个微小的脓腔的炎性肿块，所以不宜引流，导致病情反复而且所形成的"小叶炎栓"，沿乳络散布，病变广泛，往往累及整个乳房，急慢性炎性僵块此起彼伏，相继成脓破溃，因此彻底祛腐排脓是治疗本病的关键。

五、预后转归

本病属于乳腺的良性病变，一般预后较好。

六、预防调护

（一）预防

定期复查乳腺，持续消散炎性僵块，定期进行乳头清洗。

（二）调护

锻炼身体，提高身体免疫力，忌食烟酒、辛辣、鱼腥等发物，避免乳房外伤。

七、专方选要

透脓散

组成：穿山甲（先煎）10g，皂角刺30g，当归10g，黄芪12g，川芎15g，青皮15g，蒲公英15g。

用法：水煎200ml，早晚分2次温服。

功效：清热解毒，托里透脓。

主治：痈疽诸毒，内脓已成不穿破者。方名出自明代医家陈实功的《外科正宗》卷一。方中生黄芪益气托毒，鼓动血行，为疮家圣药；当归和血补血，除积血内塞，川芎活血补血，畅血中之元气，二者合用活血和营；穿山甲治疗癥瘕积聚，皂角刺搜风化痰又引药上行，以助穿山甲消散穿透，直达病所，软坚溃脓，以达消散脉络之积、祛除陈腐之功。

八、研究进展

目前本病具有保守治疗和手术治疗两种手段，保守治疗主要是服用激素。手术治疗则要彻底切除病变组织，包括肿块、病变皮肤和正常乳腺组织，手术范围过大，类似于乳腺癌的根治手术，令患者难以接受，于是如何掌握手术时机成为治疗本病的关键。中医外治可以最大程度保护乳房外形，缓解患者心理压力。

病因方面，肉芽肿性乳腺炎被认为是自身免疫反应，但也有研究者培养出棒状杆菌，所以其发病机制仍不清楚，还有待进行深入的多中心研究。

九、诊疗参考

本诊断及疗效评定标准的依据为国家中医药管理局医政局2017年发布的中华人民共和国中医药行业标准《中医外科病证诊断疗效标准》。

（一）诊断标准

（1）常发生于生育期的女性，绝大多数是已婚、经产并哺乳者，多数发生在断乳后数月至数年间，常单侧乳腺受累，乳晕区及外上象限多见，多伴有不同程度的乳头内陷。

（2）肿块位于乳腺实质内，无痛或轻微痛，表面皮肤不红或微红，肿块质硬、边界不清，可与皮肤或周围组织粘连，有时可伴有同侧腋窝淋巴结肿大。

（3）病程相对较短，常见短期内迅速增大，治疗不当常反复发作，少数可伴有发热。

（二）疗效评定标准

（1）治愈　病灶处无肿块，无红肿疼痛，皮温皮色正常，局部及全身症状均消失。

（2）显效　病灶处肿块明显缩小，无红肿疼痛。

（3）有效　病灶处肿块缩小，红肿疼痛较前缓解。

（4）未愈　病灶处肿块未消，甚至增大，局部红肿疼痛，病情加剧。

参考文献

[1] 司徒红林，陈前军. 林毅乳腺病学术思想与经验心悟［M］. 北京：人民卫生出版社，2013.

[2] 唐汉钧工作室. 唐汉钧学术经验撷英［M］. 上海：上海中医药大学出版社，2009.

第四节 乳腺囊肿感染

乳腺囊肿是由乳腺小叶、小管及末梢导管高度扩张形成的，是一种乳腺良性疾病。囊肿内分泌物积聚且不容易排出，容易发生感染，继发感染时局部红、肿、热、痛，患侧腋窝淋巴结肿大，需要积极治疗，中医学认为乳腺囊肿可归属于乳癖范畴，乳腺囊肿继发感染则属于乳痈范畴。

一、病因病机

（一）西医学认识

西医学认为，本病是由于病变乳腺导管上皮细胞增生，导致乳管伸长迂曲，血运障碍，管壁坏死，大量分泌物潴留在导管内而形成囊肿，内容物为上皮细胞坏死残留及淤血，极易继发感染。

（二）中医学认识

中医学认为，冲任二脉起于胞宫，冲任之气血，上行为乳、下行为月水，如果冲任失调、阴虚内寒或外受寒邪，则会使气血凝滞，以致乳络不畅，故结块疼痛。

二、临床诊断

（一）辨病诊断

1. 临床表现

皮肤表面可扪及肿物，表面光滑，活动度好，或者肿物皮肤表面变红，偶有乳头溢液伴腋窝淋巴结肿大。

2. 相关检查

（1）彩色B超 圆形或椭圆形无回声，或混合回声。

（2）乳腺钼靶 多显示为圆形或椭圆形、边缘规整、密度均匀的致密阴影。

（二）辨证诊断

炎性期（热毒炽盛证）

临床证候：成脓期肿物压痛明显，皮肤变红，偶有月经不调，便秘，无恶寒发热。

三、鉴别诊断

乳腺纤维瘤：肿物表面光滑，边界清，活动度可，触诊有光滑感，皮肤表面颜色无改变，偶有压痛感，腋窝淋巴结不增大。

四、临床治疗

（一）提高临床疗效的要素

本病首选中医外治，无须手术切开。关键在于明确诊断，及时治疗，防止囊腔液体进一步化脓。

（二）辨病治疗

乳腺囊肿局部皮肤常规消毒后，在无菌条件下穿刺囊肿，将囊肿内容物尽量吸净，换针管，向囊腔内注射2ml庆大霉素，拔出针尖，用无菌方纱加压固定包扎，两天后复查，若囊肿未消，可再行囊肿穿刺。

（三）辨证治疗

1. 辨证论治

炎性期

证型：热毒炽盛证。

治法：清热解毒，消散疗疮。

方药：五味消毒饮加减。

金银花20g，蒲公英15g，紫花地丁15g，紫背天葵子15g，野菊花15g。每日一剂，水煎300ml，早晚分2次温服。

2. 外治法

囊肿抽吸后12小时，如囊肿皮肤有按压疼痛，可外敷麻油金黄散。

3. 成药应用

（1）复方公英胶囊　每次 1.6g，每日 3 次。功效：清热解毒。主治：囊肿红肿伴发热，咽干等。

（2）炎见宁片　每次 0.5g，每日 3 次。功效：清热燥湿，活血消肿止痛。主治：湿热瘀毒型乳腺炎，症见疼痛等。

五、预后转归

乳腺囊肿感染治疗效果较为显著，一般经穿刺抽液加压固定治疗后，当日疼痛减轻，再口服 3 日清热解毒的药物，一般一周内可痊愈。

如若失治可能会转化为乳腺脓肿。

六、预防调护

（一）预防

应该积极做好宣传教育工作，定期检查乳腺，降低乳腺囊肿发病率。

（二）调护

该疾病的发生与内分泌失调有关，应纠正内分泌失衡；保持心情愉悦，消除恐癌心理；注意劳逸结合，增强身体免疫力；避免使用含有雌激素的药物，不食用或者尽量避免食用含有雌激素的食物，禁止滥用避孕药及含雌激素的美容用品。

七、诊疗参考

（一）诊断标准

患者均有乳腺单纯囊肿病史，并伴有囊肿部位局部红、肿、热、痛及压痛等表现，一般无畏寒发热。

（二）治疗常规

以外治为主，配合中药内服治疗。

（三）疗效评定标准

（1）治愈　局部红、肿、热、痛消失，压痛消失，乳腺超声复查显示继发感染治愈或囊肿缩小，囊壁恢复光滑等。

（2）好转　局部红、肿、热、痛减轻，压痛缓解，乳腺超声复查显示继发感染治愈或囊肿缩小。

（3）无效　症状无变化甚至加重，乳腺超声复查无明显变化。

参考文献

［1］林毅，唐汉钧. 现代中医乳房病学［M］. 北京：人民卫生出版社，2003.

第五节　乳腺蜂窝组织炎

乳腺蜂窝组织炎是乳房部严重的化脓性感染疾病。其临床特点是乳房皮肤焮红漫肿，疼痛剧烈，迅速坏死、溃烂，多发生于成年女性。临床较少见。

晋代的《刘涓子鬼遗方》中最早提及本病，称之为"发乳"，有"生地黄汤方，治发背、发乳，四肢有痈疽"的记载。《外科启玄》对乳发和乳痈作了简明的鉴别，指出："乳肿最大者曰乳发，次曰乳痈。"《证治准绳》载一妇人产后"溃势益大，乳房烂尽，延及胸腋，脓水稠黏，出脓几六七升"，对本病的严重性作了详尽的描述。清代则有"乳脱""湿火乳痈""脱壳乳痈"等名称，对本病的病因病机、临床特点、治疗和预后均有详尽的描述。如《疡科心得集》云："又有湿火挟肝阳逆络，或时疫，或伏邪聚结而成者，起时乳头肿硬，乳房焮红漫肿，恶寒身热，毛孔深陷，二三日后，皮即湿烂，隔宿焦黑已腐，再数日后，身热退而黑腐尽脱，其生新肉如榴子象。掺以珍珠散，以白玉膏盖之；内服疏肝清湿热之剂以收功。此湿火乳痈也。"《外科备要》亦记载：

"治疗急按乳痈，未成形者消之，已成形者托之，其腐肉脱尽，黄灵药撒之，以免遍溃乳房，至伤囊膈，难以收敛。"

一、病因病机

（一）西医学认识

西医学认为，本病是指由急性乳腺炎失时或失治导致的，以葡萄球菌或链球菌为主入侵引起的乳房深部结缔组织弥漫性化脓性炎症。

（二）中医学认识

中医学认为，本病多由湿热火毒乘虚侵入皮肉，阻于肝胃二经，结于乳房而成。

（1）情志内伤　七情不畅，肝气郁结，郁久化火。

（2）阴虚火旺　产后劳伤精血，以致阴虚火旺，痰火内生。

（3）湿热内生　平素过食膏粱厚味，或产后饮食不节，脾胃运化失常，湿热火毒内生。

（4）感受时疫　受时疫之气，内外之邪相互搏结，以致风火湿热结聚，气血壅结。

二、临床诊断

（一）辨病诊断

1.临床表现

本病发病迅速，来势凶险，病变范围较大，病情较重，但病程阶段性难以明确分清。

（1）早期　乳房部皮肤焮红漫肿，疼痛剧烈，毛孔深陷，患侧腋窝淋巴结肿痛，形寒壮热，全身症状明显。

（2）成脓期　发病2至3日后，局部皮肤湿烂，继而发黑腐溃，或中软不溃，疼痛加重，全身症状不减。

（3）溃后期　腐脱新生，热退肿消，月余可以痊愈。如脓出不畅者，可出现袋

脓；脓液浸及其他腺叶者，可成传囊；损伤乳络者，可转成乳漏；毒邪扩散，可出现内陷证。出现变证者，收口较慢。

2.相关检查

（1）血常规　白细胞及中性粒细胞明显升高。

（2）血液及脓液细菌培养加药敏试验可发现致病菌，有助于指导临床正确使用抗生素。

（3）彩色B超检查表现为大片边界不清、形态不规则的弱回声或无回声暗区，伴腋窝淋巴结肿大，血流丰富。

（二）辨证诊断

1.早期（肝胃郁热证）

临床证候：乳房部皮肤焮红漫肿，疼痛剧烈，患侧腋窝淋巴结肿痛，伴形寒壮热，骨节酸楚，纳呆，大便秘结，小便短赤；舌质红，苔黄，脉弦数。

2.成脓期（热毒炽盛证）

临床证候：局部皮肤湿烂，继而发黑腐溃，或中软不溃，疼痛加重，伴壮热口渴，溲赤便秘。甚者可出现高热、神昏谵语、烦躁不安等火毒攻心之候。舌质红，苔黄腻，脉弦数或弦滑。

3.溃后期（正虚毒恋证）

临床证候：脓肿已溃，腐脱新生，热退肿消，月余可以痊愈。若出现袋脓、传囊、乳漏等变证，收口缓慢。舌质淡，苔薄白，脉细。

三、鉴别诊断

可参照急性乳腺炎、浆细胞性乳腺炎之鉴别诊断。

四、临床治疗

（一）提高临床疗效的要素

因本病发病迅速，来势凶险，病变范

围较大，病情较重，所以及时诊断和治疗是关键。

（二）辨病治疗

乳汁或脓液细菌培养后，按照药敏结果，足量足疗程使用抗生素，首选青霉素类抗菌药，避免使用对婴儿有伤害的抗菌药，必要时可暂停哺乳。

（三）辨证治疗

1. 辨证论治

（1）早期

证型：肝胃郁热证。

治法：泻火解毒，清热利湿。

方药：龙胆泻肝汤加减。

龙胆草 10g，生地黄 15g，泽泻 12g，川木通 6g，车前子（包煎）30g，当归 10g，甘草 6g，柴胡 10g，黄芩 10g，栀子 10g。水煎 300ml，早晚分 2 次温服。

（2）成脓期

证型：热毒炽盛证。

治法：泻火利湿，托毒透脓。

方药：龙胆泻肝汤合黄连解毒汤加减。

龙胆草 10g，黄连 6g，黄芩 10g，栀子 15g，生地黄 20g，柴胡 10g，皂角刺 30g，蒲公英 30g，金银花 15g，大黄（后下）8g。水煎 300ml，早晚分 2 次温服。

（3）溃后期

证型：正虚毒恋证。

治法：扶正合营托毒。

方药：托里消毒散或八珍汤加减。

黄芪 15g，党参 15g，白术 10g，茯苓 10g，当归 10g，白芍药 15g，川芎 10g，皂角刺 15g，甘草 6g，薏苡仁 30g。水煎 300ml，早晚分 2 次温服。

2. 外治法

（1）未溃　用金黄膏或玉露膏外敷，每日 1~2 次。

（2）溃后　先用七三丹、黄连膏盖贴，每日换药 1~2 次；腐脱新生，改用生肌散、红油膏盖贴，每日换药 1 次。

（3）局部腐黑不溃，按之中软，有波动感者，可作切开排脓，参照"急性乳腺炎"证治。

（4）转成乳漏，漏乳量少则加压包扎固定伤口，漏乳量过多，则考虑断乳。

3. 成药应用

（1）六神丸　每次 10 粒，每日 3 次，可内服及水化后外敷皮肤疼痛处。功效：清凉解毒，消炎止痛。主治：乳腺炎初起，伴咽喉疼痛等。

（2）新癀片　每次 0.64g，每日 3 次。功效：清热解毒，活血化瘀，消肿止痛，可内服，可外敷于疼痛处。主治：热毒瘀血型乳腺炎，症见疼痛，伴咽喉肿痛等。

五、预后转归

乳腺蜂窝组织炎一旦发生，病情危重、凶险，若救治及时，可以挽救生命，若救治不及时或耽误病情，则预后较差。

六、预防调护

（一）预防

（1）注意乳头的清洁卫生，经常清洗乳头。

（2）及时治疗乳房部感染性疾病或身体其他部位的化脓性感染。

（3）忌食辛辣炙煿、肥甘厚腻之品，宜食清淡又富有营养的食物。

（二）调护

保持心情舒畅，积极配合医生治疗。

参考文献

［1］柴妤，卓睿，李铁. 外吹乳痈证治［C］// 中华中医药学会乳腺病防治协作工作委员会. 第十一届全国中医及中西医结合乳腺

病学术会议论文集. 广西桂林市中医医院乳腺科, 2009: 4.

[2] 毕超. 五味消毒饮预防治疗普外术后感染的临床观察 [D]. 北京中医药大学, 2011.

第六节　乳腺假体感染

乳腺假体感染是乳房美容整形术后的并发症之一，乳房红、肿、热、痛，同时伴有体温升高。

一、病因病机

（一）西医学认识

（1）乳房整形术中手术损伤乳腺导管及乳腺组织，或手术中消毒不严格以致细菌感染。

（2）术后外伤引起乳腺组织内部血肿，治疗不当。

（3）哺乳期喂养不当，乳汁堵塞，由哺乳期乳腺炎诱发。

（二）中医学认识

（1）外邪侵入，阻塞乳房脉络，瘀积成块。

（2）积久生热，热毒壅盛，热盛肉腐成脓。

二、临床诊断

（一）辨病诊断

1. 临床表现

乳房单侧发病，皮肤变红，皮肤张力变大，压痛明显，患者全身温度升高。

2. 相关检查

彩色 B 超：炎性肿块边缘部增厚，边界不清，形成脓肿时呈不均质性无回声区，且边界增厚不光滑。

（二）辨证诊断

炎性期（热腐肉毒型）

（1）临床证候　乳腺疼痛，无明显肿物，皮肤色红、张力变高，伴高热便秘；舌质红，舌苔黄。

（2）辨证要点　患者有乳腺整形手术史或外伤史、乳腺按摩史。

三、鉴别诊断

炎性乳腺癌：患者无乳房整形美容史，大多以无痛性肿块为首发症状，同侧淋巴结肿大，质硬固定。全身无炎症反应或较轻微，体温正常，白细胞总数和分类计数不高，抗炎治疗无效，病情进展迅速，预后不良。

四、临床治疗

（一）提高临床疗效的要素

乳腺假体感染发病较急，明确诊断后，积极治疗。

（二）辨病治疗

辨有脓无脓，无脓可使用抗生素，控制体温，有脓则及时行乳腺假体取出术。

（三）辨证治疗

1. 辨证论治

炎性期

证型：热腐肉毒型。

治法：清热解毒，托里透脓。

方药：仙方活命饮。

白芷 3g，贝母 6g，防风 6g，赤芍药 9g，当归尾 9g，甘草节 9g，皂角刺 9g，天花粉 9g，乳香 9g，没药 9g，金银花 9g，陈皮 9g，穿山甲（久煎）9g。水煎服或水酒各半。

2.外治法

（1）金黄散外敷双乳，清热解毒，活血消肿。

（2）背部刮痧降低体温。

五、预后转归

及时抗感染治疗，疗效好。

六、预防调护

（一）预防

（1）行乳腺假体植入术时严格无菌包装假体，尽量缩短空气中的暴露时间，无包装假体需反复清洗，消毒后使用。

（2）术中严格无菌操作，手术腔勿留棉花纤维，术后加压包扎防止继发出血、血肿形成，防止感染。

（3）哺乳期女性在发现乳腺堵塞时及时疏通乳管，及时就医。

（4）年轻女性不要盲目按摩，特别是暴力按摩后，引起乳房损伤，易诱发假体感染。

（二）调护

保持心情愉悦，调节情志，定期乳腺检查。

七、诊疗参考

（一）诊断标准

（1）有乳房美容史。

（2）局部肿胀，皮温升高，疼痛明显，多为单侧。

（3）配合B超、钼靶等辅助检查明确诊断，排除良、恶性肿瘤。

（二）治疗常规

首选内科抗感染、退热治疗，控制后行手术治疗。

（三）疗效评定标准

（1）治愈　肿痛完全消失，肿块消失。

（2）有效　肿痛完全消失，肿块缩小一半以上。

（3）缓解　肿痛减轻，肿块有缩小。

（4）无效　肿痛未减轻，肿块未见缩小。

参考文献

[1] 林毅，唐汉钧. 现代中医乳房病学［M］. 北京：人民卫生出版社，2003.

第七章　乳腺增生性疾病

第一节　乳腺增生

乳腺增生（hyperplasia of mammary gland，HMG）是乳腺结构在数量和形态上出现异常的乳房疾病，临床症状以疼痛和肿块为主，这种疾病是由体内多种激素作用失调以及其他因素导致的乳腺实质和间质发生不同程度的增生，以及未能完全复旧所造成的，故西医学又称乳腺结构不良。

本病属中医学"乳癖"范畴，以往诸多医学文献认为"乳癖"病名的最早记载见于《中藏经》，该书中小儿乳癖并非现代所说的"乳癖"。龚居中的《外科活人定本》中首次将乳房肿块与乳癖联系在一起。到了明清时期，对乳癖的阐述逐渐详细，《疡医大全》《疡科心得集》中均描述了乳癖的临床特点：乳中结核，坠肿作痛，不寒热，皮色不变，受情志影响等。《外科真诠》中云："乳癖乳房结核坚硬，始如钱大，渐大如桃、如卵，皮色如常，遇寒作痛。总由形寒饮冷，加以气郁痰饮流入胃络，积聚不散所致，年少气盛，患一二载者内服和乳汤加附子七分，偎姜一片，即可消散。若年老气衰，患经数载者不治，宜节饮食，息恼怒，庶免乳岩之变。"不仅指出了乳癖可以治愈，还警示人们乳癖有发生癌变的可能，并提出防治观点。这与20世纪末专家提出的"多阶段发展模式"的乳腺癌发生机制不谋而合，即"正常→增生→非典型增生→原位癌→浸润性癌"，并且认为这种多阶段的发展模式是可治疗、可逆转的。

西医对于乳腺增生的认识自1829年Astley cooper首先报道本病并命名为"Cellular hydatids"开始，此后本病的西医病名层出不穷。17世纪末，Delbet以及Konig将本病命名为"慢性囊性乳腺炎"，认为本病是一种慢性的乳腺炎症性疾病。1931年，Cheafle命名本病为"乳腺增生症"。此后，有学者根据本病最明显的"疼痛"这一症状，又将其命名为"乳痛症"。后续各大医学院校教材及国内外文献根据本病的病理特征，将其命名为"乳腺腺病""乳腺结构不良""乳腺纤维囊性增生""乳腺纤维囊性改变"等10多种名称。本节内容根据《2023年中西医结合临床诊疗乳腺增生专家共识》采用"乳腺增生"这一病名。

一、病因病机

（一）西医学认识

乳腺增生一般发生于20~50岁青春期至绝经前女性，是女性的多发病、常见病，易复发，难治愈。文化程度高、社会地位高、初潮早、大龄初孕、绝经迟的女性为本病的高发人群。

西医学从微观和宏观两个方面探究了本病的发病机制。

微观方面，从信号介导转录通路以及细胞代谢变化方面切入。雌激素受体α容易与乳腺细胞内线粒体结合，雌激素通过其转导激活的功能作用于乳腺细胞内线粒体，诱导乳腺导管上皮细胞及其间质纤维、乳腺腺泡的增生，从而促使乳腺实质产生不同程度的增生。当雌二醇分泌增多时，雌激素受体α与乳腺线粒体亲和力增加，高度表达后大量有害物质堆积，引起细胞形态、结构发生异型性改变。

宏观方面，该病是因内分泌失调引

起的与月经周期相关的乳腺组织增生复旧异常，进而导致乳腺小叶发生结构上的紊乱。雌、孕激素，催乳素的分泌随下丘脑 – 垂体 – 卵巢轴（HPO）的变化而变化，当HPO轴失调时，雌孕激素比例失调，持续对乳腺组织产生不良刺激，不能保护正常的乳腺组织，导致乳腺小叶和间质复旧不完全，发生不同程度的增生。

（二）中医学认识

肝气郁结、痰凝血瘀为乳癖发病之"标"，冲任失调为乳癖发病之"本"，病性属本虚标实。病位在肝、肾、脾胃。

1. 情志因素

气血流通失常，痰凝、气滞、血瘀结聚都可导致本病，中医学认为忧思伤脾，则脾失健运，水湿内停，湿聚成痰；喜怒伤肝，则肝失疏泄，胸胁脉络气机不利，郁结于乳房，导致乳络不通，轻则作痛，重则使乳腺增生，所以情志失调成为该病的主要病因。

2. 饮食因素

中医学认为，过食肥甘厚味化湿，久则脾胃虚弱，损耗阳气，脾阳不足、脾失健运则生湿聚痰。痰湿重浊黏滞，阻滞气机，痰气相结，经络阻塞则发为乳癖。《外科真诠》中云："乳癖总由形寒饮冷，加以气郁痰饮流入胃络，积聚不散所致。"

3. 劳倦内伤

《圣济总录》有"妇人以冲任为本，若失之将理，冲任不和，阳明经热，或为风邪所害，则气壅不散，结聚乳间，或硬或肿，疼痛有核"的论述。中医学认为肾藏精，为先天之本，赖于后天脾胃滋养，房劳、劳力过度，耗伤元气，不但损伤脾胃，更动摇先天之本，肾气不充，冲任不固，血行迟滞，血滞则气滞，气血郁结于乳房而生乳癖。

二、临床诊断

（一）辨病诊断

1. 临床表现

（1）乳房疼痛 表现为不同性质、不同程度、不同辐射范围的乳房疼痛，疼痛性质有胀痛、刺痛、牵拉痛、隐痛，一般以胀痛为主。疼痛程度轻者不被患者在意，重者不能触碰，甚至影响工作和生活。乳房疼痛大部分局限于肿块，部分可伴有乳头疼痛及轻微瘙痒，疼痛严重者可累及一侧或双侧乳房，也可向患侧腋窝及肩背放射，与月经周期、情绪有相关性。与月经周期相关的疼痛多月经前加重，月经后减轻或消失。疼痛常随情绪波动而变化。但也有部分患者乳房疼痛发作无规律可循，与月经周期及情志无关联。也有约10%的乳腺增生患者没有乳房疼痛这一症状。

（2）乳房肿块 肿块可见于一侧或双侧乳房内，外上象限最多见，可分散于整个乳房，呈颗粒状、条索状或腺体局部或弥漫性增厚，肿块常为多发性，形态不规则，大小不等，质韧、软或硬而不坚，与表皮及深部的组织无粘连，有活动度，多伴压痛，与周围组织界限不清。肿块可随着月经周期发生大小、质地变化。腋区淋巴结常不肿大，少部分患者腋区淋巴结可出现肿大，但质软、光滑，偶有压痛。肿块的形态分为四类。结节型：肿块呈扁平状、串珠状结节，形态不规则，边界欠清，质地中等或偏硬，活动度好，亦可见肿块呈米粒或砂粒样结节；片块型：肿块呈厚薄不同的片块状、圆盘状、长圆形，质地中等或有韧性，边界清，活动度良好；弥漫型：肿块分布超过3个象限以上者；混合型：结节、条索、片块、砂粒样等多种形态混合存在。

（3）其他 约3.6%~20.0%的患者伴有

乳头溢液或乳头瘙痒，溢液常为无色、淡黄色、乳白色，呈浆液性，血性溢液较少见。乳头溢液单侧或双侧均可发生，单侧较多见，多呈被动性。

2. 相关检查

（1）乳腺超声检查　其为专家一致认可的首要筛查及辅助诊断方式。年龄＜40岁的女性，腺体密度高的患者首选乳腺超声检查。乳腺超声表现为腺体层次欠清晰，部分腺体结构、分布、回声紊乱，局部腺体回声增厚、增强、增粗，甚或乳腺体积增大。腺体层内可见低回声结节，边界不规则、边界欠清晰，后方回声轻度增强或无衰减，血流信号呈现短棒状或少量点状信号。

（2）乳腺钼靶检查　优势是可以发现微小钙化灶，可以帮助诊断微小癌和早期癌。年龄＜40岁的女性，临床体检及乳腺B超未发现异常的不推荐进行乳腺钼靶筛查。临床触诊有明确结节的乳腺增生患者行乳腺钼靶检查，大部分的钼靶表现为大小不等的结节影、局部或弥漫而边界不清的片状密度增高影、棉絮状的结节影，或伴有钙化，钙化形态表现为边界清楚而粗大的沙砾状、短小弧状、杆状，钙化数目＜10个/cm²。小部分增生组织呈现与腺体相同的密度，分布较均匀，部分边缘清晰或边缘不清，形态不规则，或可见条索样结缔组织穿越其间。

（3）乳腺MRI检查　因其检查费用高，有一定假阳性率，所以不作为乳腺增生筛查的常规项目。当乳腺超声、乳腺钼靶检查不足以支持临床诊断时，推荐完善乳腺MRI。乳腺增生MRI可见平扫T_1WI上，增生的导管腺体组织表现为中等信号，T_2WI上，信号强度主要依赖于增生组织内的含水量，含水量越高信号强度越高，当导管、腺泡扩张严重，分泌物潴留时可形

成大小不等的囊肿，少数囊肿因液体内蛋白含量较高，T_1WI上也会呈现高信号。动态增强检查，多数增生表现为多发或弥漫性斑片状或斑点状轻至中度的渐进性强化，强化程度通常与增生的严重程度成正比。

（4）病理学检查　针对查体以及影像学检查发现的可疑性结节，需要进一步行细针穿刺细胞学、空芯针穿刺组织学、手术活检等病理学检查以明确诊断。

（5）乳管镜、乳管造影检查　此二者不作为乳腺增生常规检查。对于乳头溢液的患者，须进行乳管镜或乳管造影检查。对于乳头伴有血性溢液的患者，须进行乳管镜或乳管造影检查，并结合影像学检查、细胞学检查明确诊断。

（6）乳腺计算机断层显像、乳腺近红外线扫描、乳腺温度成像不作为乳腺增生的常规检查。

（二）辨证诊断

1. 证候分类依据

（1）肝郁气滞证　多见于青年女性，以乳房疼痛为主要表现，多为胀痛，偶有刺痛，肿块和疼痛与月经周期、情志变化密切相关，经前或情绪不佳时加重，经后减轻。常伴胸胁胀痛，烦躁易怒。舌质淡红或红，苔薄白或薄黄，脉弦。

（2）痰瘀互结证　一侧或双侧乳房出现边界不清的坚实肿块，质韧或韧硬，肿块可有刺痛、胀痛或无自觉痛，肿块和疼痛与月经变化不甚相关。月经可正常，部分月经愆期，或经潮不畅、色暗有块，或伴痛经。舌淡暗或暗红有瘀斑，舌下脉络青紫粗张，苔白或腻，脉涩、弦或滑。

（3）冲任失调证　多见于中老年女性，肿块和疼痛程度与月经周期或情志变化关系不明显。常伴月经失调，如月经周期紊乱，月经量少色淡，或闭经，行经天数短

或淋漓不绝。腰膝酸软，神疲乏力，夜寐多梦，面色晦暗或黄褐斑。舌淡苔白，脉濡细或沉细；或舌红少苔，脉细数。

2. 辨证参考标准

（1）肝郁气滞证

1）主症：①乳房胀痛、窜痛；②乳房疼痛和（或）肿块与月经、情绪变化相关；③烦躁易怒；④胸胁胀满。

2）次症：①肿块呈单一片状，质软，触痛明显；②青年女性；③月经失调，或痛经；④舌质淡红，苔薄白或薄黄，脉弦。

标准：具3项主症或2项主症＋2项次症。

（2）痰瘀互结证

1）主症：①乳房刺痛；②肿块呈多样性，边界不清，质韧；③舌暗红或青紫或舌边尖有瘀斑，或舌下脉络粗胀、青紫。

2）次症：①乳房胀痛和（或）肿块与月经、情绪不甚相关；②月经愆期，行经不畅或伴有瘀块；③舌苔腻，脉涩、弦或滑。

标准：具3项主症或2项主症＋2项次症。

（3）冲任失调证

1）主症：①乳房疼痛症状较轻，或无疼痛；②腰膝酸软或伴足跟疼痛；③月经周期紊乱，量少或行经天数短或淋漓不尽，或闭经。

2）次症：①中年以上女性；②头晕耳鸣；③舌质淡，舌苔薄白，脉细。

标准：具3项主症或2项主症＋2项次症。

三、鉴别诊断

1. 乳腺纤维腺瘤

乳腺纤维腺瘤多见于20~30岁的女性，多为单发，少量属多发性。肿块通常不伴疼痛，多为卵圆形或圆形，表面光滑，边界清楚，质地韧，活动度好，易在检查者触诊时滑脱，生长缓慢。乳腺超声显示肿块为实质性，边界清楚。乳腺钼靶显示乳房内有致密阴影，密度均匀，边界清晰可见，与临床触诊大小一致。

2. 乳腺导管扩张症

乳腺导管扩张症常在乳头、乳晕及其附近出现细小的结节，乳头常被动溢出棕黄色、脂质样分泌物，常发生于45~52岁中老年女性。

3. 乳腺癌

多数患者肿块是单发、无痛性的，且生长缓慢，肿块质地较硬如岩石，表面凹凸不平，易与周围组织粘连，活动度差，皮肤橘皮样改变、酒窝征，乳头或抬高或内陷，乳头可出现血性溢液，呈咖啡色或暗红色。同侧腋窝淋巴结可肿大，随着疾病发展可出现同侧锁骨上下淋巴结或对侧腋窝、锁骨上下淋巴结肿大，晚期或出现肺、骨、肝、脑转移。钼靶表现为密度较高的肿块阴影，边缘参差不齐，可见长短不一的毛刺，肿块影周围或见水肿环，或见针尖样、砂粒样聚集性钙化，皮肤可出现增厚。乳腺癌钼靶所见的肿块阴影比临床触诊的肿块小，此为乳腺癌与乳腺增生钼靶征象的鉴别点。

4. 胸壁疼痛

胸壁肌肉疼痛、肋软骨炎、肋间神经疼痛、胸腹部血栓性静脉炎均可引起乳房区域疼痛，经查体及辅助检查不难鉴别。

四、临床治疗

（一）提高临床疗效的要素

乳腺增生病机复杂，症状轻重不一，虚实互见，并非单一治法所能独任，更不能一方一统治疗全过程。中医中药治疗本病有着独特的优势和潜力，从整体出发，辨证与辨病相结合，能从多方面、多角度起到调整内分泌、增强机体免疫力的作用。

（二）辨病治疗

1. 西药治疗

临床医师在诊疗过程中，应结合患者的病情及个人意愿，适当调整药物治疗周期。

（1）三苯氧胺 对乳房疼痛有较好的缓解作用。推荐每天口服2次，每次10mg，3个月为1个疗程。但长期服用三苯氧胺，会出现子宫内膜增厚、月经失调等不良反应，故不作一类推荐。

（2）溴隐亭 适用于乳腺增生伴乳头溢液的患者。使用前须排除原发或继发的高催乳素血症，或导管内乳头状瘤等非单纯乳腺增生导致的乳头溢液。首次应用每日1次，每次1.25mg，6日后加量至每日2次，每次5mg，持续服用3~5个月。对乳腺增生导致的疼痛及乳腺结节缓解作用较差，故作二类推荐。

2. 手术干预

乳腺增生多呈现弥漫性病变，局部手术切除难以根治，因此不将手术干预作为首要推荐。手术干预的目的是避免误诊、漏诊或提前预防性切除可疑病变。

推荐手术干预的指征：①经药物治疗6个月后，乳房疼痛不能缓解，严重影响工作、生活，且在影像学检查中观察到乳腺实质结节。②药物治疗过程中，乳腺增生结节形态发生变化，有恶变的倾向。③患者强烈诉求手术干预时，可采取手术干预的方式。④年龄＞40岁的新发乳腺实质结节，经乳腺影像报告和数据系统（BI-RADS）评估分级在Ⅳ级以上。⑤育龄期女性，乳腺结节＞10mm，有生育要求时可手术干预。但不推荐手术干预单纯乳房疼痛，而无乳腺结节的情况。

（三）辨证治疗

1. 辨证论治

目前乳腺增生的辨证治疗主要根据不同阶段和证候，分为肝郁气滞、痰瘀互结和冲任失调型，分别采用疏肝理气、化痰散结、活血化瘀、温肾助阳、调摄冲任等治法。

（1）肝郁气滞证

治法：疏肝理气，散结止痛。

方药：柴胡疏肝散加减。

柴胡10g，香附10g，陈皮9g，青皮10g，郁金12g，茯苓12g，白芍12g，川楝子12g，延胡索12g，海藻12g，莪术12g，益母草15g。

方解：方中柴胡为君药，调肝气，解郁结，宣透疏达。臣以香附、陈皮、青皮、郁金、川楝子、延胡索共奏疏肝理气止痛、调畅气血之功。佐以茯苓、白芍柔肝健脾止痛；海藻消痰散结；莪术、益母草活血祛瘀，调经止痛，行血中之滞。全方合用，共奏疏肝理气、散结止痛之效。

加减：肝郁化火，心烦易怒，口干口苦者，加夏枯草10g、栀子12g；乳房胀痛明显者，加炙乳香、炙没药各5g；伴痛经者，加五灵脂12g、蒲黄9g；乳头溢液者，选加牡丹皮12g、栀子12g、女贞子12g、墨旱莲12g；少寐眠差者，加夜交藤30g、合欢皮12g。

（2）痰瘀互结证

治法：化痰散结，活血祛瘀。

方药：血府逐瘀汤合逍遥蒌贝散加减。

柴胡10g，三棱10g，莪术10g，丹参10g，郁金12g，当归12g，茯苓12g，浙贝母15g，山慈菇15g，生牡蛎（先煎）30g。

方解：方中君以柴胡、当归疏肝养血活血。臣以丹参、郁金活血理气祛瘀；三棱、莪术破血消瘀，散结软坚。佐以茯苓健脾祛湿，绝痰之源；浙贝母清热化痰，开郁散结；山慈菇、生牡蛎化痰软坚散结。诸药合用，共奏化痰活血、祛瘀散结之功。

加减：肿块硬韧难消者，选加炮山甲10g、全蝎5g、水蛭6g、昆布12g、海藻12g、白芥子10g；胸闷、咳痰者，加瓜蒌皮12g、橘叶10g、桔梗12g；食少纳呆者，加陈皮6g、神曲15g；月经量少者，加桃仁10g、红花6g；若月经量多，加党参15g、黄芪20g，益气固摄；月经不畅、有血块者，加三七粉3g冲服以活血祛瘀。

（3）冲任失调证

治法一：温阳补肾，活血散结。

方药：二仙汤加味。

仙茅10g，淫羊藿10g，女贞子12g，菟丝子12g，肉苁蓉12g，首乌12g，莪术12g，王不留行15g，郁金12g。

方解：方中仙茅、淫羊藿、肉苁蓉为君药，温阳补肾，调摄冲任。菟丝子补肾阳，补肾阴；女贞子、首乌滋阴补血益肝肾；郁金、莪术疏肝活血祛瘀。五药共为臣药，补益肝肾，活血化瘀；佐药王不留行通血脉，消瘀阻，散结肿。诸药合用，共奏调摄冲任、散结之功。

治法二：滋阴补肾。

方药：六味地黄汤合二至丸加味。

怀山药12g，泽泻9g，山萸肉12g，熟地黄24g，牡丹皮9g，茯苓12g，女贞子12g，墨旱莲12g。

方解：方中熟地黄为君药，滋阴补肾，填精益髓。女贞子、墨旱莲补肝肾之阴；山萸肉补养肝肾，亦能涩精；怀山药补益脾阴。四药共为臣药。牡丹皮清泄相火；茯苓淡渗脾湿。

加减：肿块坚硬者，加生牡蛎、海藻；乳头溢液者，加白花蛇舌草、黄芩、蒲公英；腰膝酸软者，加杜仲12g、桑寄生15g；乳房疼痛严重者，加延胡索12g、川楝子12g；月经不调者，加当归10g、香附10g；闭经者，加大黄䗪虫丸；舌苔腻、痰湿明

显者，去首乌以防滋腻，加姜半夏12g、白芥子9g。

2. 外治法

（1）针刺　针刺治疗须辨证论治，选穴主要以疏肝健脾、畅阳明之气为主，随证选穴。

选穴：双侧屋翳、天宗、乳根、肩井、肝俞、合谷。

随证配穴：肝郁火旺者去合谷，配侠溪、太冲；肝气郁结严重者，配阳陵泉；肝肾阴虚者，去肝俞、合谷，配脾俞、肾俞、足三里；月经不调者，去合谷，配三阴交。补虚泻实，连针10次，休息3日后继针。可配合电针。忌经期治疗。

（2）灸法

①雀啄灸：寻找乳房肿块、疼痛处并定位，再将葱白捣成糊状后敷于患处，厚度3~4mm，做雀啄灸。每次20分钟，每日1次，连续1周，休息1日后可继续。

②温针灸：选穴包括少泽、乳根、屋翳、膻中、足三里、肩井、天宗。肝火旺者，配阳陵泉、行间；气血亏虚者，配血海、气海、肾俞、脾俞；冲任失调者，配三阴交、关元、合谷。乳根、屋翳、膻中三穴针刺后雀啄灸15分钟；肩井、天宗、少泽三穴平补平泻。每日1次，连续1周，休息5日后可继续下一疗程。忌经期治疗。

（3）火针　火针有通经活络、温经散寒的作用。近代医家、学者们扩展了火针的治疗范围。其对某些疾病的治疗效果显著，但因患者惧怕疼痛，临床较少选择火针治疗乳腺增生。具体操作：定位针刺部位，一般取病灶附近2~3处，进针深度为0.5~1寸，快针疾出，火针刺点可坐罐3~5分钟。

（4）穴位埋线　中医经络理论指导下将羊肠线埋入取穴内，柔和持久地刺激穴位，以达疏通经络之效，并调整患者的自主神经及内分泌功能。选穴：天宗、肩井、

肾俞、乳根、膻中、太冲、三阴交、血海、足三里、丰隆、期门、关门等，辨证选穴。每月1次，连续3次为1个疗程。

（5）埋针疗法　取穴可与针刺法一致。操作：皮内针平刺入皮下，胶布固定针柄，嘱患者活动双臂，无胸部不适感为度。夏季可留针3天，冬季可留针1周，每日按压埋针处。

（6）挑治法　取穴可与针刺法一致，还应重点选取皮部的阳性反应点为挑治的中心点。具体操作：挑治部位选取循行胸肋的脾、胃、肝、胆俞穴，以及胸肋部的阳性反应点。无菌三棱针浅刺皮肤，后向上挑起，尽量能挑出少量皮下纤维为佳。每次不超过4个穴点。

（7）耳穴疗法　可按相应部位、藏象辨证、经络理论、现代医学理论、临床经验取穴。每日可按压刺激3~5次。

（8）推拿按摩　治则为疏肝理气，行气活血。取穴：期门、章门、乳根、膻中、三阴交、太溪、膈俞、血海、阴陵泉等。用揉法、点法、按法、提拿法、按揉法、振腹法，每日1次，1周为1个疗程。手法柔和，用力均匀，补虚泻实，以平为期。

（9）中药贴敷或熏洗　阳和解凝膏掺黑退消或桂麝散盖贴；或用大黄粉以醋调敷；或苦参60g，艾叶、透骨草30g，乳香、没药、金银花、白芷15g，红花、川芎10g，煎煮40分钟，待适温后熏洗乳房30分钟。

（10）药物乳罩　由川乌、商陆、大黄、王不留行、樟脑等组成。选择与患者胸围相符的特殊乳罩，将药袋插入与病变部位相应的夹层内，务必使患者佩戴乳罩时药袋能紧贴乳房患处。每次月经前15天开始用药，7~10天换药袋1次，经期停用，1~3个月经周期为1个疗程。

（11）穴位注射　局部皮肤常规消毒后，斜刺肝俞、膈俞，可少许提插捻转，回抽无回血后，即可将丹参注射液2ml推入，

隔日治疗1次，10次为1个疗程。

（12）穴位贴敷　采用中药贴。取穴：膻中、乳根、期门及乳房局部阿是穴，以上穴位各敷一贴，每日1次，10天为1个疗程，治疗2~3个疗程。

3. 物理治疗

（1）微波针灸治疗仪　取穴可与针刺法一致。操作：使用微波针灸仪，将无针辐射器置于选穴部位，调整仪器参数，以患者有温热感为度。每日1次，1周为1个疗程。

（2）激光光纤治疗仪　可选择3组穴位，膻中、双侧合谷、双侧屋翳为胸组，双侧肩井、肝俞、天宗为背组，患侧肿、痛点为阿是穴组。每次选取8个穴位，辨证取穴。操作：激光光纤操作头垂直直接接触取穴部位皮肤，调整参数，启动仪器。每次照射15分钟，每日1次，1周为1个疗程。

（3）红外治疗仪　取穴包括膺窗、乳根、膻中等。操作：红外治疗操作头直接作用于乳腺增生处及取穴处，调整参数，启动仪器。每次30分钟，每日1次，1周为1个疗程。

（4）三才配穴理疗　运用乳腺治疗仪，根据中医辨证，选用穴位组合，对乳腺进行局部治疗，1周为1个疗程，治疗3~5个疗程。

（5）中药离子导入　将中药外用方熬成汤剂，药垫浸泡后放置于患处，再进行中药离子导入。每次20分钟，每周3次。

4. 成药应用

（1）肝郁气滞证　以下成药均有疏肝理气、解郁散结的功效。

①乳癖散结胶囊：每次4粒，每天3次。适用于乳房肿块较硬，或连及成片，同时伴有乳房疼痛者。

②舒肝颗粒：每次1袋，每天2次。适用于伴有两肋胀痛者。

③丹栀逍遥丸：每次 1 袋，每天 2 次。适用于脾气较急躁，易激怒，伴有口苦咽干者。

（2）痰瘀互结证　以下成药均有活血化瘀、软坚散结的功效。

①小金丸：每次 1.2~3g（20~50 丸），每日 2 次。适用于乳房疼痛明显者。

②红金消结片：每次 4 片，每日 3 次。适用于瘀滞较严重者。

（3）冲任失调证　以下成药均有补益肝肾、调摄冲任的功效。

①丹鹿胶囊：每次 4 粒，每天 3 次。适用于兼见痰瘀互结证表现的患者。

②乳增宁片：每次 4~6 片，每日 3 次。适用于兼见肝郁气滞表现的患者。

（4）肝郁痰凝证　以下成药均有疏肝健脾、化痰散结的功效。

①乳宁颗粒：每次 1 袋，每日 3 次。对肝郁痰凝主症（失眠多梦、胸闷不舒、善郁易怒、口苦咽干）缓解较明显。

②乳核散结片：每次 4 片，每日 3 次。适用于小叶增生型。

③十味香鹿胶囊：每次 5 粒，每日 3 次。

④乳癖消：每次 5~6 片，每日 3 次。适用于兼见痰热表现的患者。

5. 单方验方

（1）消散方（广东省第二中医院郭智涛教授）　由炙蜂房、郁金、公丁香、乳香、没药、生半夏、姜黄等药物组成。以上药物制成糊状，贴于患处，起到疏肝解郁、化痰散结、祛瘀止痛之效。用于治疗肝郁痰凝型乳癖。

（2）买氏乳癖祛痛贴（河南省中医药研究院附属医院制备）　买氏外治法治疗乳癖的祖传秘制膏药。由人工麝香、乳香、没药、三棱、莪术、三七、血竭、冰片、鹿角、红花、延胡索、薄荷脑组成。主要功效为活血化瘀，散结止痛。用于治疗气滞血瘀型乳癖。

（3）归芍运脾汤（王自立国医大师）　由当归、白芍、党参、白术、茯苓、枳壳、佛手、甘草等药物组成。王自立教授认为以柔为养、顺达为主是治疗肝病的基础和关键。归芍运脾汤正是建立在此基础上的方剂，临床用于脾虚肝郁型乳腺增生，取得满意疗效。

（4）柴胡芍药枳实甘草汤（林兰名老中医）　组成为柴胡八两，芍药三两，枳实（炙）四枚，甘草（炙）三两。林兰教授认为，肝气郁结，疏泄失常，可影响人体气血津液运行，变生诸证。柴胡芍药枳实甘草汤舒畅气血，疏肝解郁，临证只要病机符合肝气郁结，或邪阻气机导致的经隧挛急，皆可应用此方疏肝解郁，畅达气机。适用于肝郁气滞型乳癖。

（5）和乳汤（周玉朱教授）　组成为醋柴胡、茯苓各 12g，香附、郁金、陈皮、炒白术、白蒺藜、肉桂各 6g。周玉朱教授认为，无论是气滞、血瘀抑或是热毒皆令乳络不和，投以自拟和乳汤，旨在和其乳络也。

（6）白芍（林毅名老中医）　白芍 30~60g，水煎代茶饮。适用于乳癖疼痛严重者。

（7）消乳增丸（庞国明主编.《中医秘单偏验方妙用大典》）　露蜂房、山慈菇、山豆根、半枝莲等量研末，炼蜜丸。适用于乳腺增生患者。

五、预后转归

乳腺增生是良性增生性疾病，通过及时、合理的治疗可以临床治愈，一般预后良好。若治疗不当，或反复发作，缠绵日久，可因导管上皮由典型增生发展为非典型增生，继而有可能演变为乳腺癌，这点在流行病学、病理形态学上已有充分的依据。因此对非典型增生发生癌变的危险性，应予足够重视，并积极采取一级预防措施。

由于乳腺增生易复发，故应定期复查，追踪治疗，以防癌变。

六、预防调护

（一）预防

（1）适时结婚，积极哺乳，哺乳时间＞1年。

（2）定期自我检查乳房，及时发现乳房肿块、乳头溢液等乳房异常情况。

（3）积极治疗其他妇科疾病及内分泌疾病。

（4）高危患者定期至专科医院进行检查。

（二）调护

1.生活调护

（1）避免用力抓捏、挤压、冲撞乳房。

（2）慎用含雌激素的护肤品、保养品。

（3）生活规律，起居有常，劳逸结合，适当参加体育运动。

（4）提倡和谐规律的性生活。

（5）选择合适的内衣，使乳房得到很好的固定、支撑，又不致乳腺血流受阻。睡觉时脱去内衣，使胸部放松。

2.情志调护

（1）创造和谐的家庭氛围，保持豁达开朗，保持良好的精神状态，避免不良精神刺激。

（2）积极配合医师治疗，消除恐癌心理。

3.饮食调护

（1）进食足量蛋白质，如肉、鱼、禽、蛋、乳品。

（2）常食新鲜水果及新鲜蔬菜，这类食物均含有大量维生素，有利于组织康复。

（3）多食含纤维素丰富的食物和润肠食品。

（4）限制动物性脂肪的摄入量，控制糖类的摄入量。

（5）乳腺增生患者忌食辛辣刺激性食物和油炸食物，忌烟酒。

七、疗效评价

（一）观察指标

1.乳房疼痛分级与评分

0级：无触痛及自发痛。（6分）

1级：触压痛，无自发痛。（12分）

2级：阵发性自发痛，经前期为主。（18分）

3级：持续性自发痛，对生活不影响。（24分）

4级：持续性自发痛，向腋下、肩背等部位放射，对生活造成影响。（30分）

2.乳房肿块分级与评分

（1）肿块硬度

1级：质软如正常腺体。（3分）

2级：质韧如鼻尖。（6分）

3级：质硬如额。（9分）

（2）肿块范围

1级：肿块分散在1~2个乳房象限。（3分）

2级：肿块分散在3~4个乳房象限。（6分）

3级：肿块分散在5~6个乳房象限。（9分）

4级：肿块分散在7~8个乳房象限。（12分）

（3）肿块直径

1级：肿块最大直径≤2cm。（3分）

2级：肿块最大直径为2.1~5cm。（6分）

3级：肿块最大直径＞5cm。（9分）

3.全身伴随症状评分

（1）情绪异常

治疗前：频发（3分）；偶发（2分）；无症状（1分）。

治疗后：不变（3分）；好转（2分）；恢复（1分）。

（2）月经异常

治疗前：频发（3分）；偶发（2分）；无症状（1分）。

治疗后：不变（3分）；好转（2分）；恢复（1分）。

（3）两胁胀满

治疗前：频发（3分）；偶发（2分）；无症状（1分）。

治疗后：不变（3分）；好转（2分）；恢复（1分）。

（4）失眠多梦

治疗前：频发（3分）；偶发（2分）；无症状（1分）。

治疗后：不变（3分）；好转（2分）；恢复（1分）。

（二）疗效评价标准

1.计算治疗前后积分改善率

改善率＝（治疗前总积分－治疗后总积分）/ 治疗前总积分 ×100%

（注：总积分＝乳房疼痛评分＋乳房肿块评分＋伴随症状评分）

2.疗效判定标准

（1）治愈　改善率≥90%，即乳房疼痛、肿块及全身伴随症状完全消除。

（2）显效　改善率在70%至89%之间，即乳房疼痛减轻或消除，肿块缩小。

（3）有效　改善率在30%至69%之间，即乳房疼痛减轻或消失，但肿块无变化。

（4）无效　改善率＜30%，即经治疗后，乳房疼痛及肿块较前无变化。

参考文献

［1］刘胜，王怡，吴春宇，等. 中西医结合临床诊疗乳腺增生专家共识［J］. 中华中医药杂志，2023，38（03）：1159-1164.

［2］马薇，金泉秀，吴云飞，等. 乳腺增生症诊治专家共识［J］. 中国实用外科杂志，2016，36（7）：759-762.

［3］林毅，唐汉钧. 现代中医乳房病学［M］. 北京：人民卫生出版社，2003.

［4］龚居中. 外科活人定本［M］. 北京：中国中医药出版社，2014.

［5］《中成药治疗优势病种临床应用指南》标准化项目组. 中成药治疗乳腺增生症临床应用指南（2021年）［J］. 中国中西医结合杂志，2022，42（05）：517-524.

［6］国家中医药管理局医政司. 24个专业104个病种中医诊疗方案. 2012.

［7］蔡旻捷. 消散方膏疗法对肝郁痰凝型乳癖的临床疗效［D］. 广州中医药大学. 2021.

［8］李坦，王明，买建修，等. 国家级非遗买氏中医外治乳腺增生症临床研究［J］. 光明中医，2023，38（06）：1072-1075.

［9］郑君，王煜. 国医大师王自立教授运用归芍运脾汤治疗脾虚肝郁型乳腺增生经验［J］. 西部中医药，2022，35（11）：82-85.

［10］李辰，刘慧敏，郭小舟. 林兰教授运用柴胡芍药枳实甘草汤临证探析［J］. 云南中医学院学报，2022，45（04）：31-34.

［11］马卉，易维真，周玉朱，等. 国医名师周玉朱辨治乳腺病经验俯拾［J］. 中国当代医药，2021，28（17）：166-168+172.

第二节　乳腺囊肿

乳腺囊肿是导管上皮增生，管腔扩大，出现在终末导管小叶单位（terminal duct lobular unit，TDLU）的液体充盈而成的大小不等的囊肿，是一种乳腺良性疾病。囊肿内容物为淡黄色或棕褐色液体，可单发，亦可多发，触感似注水小球，少数质地较硬。

一、病因病机

（一）西医学认识

乳腺囊肿的高发年龄为35~50岁，其发

病原因多种多样，根据其发病机制的不同可分为三类，分别是单纯性乳腺囊肿、积乳囊肿及复杂性乳腺囊肿，其中以单纯性囊肿最为多见。

（1）单纯性囊肿的发生主要是受激素功能和激素水平波动的影响，即在绝经期和围绝经期的女性之中，孕激素与雌激素的比例失调，不断刺激乳腺组织，从而导致乳腺导管上皮增生，管内细胞不断增多，管腔扩大，管壁坏死进而形成大小不一的囊肿。囊肿内多为上皮细胞残留及瘀血，部分囊肿合并感染。

（2）积乳囊肿是由于乳腺导管堵塞而乳汁潴留在乳腺导管内迫使其相对应的乳腺导管扩张形成囊肿，亦可称为乳汁潴留性囊肿。哺乳期女性是本病最常见的发病群体，囊肿表面光滑，呈圆形或椭圆形，质地柔韧而有囊性感，且活动度好，边界清楚，稍有压痛，日久肿块变硬，压痛消失。细针穿刺可明确诊断。病程较短者抽出物多为黄色或白色乳汁样液体，抽吸后肿块缩小或消失；病程较长者抽出物多为黏稠的乳酪样物质。

（3）复杂性乳腺囊肿是由于内分泌激素调节异常，乳腺组织在异常的内分泌调节刺激下分泌物相应增多，使得局部组织增生、扩张，形成可触及的形态多不规则的质硬肿物，乳腺组织排列紊乱，导管扩张并可牵扯周围组织诱发乳房疼痛。囊肿内可见囊壁增厚，间隔厚，囊肿内有肿块的类圆形囊性区、混合囊性实性成分。超声下因囊肿声像不典型、囊壁厚薄不等而难以准确判断。

（二）中医学认识

本病病机属本虚标实，冲任失调为发病之本，肝气郁结、痰凝血瘀为发病之标。病位在肝、脾、肾。

宋代《圣济总录》曾云："冲脉者，起于气冲，并足阳明之经，夹脐上行，至胸中而散。妇人以冲任为本，若失于将理，冲任不和，阳明经热，或风邪所客，则气壅不散，结聚乳间，或硬或肿，疼痛有核。"其中阐明了冲任与乳房的关系，指出了冲任失调是乳房发病的基础。冲任二脉起于胞宫，其气血上行为乳，下行为经，冲任与肾相并而行。冲任失调，气血瘀滞，积聚于乳房、胞宫，则出现乳房疼痛而结块，或月事紊乱、烦躁、潮热等症状。而肝主疏泄，喜调达，恶抑郁，肝气宜疏畅而条达，宜升发而疏散。情志不畅，郁久伤肝，致气机郁滞，经脉阻塞不通，不通则痛，故乳房疼痛；或肝失疏泄，肝气郁结，日久化热，灼伤津液，易生痰湿，气滞痰凝结成块。肝气郁滞乳房胃络，肝郁则气血凝滞，脾伤则痰浊内生，痰瘀互凝，经络阻塞，结滞乳中而成乳癖。高秉钧的《疡科心得集》中亦记载："乳中结核，何不责阳明而责肝，以阳明胃土，最畏肝木，肝气有所不舒，胃见木之郁，惟恐来克。伏而不扬，肝气不舒，而肿硬之形成……"故而乳房囊肿的形成与肝气郁结息息相关。

二、临床诊断

（一）辨病诊断

1.临床表现

（1）症状　乳房疼痛一般表现为胀痛、钝痛，常出现周期性疼痛，疼痛与月经有关，月经前加重，且囊性肿块似有增大；月经后疼痛减轻，肿块亦缩小。可合并有乳头溢液，单侧或双侧均可发生，多呈被动性，一般为黄色、棕色，浆液性或清水样，偶见血性溢液。

（2）体征　一侧或双侧乳房内，可触及单个或多个肿块，多靠近乳腺边缘，也可分散于整个乳房内。触诊有较硬的瘤体小团块，表面光滑，界限清晰，活动度良好，可有压痛。弥散性囊性乳腺增生患者乳房质地较韧，呈结节感。

（3）常见并发症　乳腺囊肿继发感染。

2. 相关检查

（1）钼靶X线检查　乳腺囊肿在平片中呈现广泛不均匀性密度增高阴影，其中可见散在的囊性块影，有时可较清楚地显示其囊肿的轮廓，有时仅见部分囊壁呈短弧形阴影，囊性块影大小不一，其直径在0.5cm以上者X线才能显示。含脂肪较多的乳房，能清楚地衬托出病变的阴影。偶尔可见细小的钙化点，但不成堆出现。乳腺导管造影使用造影剂使导管显影，部分造影剂可进入周围小囊腔内，呈密度增高小圆形或结节状，病变范围较广。

（2）B超检查　单纯性囊肿可见典型的液性平段或液性暗区，一般呈圆形或椭圆形无回声或混合回声，边界清楚。积乳囊肿可见圆形或椭圆形无回声区，边界清楚，有包膜回声，两侧边缘处可见侧壁声影。超声检查提示为囊性，无信号反馈及血流显像，可行穿刺，抽出乳汁，则可确诊。

（3）针吸细胞学检查　单纯性囊肿针吸细胞学检查可见淡黄色或棕褐色液体，或血性液体。镜下可见细胞成分稀少，主要为腺上皮细胞，分化良好，形态大小一致，数个或数十个细胞密集成群，聚合力好，核染色质致密均匀。此外，尚可见少许淋巴细胞和纤维细胞。积乳囊肿的细胞学特点是：镜下见大小不一的脂肪滴和大量肿胀变性的乳汁分泌细胞，分散或聚集成团，呈圆形或多边形。胞质丰富，嗜碱性，边界不清，浆内充满小空泡，形成典型的泡沫样。核多偏位呈固缩状，小而浓染，圆形或卵圆形，凹陷或不规则，核染色结构不清。镜下还可见到少数分散的腺上皮细胞。若见到散在的退化中性粒细胞，提示囊肿可能并发感染。

（4）组织学检查　乳腺囊肿是整个乳腺或乳腺的一部分有大小不同、软硬不均的囊性结节，有时由多个囊肿聚集成为一个较大的肿块，病变范围可为一侧乳腺，亦可涉及两侧乳腺。囊肿为多囊性，大的囊肿直径可达1~5cm，呈灰白色或蓝色。小的囊肿可仅2mm，甚至肉眼看不到，只有在显微镜下才能看到。囊肿的内容物为清亮无色的浆液性或棕黄色液体，有时为血性液体。囊壁光滑，但有时也可呈颗粒样改变或乳头状瘤样突起。囊肿之间乳腺组织增厚，有纤维组织增生。

乳腺囊肿可有3种主要改变。①乳管上皮增生及乳头状瘤形成：可见末梢小腺管扩张，导管上皮细胞呈高柱状增生或多层次增生，有的可向管腔内突起，呈乳头状生长，形成乳头状瘤。②囊肿形成：主要是由末梢小腺管高度扩张而形成，但其中的一部分亦可由腺泡衍化而来。囊肿分为两种，一种为单纯性囊肿，即单纯有囊性扩张而无上皮增生。另一种为乳头状囊肿，即不仅有囊性扩张，同时还有囊壁上皮细胞乳头状增生。③腺管型腺病形成：当上述导管扩张及囊肿形成的改变不明显，病变主要是以乳管及腺泡上皮增生为主，整个病变组织呈团块状改变时，即将此种类型病变称为腺病形成。

积乳囊肿肿块为圆形或椭圆形，大小一般为1~2cm，亦可有8cm，小者不足0.5cm，表面光滑，与周围组织界限清楚。孤立性积乳囊肿，切面为囊壁较薄的单房；囊肿累及多个导管，则形成蜂窝状积乳囊肿。囊腔内容物大多为乳汁样或黏稠如酪样，少数为褐色或淡黄色液体，或呈干涸的奶粉状，日久者还可形成致密的乳石。此时肿物质地坚硬，囊壁明显增厚。

（二）辨证诊断

1. 单纯性囊肿、复杂性囊肿

（1）肝郁痰凝证　乳房胀痛结块，肿

块边界清楚，推之可移，乳房疼痛和（或）肿块与月经、情绪变化相关。忧思多虑或烦躁易怒，两胁胀满，虚烦失眠。舌淡红，苔薄白或薄黄，脉弦滑。

（2）痰凝血瘀证　乳房肿块呈多样性，边界不清，质韧，按之有囊性感，可伴刺痛，月经愆期，行经不畅或伴有瘀块。舌暗红或青紫或舌边尖有瘀斑，或舌下脉络粗胀、青紫，舌苔腻，脉涩、弦或滑。

（3）冲任失调证　乳房疼痛症状较轻，或无疼痛，可见乳内结块，光滑活动，扪之有囊性感，腰膝酸软或伴足跟疼痛，月经周期紊乱，量少或行经天数短或淋漓不尽，或闭经，头晕耳鸣等。舌淡红，苔薄，脉细。

2.积乳囊肿

（1）肝郁气滞证　妊娠或产后，情志不畅，以致肝气不疏，乳汁结于乳络，结核胀痛。

（2）气滞血瘀证　妊娠或产后饮食不当，脾胃受损，痰浊积于乳络，乳窍不通，则气血不畅；或肝郁日久不解，气滞乳络不畅，终致瘀血内停。乳汁乃气血所化生，气血运行受阻，导致乳汁随血瘀而淤积，形成乳房内结块。

三、鉴别诊断

1.乳腺纤维腺瘤

二者均有边界清晰，表面光滑，与周边组织及皮肤均无粘连，活动度良好的特点。但乳腺囊肿好发于35~50岁的女性，按之有囊状波动感。乳腺纤维腺瘤多见于20~30岁的女性，发病高峰在22岁左右，多为单发，亦有双侧多发者，乳房内触及单个或者多个类圆形肿块，质硬不坚，按之为实性感。

2.乳腺叶状囊肉瘤

乳腺叶状囊肉瘤的临床表现为乳房内孤立肿物，肿物呈圆形或结节分叶状，质地硬韧，或有弹性，边界清楚，活动度好，与皮肤、胸肌多无粘连。钼靶X线摄片：可见边界清楚的圆形或类圆形致密影，密度均匀，边缘清楚光整，或呈分叶状改变。周围血管影增多增粗，皮下静脉迂曲，多无毛刺征，有时可见肿物中钙化灶，多为粗大颗粒、片状或环状。

3.乳腺癌

本病多为无痛性肿块，逐渐增大，与周围组织粘连，皮核相亲，推之不动，皮肤呈"橘皮样"改变，乳头内缩或抬高。乳头可有溢血，同侧腋窝淋巴结可肿大。钼靶X线摄片可见密度较高的肿块阴影，阴影中央部分较边缘部分更为致密，边缘参差不齐，可见长短不一、粗细不均的毛刺状突起，肿块影周围或见不规则的透明环，并可见聚集的砂粒样、针尖样钙化点，血管增多、增粗、迂曲或模糊，与单纯性囊肿鉴别并不困难。积乳囊肿有轻度炎症时可使其表面皮肤有粘连、水肿而形成类似橘皮征的改变，与乳腺癌症状相似，易产生混淆。积乳囊肿可待炎症消退，境界即清楚，波动感阳性。另外，在哺乳期的较大积乳囊肿，当与乳腺弥散性癌相鉴别。

4.乳腺结核性脓肿

乳腺结核性脓肿常有胸壁或乳腺结核病史，其脓肿周围可有浸润及粘连，并可伴有潮热、盗汗等症状。穿刺检查抽出物是脓液而不是乳汁，结核菌涂片及培养可呈阳性。

四、临床治疗

（一）提高临床疗效的要素

首选中医外治，一般无须手术切开，明确诊断，及时治疗。

（二）辨病治疗

一般单纯中医药治疗即可，效果确切，

无毒副作用。若病程较长、病情严重或疑有癌变倾向，可予手术治疗，术后再用中药调理善后。

（三）辨证治疗

1. 辨证论治

（1）单纯性囊肿、复杂性囊肿

①肝郁痰凝证

治法：疏肝理气，化痰散结。

方药：逍遥散合海藻玉壶汤。

柴胡9g，当归12g，炒白芍12g，青皮6g，陈皮6g，海藻9g，桃仁12g，象贝母12g，生牡蛎（先煎）30g，制香附9g，生甘草3g，炒白术12g，茯苓12g。每日1剂，水煎服。

加减：加肿块坚实者加全蝎5g，三棱12g，莪术15g以活血化痰软坚；肿块多发者加浙贝15g，山慈菇12g，蜀羊泉30g以软坚散结；经闭痛经者加益母草18g，丹参30g，刘寄奴15g以活血通经；经潮前乳头疼痛者加延胡索12g，川楝子12g以理气止痛；经潮前乳房胀痛为主者加鸡血藤30g，王不留行15g，麦芽30g，生山楂15g以活血通经止痛；月经不调或提前者加鹿角片9g，肉苁蓉15g以温肾调冲；囊内血性液体者加蒲黄12g，三七粉（冲服）3g以活血止血。

②痰凝血瘀证

治法：化痰散结，活血祛瘀。

方药：血府逐瘀汤合逍遥蒌贝散加减。

柴胡6g，丹参12g，郁金12g，三棱10g，莪术12g，当归10g，茯苓15g，浙贝母15g，山慈菇12g，生牡蛎（先煎）30g。

③冲任失调证

治法：温肾助阳或滋阴补肾，调摄冲任。

方药：二仙汤加味或六味地黄汤合二至丸加味。

二仙汤加味：仙茅9g，淫羊藿9g，肉苁蓉12g，女贞子12g，首乌15g，菟丝子12g，莪术12g，王不留行12g，郁金12g。

六味地黄汤合二至丸加味：怀山药12g，泽泻9g，山萸肉12g，熟地黄24g，牡丹皮9g，茯苓12g，女贞子12g，墨旱莲12g。

加减：乳房疼痛明显者，加延胡索12g，川楝子12g以理气止痛；乳痛于经前加重者，加山楂、麦芽各20~30g，以疏肝消滞止痛；腰膝酸软者，加杜仲12g，桑寄生15g以补肾壮腰；乳房肿块呈囊性感者，加白芥子9g，昆布12g，瓜蒌15g以消痰散结。月经不调者，加当归10g，香附10g，益母草15g以养血活血调经。

（2）积乳囊肿

①肝郁气滞证

治法：疏肝理气散结。

方药：逍遥散加减。

柴胡9g，当归12g，白芍9g，白术9g，茯苓15g，天葵子12g，生山楂30g，石见穿30g，甘草6g。

加减：终止哺乳加麦芽60g以回乳；陈旧性积乳囊肿加三棱9g，莪术12g以逐瘀散结；伴有轻度感染加蒲公英15g，银花15g，冬瓜仁15g，薏苡仁30g以清热利湿。

②气滞血瘀证

治法：理气活血散结。

方药：逍遥散合桃红四物汤加减或新瓜蒌牛蒡汤合桃红四物汤。

逍遥散合桃红四物汤加减：柴胡9g，当归12g，茯苓15g，赤芍9g，白芍9g，桃仁12g，红花6g，白术15g，泽兰9g。

新瓜蒌牛蒡汤合桃红四物汤：柴胡9g，牛蒡子9g，全当归12g，王不留行12g，丝瓜络6g，漏芦12g，路路通9g，桃仁9g，海藻12g，生牡蛎（先煎）30g。

2. 外治法

（1）乳腺囊肿局部皮肤常规消毒后，在无菌条件下穿刺囊肿，将囊肿内容物尽量吸净，并且加压包扎。

（2）囊肿抽吸后 12 小时，如囊肿皮肤有按压疼痛，外敷麻油金黄散。

（3）消癖酊　外敷乳房，配合中药离子导入。

五、预后转归

乳腺囊肿是乳腺组织的良性增生性疾病，经及时、合理的治疗可以临床治愈，一般预后良好。若治疗不当，或反复发作，缠绵日久，部分乳腺囊性增生病可因导管上皮由典型增生发展为非典型增生，继而有可能演变为乳腺癌，这点在流行病学、病理形态学上已有充分的依据。因此对乳腺囊性增生病发生癌变的危险性，应予足够重视，并积极采取一级预防措施。积乳囊肿亦属于乳腺的一种良性疾病，一般不会恶变，预后良好，乳汁潴留易引起乳腺发炎，严重者可形成乳腺脓肿。

六、预防调护

（一）预防

应该积极做好宣传教育工作，定期检查乳腺，降低乳腺囊肿发病率。

（二）调护

本病的发生与内分泌失调有关，应纠正内分泌失衡；保持心情愉悦，消除恐癌心理；注意劳逸结合，增强身体免疫力；避免使用含有雌激素的药物，不食用或者尽量避免食用含有雌激素的食物，禁止滥用避孕药及含雌激素的美容用品。

要注意妊娠期和哺乳期的乳房保健。保持乳头清洁，防止乳腺乳管堵塞。在哺乳期，要养成良好的哺乳习惯，每次哺乳要排空乳汁。要用乳罩托起乳房，保护乳房不受伤。若出现乳腺发炎要及时治疗。乳房部手术时，应做放射状切口，尽可能少损伤乳腺的导管。

参考文献

[1] 林毅，唐汉钧. 现代中医乳房病学 [M].北京：人民卫生出版社，2003.

第八章 乳汁分泌异常疾病

第一节 产后缺乳

产后缺乳是指产后乳汁甚少，或逐渐减少，或全无，不能满足哺乳的需要，又称"产后乳汁不行""无乳""乳难"等。正常产妇，新产后数小时即可哺乳，但是产后缺乳现象仍较普遍，严重影响着产妇及新生儿的身心健康。

一、病因病机

（一）西医学认识

乳汁的合成及分泌是一个复杂的生理过程。乳汁由乳腺细胞产生，乳腺细胞吸收血液中的葡萄糖、乳酸、氨基酸及在肝脏中制造的"半成品"，将它们转化为乳糖、乳球蛋白、乳白蛋白和酪蛋白等；并吸收血液中的中性脂肪酸，制造成乳汁的脂肪，分散成极细的小滴，再吸收多种无机盐、维生素与其他物质及水分一起制造成乳汁。乳汁的分泌受多种因素的影响和调节。丘脑下部、垂体、卵巢、胎盘、甲状腺、肾上腺及胰腺等都参与这个调节过程。妊娠期胎盘雌激素、孕激素的作用，促进乳腺进一步发育，血中催乳素浓度超过正常时的10~20倍。又由于雌激素、孕激素与催乳素竞争性同乳腺受体结合，此时催乳素浓度虽高，但不泌乳。分娩后，血中的雌激素、孕激素浓度大大降低，其对催乳素的抑制作用解除，催乳素与乳腺腺泡上皮受体结合，使其发挥始动和维持泌乳作用。同时胰岛素、皮质激素、甲状旁腺素及生长激素分泌增多，促进乳汁的合成和释放。频繁吸吮乳头及乳房排空亦是重要因素，一方面吸吮刺激能使丘脑下部泌乳抑制因子分泌减少，导致垂体分泌催乳素增加；另一方面吸吮刺激通过感觉神经，经脊髓传导至下丘脑，使垂体后叶释放缩宫素，缩宫素直接作用于肌上皮细胞，使之收缩，增加乳腺管内压而使乳汁排出。产后缺乳主要是由下丘脑分泌的催乳素抑制激素通过垂体门脉系统作用于垂体，抑制催乳素的合成和分泌。丘脑下部分泌的多巴胺增多，可使激素进入血中或直接抑制分泌催乳素，使血中催乳素明显下降。某些药物如左旋多巴、麦角胺、溴隐亭等也可以抑制催乳素的合成与释放。产后缺乳还有以下诱发因素：精神紧张、产时出血过多、疲劳过度、营养不足、求美心切、开奶过迟等，同时家族缺乳史亦是导致产后缺乳的一个危险因素。

（二）中医学认识

中医学对产后缺乳早有认识。《诸病源候论》列有"产后乳无汁候"，认为其病因即"产则血水俱下，津液暴竭，经血不足"。唐代《经效产宝》认为"气血虚弱，经络不调"为缺乳的病因。《卫生家宝产科备要》在择母法中引《千金论》云："乳母者其血气为乳汁也，五情善恶悉是血气所生也。"此文道明了乳汁为血气所化，且七情亦受血气变化的影响。《妇人大全良方·产后乳汁或行或不行方论第十一》云："凡妇人乳汁或行或不行者，皆由气血虚弱、经络不调所致也。若乳虽胀或产后作者，此年少之人初经产乳，有风热耳，若累经产而无乳者，亡津液故也，须服滋益之药以动之。若虽有乳，又却不甚多者，须服通经之药以动之。"认为缺乳皆为气血虚弱、经络不调所致。陈无择《三因极一病证方论》曰:"产妇有二种乳脉不行,有气血盛而闭不行者,有血少气弱而不行者。虚当补之,盛当疏之。"此文强调气血盛和气血弱为缺乳病因,疏、补各为其大法。《陈素庵妇科补解·产后乳汁不行及乳少方论》在《景岳全书》的补按中写道:"若乳汁不行,多属血虚,而兼忧怒所伤。若乳少,全属脾胃虚而饮食少之故,至于产后乳少,大补气血则胃气平复,胃旺则水谷之精以生新血,血充则乳自足。"陈氏在此说明缺乳全为血虚或脾虚食少所致,虚为缺乳之主因。《达生篇·乳少》中有这样的论述:"乳少者,血虚之故。如产母去血过多;又或产前有病,以及贫俭之家,仆婢下人,产后失于调养,血脉枯槁;或年至四十,血气渐衰,皆能无乳。"此条文亦与陈氏有相似看法,即缺乳为虚所致。《血证论》有言:"《经》云:中焦受气取汁,变化而赤,是为血。今且举一可见者言之:妇人乳汁,即脾胃饮食所化,乃中焦受气取汁也。妇人乳汁,则脉不行,以此汁即从乳出,便不下行变血矣⋯⋯盖血即乳也,知催乳法,便可知补血法。但调治脾胃,须分阴阳。"《傅青主女科·产后郁结乳汁不通》云:"少壮之妇,于生产之后,或闻丈夫之嫌,或听翁姑之淬,遂致两乳胀满疼痛,乳汁不通。人以为阳明之火热也,谁知是肝气之郁结乎,然阳明属土,壮妇产后,虽云亡血,而阳明之气未衰,必得肝木之气以相通,始能化成乳汁,未可全责之阳明也。"傅青主认为气血两虚与肝气郁结为缺乳的原因。

二、临床诊断

(一)辨病诊断

产后缺乳的程度和情况各不相同,有的开始哺乳时缺乏,以后稍多但仍不充足;有的全无乳汁,完全不能喂乳;有的正常哺乳,突然高热或七情过极后,乳汁骤少,不足以喂养婴儿。通过检查乳房情况及乳汁性状,可协助诊断。

症状与体征如下。

(1)产后排出的乳汁量少,甚或全无,不够喂养婴儿。

(2)乳房检查松软,不胀不痛,挤压乳汁点滴而出,质稀;或乳房丰满,乳腺成块,挤压乳汁疼痛难出,质稠。

(3)排除因乳头凹陷和乳头皲裂造成的乳汁壅积不通,哺乳困难。

(二)辨证诊断

产后缺乳可归属于"乳汁不行""乳汁不足"的范畴。

1. 气血两虚证

(1)临床证候 产后乳汁分泌少或甚无,乳汁清稀,乳房柔软,无胀感,伴面色少华,神疲食少,体倦;舌淡,苔薄白,脉细弱。

(2)辨证要点 乳汁清稀,面色少华,神疲食少,体倦,舌淡,苔薄白,脉细弱。

2. 肝气郁结证

(1)临床证候 产后乳汁甚少或全无,色淡黄或平日乳汁正常或偏少,突然情志所伤,乳汁骤减或点滴皆无,乳汁稠,乳房胀满疼痛或有包块,伴有情志抑郁,胸胁胀满等;舌质正常,苔薄黄,脉弦或弦数。

(2)辨证要点 乳汁色淡黄,乳汁骤减,乳房胀满疼痛,伴有情志抑郁,胸胁胀满,苔薄黄,脉弦或弦数。

3. 痰湿阻滞证

(1)临床证候 产后乳汁甚少或全无,乳房丰满,柔软而无胀感,乳汁质稀,产妇形体肥胖,食少便溏;舌淡胖,苔白而腻,脉滑。

(2)辨证要点 乳房丰满,柔软而无胀感,产妇形体肥胖,食少便溏,舌淡胖,苔白而腻,脉滑。

三、鉴别诊断

1.急性乳腺炎

急性乳腺炎是乳腺的急性化脓性感染，是乳腺管内和周围结缔组织炎症，常在短期内形成脓肿，多由金葡球菌或链球菌沿淋巴管入侵所致。多发生于产后哺乳期的女性，尤其是初产妇更为多见。临床多见哺乳期女性出现一侧乳房局部胀痛，皮肤红、肿、热或有肿块、压痛，甚至出现寒战、高热、全身疲乏无力，局部形成脓肿时有波动感等表现。

2.积乳囊肿

因一个腺叶乳汁排出不畅，在乳腺内郁积而形成的囊肿，称积乳囊肿，亦称乳汁潴留囊肿，或乳汁郁积症，是妊娠期、哺乳女性的良性疾病，临床以乳房内明显肿块为特点。

3.乳头凹陷和乳头皲裂

乳头凹陷和乳头皲裂造成的乳汁壅积不通，哺乳困难。这种疾病所造成的乳汁量少常通过检查即可发现。

四、临床治疗

（一）提高临床疗效的要素

中医治疗产后缺乳有着悠久的历史，积累了丰富的临床经验，优势较突出。除中药治疗外，适当配合膳食疗法、针灸、推拿按摩、心理疗法等，内服外治，综合治疗。

（二）辨病治疗

西药可通过内分泌调节，促进垂体催乳素的增加而达到增加乳汁分泌的目的。有研究指出，使用维生素 E 200mg 口服，每日 3 次，连续 5 日，可使末梢乳腺血管扩张，血供增加，导致乳腺分泌增加；甲氧氯普胺 15mg 口服，每日 3 次，服药 3 日后乳汁分泌增加，其认为甲氧氯普胺可直接阻断脑内多巴胺受体，使其功能下降，引起催乳素的分泌增加，促进乳腺细胞合成和乳清蛋白、乳脂肪、乳糖的分泌，进而导致催乳作用；奋乃静 8mg 口服，或 2mg 肌内注射，可使血中催乳素水平显著升高。

（三）辨证治疗

1.辨证论治

（1）气血两虚证

治法：补气养血，通络下乳。

方药：通草 10g，川芎 10g，穿山甲 8g，当归 10g，白芍药 8g，熟地黄（酒）15g，人参 3g，白术（炒）10g，茯苓 8g，炙甘草 8g。

（2）肝气郁结证

治法：疏肝解郁，佐以通乳。

方药：当归 15g，川芎 15g，天花粉 15g，生地黄 10g，柴胡 12g，漏芦 10g，木通 10g，通草 10g，穿山甲 8g，王不留行 10g，青皮 10g，香附 10g，枳壳 10g，芍药 10g，炙甘草 8g。

（3）痰湿阻滞证

治法：健脾化痰，通络下乳。

方药：苍术 12g，香附 10g，陈皮 10g，漏芦 12g，枳壳 10g，半夏 8g，川芎 8g，茯苓 10g，神曲 10g。

2.外治法

（1）针刺疗法 针刺具有安全、有效、简便的特点，易于操作，因此成为治疗产后缺乳的重要手段。通过对局部及穴位的刺激来达到调和气血、通经活络、开窍通乳的效果。

方法步骤：选取膻中、乳根、少泽穴位，配穴选足三里、太冲。患者取仰卧位，取穴，常规消毒后，用 30 号 2 寸毫针，"押手"固定穴位皮肤，协助针刺。"刺手"持针直刺膻中穴 1~2 分，然后向下平刺 1 寸，捻转得气后中等刺激 1~2 分钟，再将针尖退至皮下，分别向左右水平平刺，得气后行平补平泻法，留针时仍将针向下平刺，留针30分钟。乳根穴向上平刺0.8~1寸，行捻转提插手法得气后，留针30分钟。少泽穴常规消毒后用毫针点刺，放血3~4滴即可，不宜放血过多。辨证配穴：乳房干瘪，柔软无汁，纳呆食少，体质虚弱者，针刺足三里1~1.5寸，行捻转提插补法，留针30分钟；乳中有汁不出，乳房肿大硬痛或有胀感，情志不遂者，直刺太冲0.5~1寸，行捻转泻法，留针30分钟，出针时摇大其孔。每次15~20分钟，每日治疗1次，7天为1个疗程。

（2）中医推拿　推拿是通过手法作用于人体的肌表，以调整人体的生理、病理状态，从而达到保健和治疗的目的，同时能疏通经络、调和气息、调节神经、促进血液循环等。点按背俞穴可调畅脏腑之气血；按摩胁肋可疏肝气；捏拿肩井以通气血等。通过作用于乳房腺体组织，影响丘脑下部，促进垂体前叶催乳素分泌；刺激乳房局部，有效改善局部血液循环，消除乳汁淤积，疏通乳腺管，有利于乳汁的排出。

3. 单方验方

（1）产后下乳方（翟凤霞教授）　治疗气血虚弱型产后缺乳，临床疗效显著。方药组成：党参，黄芪，阿胶珠，生地黄，熟地黄，穿山甲，鹿角霜，王不留行，路路通，通草，漏芦，天花粉，丝瓜络，柴胡，益母草，甘草。

（2）袭笑梅通乳方（袭笑梅名老中医）　主治肾虚瘀阻型缺乳。方药组成：当归12g，鹿角霜（先煎）9g，穿山甲（先煎）10g，王不留行9g，天花粉9g，通草1.5g。

（3）金银花根30g，通草20g，当归6g，芙蓉花叶60g。药物捣烂后敷贴于乳房胀痛部位。每天2次，3天为1个疗程。（《新编妇人大全良方》）

（4）通乳方（杨毓书效验方）　当归9g，黄芪30g，通草6g，炒王不留行15g，炮穿山甲9g，全瓜蒌30g，漏芦9g，老鹳草9g，炙甘草5g，葱白3寸，水煎服。功效：通乳，生乳。治疗乳汁不通，乳房胀痛，产后体虚无乳。

4. 其他疗法

（1）药膳治疗　药膳是指将一定的中药与某些具有药用价值的食物相搭配，通过炖、煮等方式调制而成的食品。姜妮娜等采用王不留行炖猪蹄治疗气血虚弱型产后缺乳，可使气血充足，乳汁增多，总有效率达94.4%。李梅等使用催乳药膳观察乳汁分泌情况，方剂选用川芎10g、当归20g、木通10g、王不留行10g、黄芪25g，配以猪蹄2只，可使乳汁分泌时间提前1~2天，同时还能增加泌乳量。张穗娥对气血两虚证患者同时用补气益血药膳汤和通络生乳药膳汤进行治疗，缺乳症状、泌乳量和泌乳始动时间均有改善。

（2）耳穴埋籽法　陈瞬璇等采用耳穴埋籽法治疗产后缺乳，选取内分泌、胸、乳腺穴，气血亏虚型患者加胃、脾、心、肾穴，痰湿壅阻型患者加脾、肾、三焦穴，肝气郁滞型患者加肝、神门、胆、三焦穴，每个穴道各用一粒干燥的王不留行籽贴压，总有效率达97.3%。

（3）穴位埋线法　陈鑫采用穴位埋线治疗产后缺乳，主穴选用膻中、乳根、少泽、足三里，气血虚弱者加气海、血海、脾俞、胃俞、三阴交，肝郁气滞者加期门、内关、太冲，可增加产妇泌乳量，同时减小新生儿疾病概率。

（4）物理疗法　鲁月红等采用物理疗法（物理因子治疗），通过调节神经、体液功能，促进乳腺管通畅，改善乳房血液循环，促进乳汁分泌。采用中频脉冲电治疗，取小型电极分别置于乳房的上、下、左、右，并用杯罩状装置固定，开启后颤动强度渐增，从轻微到较为有力，每次20分钟，每日1次。应用HNL-2型He-Ne激光，25mW，散焦光斑直径4cm，照射乳头乳晕部位，每侧15分钟，每日1次。应用TDP治疗仪，照射乳房区，温热量，每次20分钟，每日1次。加之用手掌心按住乳头乳晕，由内侧向外侧或外侧向内侧作环状按摩，用力适中，每次15分钟，每日3次。7天为1个疗程。总有效率达97.7%。

（四）医家诊疗经验

1. 傅青主临床应用

傅青主指出："妇人产后绝无点滴之乳，人以为乳管之闭也，谁知是气与血之两涸乎？"其认为气血不足导致产后缺乳甚或无乳。傅氏尤为重视气血在生乳过程中的主导作用，《傅青主女科》云："然二者之中，血之化乳，又不若气之所化为尤速……乳全赖气之力，以行血而化之也。"治宜补气生血，通络下乳。"补气以生血而乳汁自下，不必利窍以通乳也"。

方用通乳散。方药组成：人参30g，黄芪30g，当归（酒洗）60g，麦冬（去心）15g，木通0.9g，桔梗0.9g，七孔猪蹄（去爪壳）2个。每日1剂，分早晚水煎服。

傅氏云："少壮之妇，于生产之后，或闻丈夫之嫌……乳汁不通。"产妇性抑郁或产时或产后为情志所伤，肝气郁结，气机失调，气机阻滞，乳管不畅，治宜疏肝解郁，通络下乳，方用通肝生乳汤。方药组成：白芍（醋炒）15g，当归（酒洗）15g，白术（土炒）15g，熟地黄0.9g，甘草0.9g，麦冬15g，通草3g，柴胡3g，远志3g。每日1剂，分早晚水煎服。

2. 林毅教授治疗产后缺乳临证备要

（1）重在预防，贵在早治疗 产后缺乳的影响因素较多且复杂，应及早预防，及早治疗，除无法避免而难以预防的因素，如先天乳头发育不良、乳头凹陷、缺乳家族史等，临床上均应加强产前哺乳宣教工作，做好产前、产后乳房护理工作以及产后预防工作。

（2）辨证以虚实为大纲，融会变通 林毅教授认为产后缺乳原因较多，发病机制复杂，不应仅以虚实二端论治，不利于提高临床疗效，临床上应审证求因，在常法中注意变通。产后多虚，故扶正补虚是产后重要治则，虚有气血阴阳五脏偏虚之别，治疗上应区别对待。产后百节空虚，外邪易侵，外邪束表，肺气不通，乳络不通，则乳汁分泌异常，此时应宣肺通乳。妇人产后宜寒热适中，偏寒偏热都影响乳汁分泌，产生不良影响，寒盛则气血凝滞不通，寒伤阳气则升发不及以致气血运化无力，此当采取散寒或温阳之法。热盛可燔灼气血，熬煎津液，影响乳房泌乳功能，轻则乳汁黄稠量少，重则郁腐化脓而乳汁全无，此时应清热通乳。林老指出情志与妇人泌乳关系密切，但应注重疏肝理气与调心安神共举，心主神明，肝主疏泄，二者对情志因素之缺乳有同等重要的影响。林老在催乳方中常使用增液生津（麦门冬、天花粉等）和利水通乳（木通、通草、漏芦等）之品，因淡渗利水药可通利三焦，增强气化功能。妇人体胖，营养过剩，过分进补，致使脾胃运化不及，聚集生痰，痰浊阻滞，乳络不通，故化痰通乳法亦是常用方法之一。饮食不节，损伤脾胃，乳汁化源受损，则泌乳减少，故而调理脾胃通乳法亦常见。

（3）循因利导，以促疗效 林老认为，导致产后缺乳的因素较多，临床上明确病因，将有助于提升方药的疗效，因此务必寻找影响因素（全身因素、乳腺因素、情绪因素、饮食因素、哺乳因素、治疗因素等），对症治疗，方能事半功倍。

五、预后转归

产后的缺乳是以不能满足乳儿的需要

为标准。因此哺乳期产妇除了药物治疗以外，还应注意饮食的调节、心情的舒畅等。中药药物治疗主要依据中医辨证的准确性，因此依据患者的舌、脉等，四诊合参，综合诊治是中药治疗产后缺乳的关键。

针灸、推拿、耳穴治疗产后缺乳皆是发挥调和气血、通经活络、开窍通乳之作用，因此只要坚持治疗可以达到很好的疗效。

药膳及食疗是通过调节产妇的饮食状况，增加产妇的营养摄入。汤、粥、羹之类不仅易于消化吸收，又是多汤多汁之品，可以生津以增加乳汁生化之源。

六、预防调护

（一）预防

目前产后缺乳的原因很明确，影响因素诸多，因此预防产后缺乳的发生要多方面兼顾。

（1）注重产前清洗及按摩乳头，如有乳头凹陷应及时纠正。

（2）产后及早喂奶。

（3）按需喂奶，不必按时喂养。

（4）注意产妇的营养补充及均衡，蛋、奶、蔬菜、水果都应均衡摄入。

（5）每次哺乳完毕后要及时排空乳房，这样不仅利于乳腺分泌乳汁，还不易于造成乳管堵塞。

（二）调护

1. 心理调护

协助家属解除产妇的思想顾虑，指导产妇保持乐观、舒畅的心情，给予情志护理，使产妇心情愉快，降低产后抑郁症的发生。消除产妇的不良情绪，关心体贴产妇，避免刺激。多与其沟通，解答疑问。帮助她们学习如何照顾婴儿以及如何自我护理，减轻思想负担和压力，使其心情开朗，调畅情志，切勿忧虑急躁。为产妇讲

解哺乳的目的和意义，增加产妇哺乳的信心。

2. 指导正确哺乳方式

产后护理人员在产妇产后半小时内协助初生儿早吸吮，此时乳房内的乳量虽少，但通过新生儿的吮吸动作可刺激垂体催乳素的分泌而促进泌乳。产妇采取坐位或卧位，尽量坐位，全身放松，抱好婴儿，手指贴靠在乳房下的胸壁上，拇指轻压乳房上部，使婴儿容易含接。在每次哺乳前后用温水、毛巾将乳房擦洗干净，柔和地按摩乳房，刺激反射排乳，并在哺乳后将剩余乳汁排出。

3. 饮食调护

产妇的饮食应为高蛋白的平衡饮食，应多吃汤类，如鱼汤、骨头汤、鸡汤等，也应摄入一定的纤维素饮食，以促进乳汁分泌，满足泌乳活动所消耗的热能及婴儿生长发育的需要。另外，不宜吃辛辣、刺激性食物，禁烟，禁饮咖啡及禁忌药物。少食用含脂肪多，含雌激素、麦芽素等的食物，并协助产妇适当运动。

4. 劳逸结合

指导产妇劳逸结合，保证产妇足够的营养和充足的睡眠，使其逐步适应和婴儿同步睡眠，并保证周围环境安静，以利于更好地休息和提高睡眠质量。

七、研究进展

母乳是供给婴幼儿的最佳食物来源，其营养价值是任何代乳品所不能代替的。目前西医在治疗产后缺乳这方面的报道甚少，缺乏有效的治疗措施，西药治疗产后缺乳副作用大，且多数药物为哺乳期禁用或慎用的药物，这就大大限制了西医治疗的发挥空间。中医学治疗产后缺乳，无论是病因病机方面的医理阐述，还是辨证施治方面的临床实践，理法方药独树一帜，采用中药、针灸、推拿等综合治疗，取得

了良好的疗效。但是仍然存在很多问题需要我们进一步解决，如病因病机的统一、统一的辨证分型标准、中药剂型的创新、综合治疗方法的统一、初产妇对中医治疗不适应、产前及产后的教育及心理辅导等。因此我们在中医学的理论基础上，还需创造更多有效的治疗手段，做好母乳喂养的宣教，让患者从生理、心理上更易于接受，充分做好产后缺乳的防治工作。

参考文献

[1] 谷云鹏，翟凤霞. 翟凤霞教授治疗气血虚弱型产后缺乳经验 [J]. 中医临床研究，2014, 6（07）: 88+90.

第二节　闭经溢乳综合征

闭经溢乳综合征（简称 A–G 综合征）是指非产褥期女性或停止哺乳半年后，仍持续溢乳且伴有闭经的内分泌失调症。闭经、溢乳可单独出现，也可同时存在，大多数患者合并催乳素增高。

一、病因病机

（一）西医学认识

A–G 综合征患者中约 80% 有高催乳素血症。催乳素（PRL）是由垂体前叶的催乳素细胞所分泌的一种蛋白类激素，受催乳素抑制因子（PIF）及催乳素释放因子（PRF）的双向调节作用，而以抑制因子的影响占优势，其作用为刺激乳房发育，分泌乳汁。PRL 在妊娠期随着孕月的增加而逐渐增加，产后则逐渐下降，如产后不哺乳，PRL 多在 4~6 周内降至孕前水平，而哺乳期由于婴儿的吸吮刺激，可使催乳素维持在较高水平。PRL 的合成和释放主要受 PIF 的调控，任何因素造成下丘脑 – 垂体功能失调，丘脑下部 PIF 减少，都能使抑

制 PRL 释放的因素被解除，或促甲状腺激素释放激素（TRH）分泌增加，造成血中 PRL 增多。在非产褥期及非哺乳期，放射免疫检查催乳素一般应在 20ng/ml 以下，若超过 20ng/ml，则为催乳素升高。由于 PRL 升高，抑制了垂体促性腺激素的分泌，进而导致卵巢雌、孕激素分泌减少，临床表现多为月经周期延后、月经量少、闭经等，并有乳汁溢出。

（二）中医学认识

中医古籍中虽并无此病名，但中医学对此病却早有认识。闭经溢乳综合征归属于中医学"月经不调""乳泣""闭经"范畴。陈自明的《妇人良方·产后乳出方论》记载："未产而乳自出，谓之乳泣。"《胎产心法》云："肝经上冲，乳胀而溢。"指出郁怒情志不遂，肝气郁结化火，疏泄太过，致乳汁妄行而自溢。清代王旭高的医案中对溢乳症状有病案记载曰："乳房属胃，乳汁血之所化，无孩子而乳房膨胀，亦下乳汁，非血之有余，乃不循其道为月水，反随肝气上入乳房，变为乳汁。"此案记载了非哺乳期溢乳的症状。

二、临床诊断

（一）辨病诊断

闭经溢乳综合征患者 85% 以上有月经紊乱，可表现为月经量少、稀发、闭经。患者可诉长期闭经，或月经稀发。闭经的期限可自数月至 10 余年不等。异常泌乳发生率为 70%~98%，可发生在产后停止哺乳后，亦可发生于人流后或未婚未孕女性，多为双侧性，也可呈单侧性，患者可有自发性溢乳，但部分患者需挤压乳房后才获得小滴乳汁。溢乳期限可长达数月至数年。溢乳的出现与否及其量的多少与血清 PRL 值不呈正相关关系。不孕不育约占 60%。

A-G综合征伴有高PRL血症的患者常患原发性不孕。部分患者由于雌激素水平低，可出现面部阵发性潮红、性情急躁、性欲减退、阴道干燥、性交困难等症状。肿瘤较大压迫周围脑组织，约70%~80%出现头痛；向上压迫神经交叉，约40%~60%有视力或视野障碍等。产后缺乳的程度和情况各不相同，有的开始哺乳时缺乏，以后稍多但仍不充足；有的全无乳汁，完全不能喂乳；有的正常哺乳，突然高热或七情过极后，乳汁骤少，不足以喂养婴儿。通过检查乳房情况及乳汁性状，可协助诊断。

1. 临床表现

（1）无明显原因的闭经或月经不调。闭经的程度不同，有的长期闭经可达数月或数年，有的表现为月经稀少。

（2）乳房溢乳。溢乳的程度不同，有的是自发性溢乳，有的则是挤压乳房时有少许乳汁。溢乳时间可长达数月至数年。

（3）由于雌激素水平低，可出现潮热自汗、烦躁易怒、性欲减退等更年期症状。

2. 相关检查

（1）血清测定及动态观察　持续血PRL升高是早期发现垂体微腺瘤的重要线索。闭经、溢乳中高催乳素血症占79%~97%。两次检测值＞20~25μg/L为高催乳素血症。PRL＞50μg/L，垂体PRL瘤的可能性为25%；PRL＞100μg/L，则其可能性近50%；PRL＞200μg/L，则其可能性达100%。血清检查前患者至少1个月未服用激素类药物及多巴胺拮抗剂；至少半年未口服避孕药。所有PRL升高都应排除垂体瘤。

（2）蝶鞍的X线检查与CT扫描　若PRL增高，应作正、侧位蝶鞍X线摄片检查，巨大腺瘤可引起蝶鞍的扩大，但X线摄片正常不能排除垂体微小腺瘤，须定期随诊。CT扫描可以发现X线无法诊断的垂体微腺瘤。

（3）其他相关内分泌激素测定　①测定血内促卵泡激素（FSH）、促黄体生成素（LH）、PRL以了解垂体功能。若PRL增高而FSH、LH低于正常，即应注意有垂体肿瘤存在的可能。②测定血内雌二醇（E2）、孕酮（P）的水平，以了解卵巢功能。当PRL过高而E2、P低于卵泡早期值，如E2＜1101pmol/L，P＜1nmol/L，或阴道脱落细胞检查也显示雌激素低下者，提示卵巢功能受抑制，合成甾体激素减少。③甲状腺功能检查：TRH的测定，可除外原发性甲状腺功能低下。当三碘甲状腺原氨酸（T3）（0.01~0.035nmol/L）、甲状腺素（T4）（58.88~136.96nmol/L）正常而促甲状腺激素（TSH）过高（75~10mU/L），则提示闭经、溢乳可能为甲减所致。

（二）辨证诊断

望诊、闻诊、问诊、切诊，四诊合参。

1. 肝郁化火证

（1）临床证候　乳汁色黄白而浓稠，乳房或乳头刺痛，伴有头昏头痛，烦躁易怒，口干口苦；舌红苔黄，脉象弦数。

（2）辨证要点　乳汁色黄白而浓稠，口干口苦，舌红苔黄，脉象弦数。

2. 阴虚火旺证

（1）临床证候　闭经较久乳汁自溢或挤时有乳，色黄质稀，常伴有腰酸，头晕目眩，面色晦暗，五心烦热，午后潮热；舌红苔少，脉象细数。

（2）辨证要点　闭经较久乳汁自溢，面色晦暗，五心烦热，舌红苔少，脉象细数。

3. 脾胃虚弱证

（1）临床证候　乳汁挤之才出或自溢，质清晰色淡，月经停闭或稀少，伴头晕心悸，神疲无力，气短懒言，面色萎黄，纳少便溏，乳房柔软；舌淡苔薄，脉象细弱。

（2）辨证要点　乳汁挤之才出或自溢，舌淡苔薄，脉象细弱。

三、鉴别诊断

1. 导管内乳头状瘤

导管内乳头状瘤常发生于40~50岁女性。病变在乳晕下方主导管内，多单发，瘤体多呈桑椹状，有蒂部与导管壁相连。溢液多为血性。乳晕区可触及结节及血液溢液为主要鉴别点。

2. 乳腺导管扩张症

乳腺导管扩张症常发生于40岁以上的女性。可见多个乳管溢液，多为白色或黄色稠厚分泌物，乳晕区可及肿物，有时表面皮肤潮红，可出现腋窝淋巴结肿大。乳头溢液细胞涂片或肿物穿刺病理检查可见大量浆细胞、淋巴细胞为鉴别点。

3. 妊娠哺乳期与药物性泌乳

妊娠哺乳期的闭经、泌乳为生理性变化，药物性泌乳是由长期服用精神类药物引起，不难与本病鉴别。

四、临床治疗

（一）提高临床疗效的要素

药物内服可以选择单纯中药，也可以中西药结合治疗。

（二）辨病治疗

1. 药物治疗

（1）治疗原则　西药治疗首选溴隐亭，它可以直接作用于下丘脑与垂体，具有中枢性的多巴胺作用，刺激催乳素释放抑制因子的分泌，抑制催乳素的合成与分泌。应用时应遵循从小剂量到大剂量的原则。

（2）方法步骤　每次1.25mg，每晚一次，服用一周后可改为每次2.5mg，每晚一次，可逐周增加剂量至每次7.5mg，每日2~3次，服用一月后可根据月经及溢乳情况调节剂量。

2. 对因治疗

因服用某些药物造成的应停药，停药半年后可恢复；因原发性甲状腺功能减退引起的，可使用甲状腺素替代疗法；因服用避孕药引起的，停药的同时应配合调经。

3. 手术治疗

对于闭经溢乳综合征且已经确诊为垂体瘤伴有神经压迫症状的患者，可行手术治疗。经蝶鞍行显微手术切除垂体瘤是目前公认有效的治疗方案，手术治愈率可达85.2%。

（三）辨证治疗

1. 辨证论治

（1）肝郁化火证

治法：清肝解郁，抑乳通经。

方药：化肝煎加味。常用药：白芍、青皮、陈皮、丹皮、栀子、泽泻、生麦芽、贝母、生牡蛎、怀牛膝、天麻、当归、生鸡内金、生山楂。

（2）阴虚火旺证

治法：滋阴泻火，养血调中。

方药：大补阴丸加味。常用药：干地黄、北沙参、枸杞子、女贞子、炙龟甲、炙鳖甲、知母、黄柏、当归、白芍、丹参、怀牛膝。

（3）脾胃虚弱证

治法：补益气血，抑乳通经。

方药：八珍汤加味。常用药：人参、黄芪、白术、茯苓、当归、白芍、熟地、五味子、芡实、怀牛膝、茜草。

2. 外治法

针刺疗法：针刺具有安全、有效、简便的特点，易于操作。在服用中药期间配合针刺疗法，通过对局部及穴位的刺激来达到调和气血、通经活络的效果。

方法步骤：选取归来（双侧）、八髎、命门、关元、大赫穴位。患者取仰卧位，取穴，常规消毒后，用30号2寸毫针，"押手"固定穴位皮肤，协助针刺。"刺手"持针直刺穴 1~2 分，然后向下平刺 1 寸，捻转得气后中等刺激 1~2 分钟，留针时仍将针向下平刺，留针 30 分钟。每日治疗 1 次（排卵期治疗效果更佳）。

（四）医家诊疗经验

林毅教授认为该病病因主要是禀赋不足或房劳多产、劳倦内伤致使肾精亏损；或七情内伤，性情抑郁致使肝气郁结；饮食或服药不节损伤脾运，因此在中医治疗上主张治肝宜疏、治肾则补、治脾重运。

林老强调心药并举，在实际临床中，用药的同时常常注意配合心理疏导，让患者消除各种顾虑，达到平衡心理状态，助其增强战胜疾病的信心。

五、预后转归

对于垂体瘤手术疗效较好的患者，一般 A~G 症状在术后半年或一年后逐渐好转。对于手术效果欠佳的患者可以进行放射治疗。服用激素类药物或溴隐亭等药物，症状会短时间好转，但较易复发。

六、预防调护

（一）预防

（1）保持良好的心情，积极乐观。
（2）忌滥用激素类、避孕药等药物。
（3）保持健康饮食，均衡营养。

（二）调护

1.心理护理

以和蔼、热情的态度与患者沟通，让其对护理人员有充分的信任，同时加强沟通可改善护患之间的关系，良好的关系对治疗有很大的帮助。与患者家属配合，减轻患者的精神压力，激励患者，进行相应的医学知识宣教，助其增强战胜疾病的信心，鼓励其坚持配合医生的治疗。

2.饮食护理

应指导患者摄入高热量、高蛋白食物，忌食燥、热等刺激食品。

七、研究进展

本病的治疗，目前无特效方法，运用雌激素、孕酮等激素治疗，效果不理想。近年来运用左旋多巴、溴隐亭等治疗有效，但停药后易复发。中医药治疗本病，从通经化瘀、活血通络等方面入手，可有效控制疾病的发展，但不宜滥用，应以辨证施治为本。手术治疗多用于垂体瘤的患者，但手术的方式还需进一步的探索。

参考文献

［1］杨利侠. 闭经–溢乳综合征的中医辨治思路与方法［J］. 辽宁中医杂志，2010，37（12）：2347–2348.

［2］邱新红. 乳腺病名医秘验绝技［M］. 北京：人民军医出版社，2006.

［3］姚美玉. 中医妇科家珍［M］. 北京：人民军医出版社，2010.

［4］满彬，姚美玉，马丽平. 闭经溢乳综合征的中医药治疗［J］. 长春中医药大学学报，2009，25（05）：723–724.

［5］辛雪艳，张占波，王银凤，等. 韩延华教授治疗闭经溢乳综合征验案介绍［J］. 新中医，2007，（03）：20.

［6］冯光荣，杨建萍，袁雪莲. 谈闭经泌乳综合征的辨证论治［J］. 河南中医，2009，29（02）：157–158.

第三节　高催乳素血症

高催乳素血症（HPRL）是由于多种原因导致垂体催乳素（PRL）分泌增多而产生的一种疾病，它与下丘脑–垂体–性腺轴的调节及垂体微腺瘤的关系密切。根据其临床表现当属中医"月经后期""闭经""乳泣""不孕"等范畴。高催乳素血症可导致女性的月经失调、闭经、不孕等，也可导致男性勃起功能障碍。

一、病因病机

（一）西医学认识

催乳素也叫泌乳素，是一种多肽蛋白，由198个氨基酸组成，相对分子质量为（22-100）$\times 10^3$。由垂体前叶的催乳素细胞合成和分泌，经肝脏降解、肾脏排泄。催乳素分泌有睡眠–醒觉周期变化，分泌规律是夜间比白天高，入睡后逐渐升高，醒来前1小时达到峰值，醒后逐渐下降，10:00~14:00为全天谷值，峰值较24小时平均水平高一倍多，男性均值为9.5μg/L，女性为13.5μg/L。正常催乳素脉冲性释放及其昼夜节律对乳腺发育、泌乳和卵巢功能、免疫功能等起重要调节作用。催乳素分泌受下丘脑催乳素分泌释放抑制因子和催乳素分泌释放因子的双重调节，正常情况下下丘脑对催乳素分泌起到紧张性抑制作用。多巴胺是主要的生理性催乳素抑制因子，而下丘脑分泌的促甲状腺激素释放激素、5–羟色胺等则可以刺激催乳素分泌。当这种调节失衡，催乳素过度分泌，可引起HPRL。而引起催乳素调节失衡的原因主要分三类：病理性、药理性和特发性。病理性的主要是垂体催乳素瘤，另外下丘脑垂体柄疾病、原发性甲状腺功能低下、慢性肾衰、肝硬化、胸乳部神经刺激、异位PRL分泌、肾上腺功能低下、空蝶鞍血症等也可引起HPRL；药理性的主要是吩噻嗪、甲氧氯普胺、利舍平、甲基多巴、西咪替丁等药物干扰多巴胺代谢活性而致PRL升高；特发性的则是排除了上述原因但有HPRL症状，部分原因是PRL分子的异型结构。

（二）中医学认识

高催乳素血症在中医中并无特定病名，但在中医文献中却有类似记载，如王旭高医案中就有对此病因病机及治疗方药之记载，开创了中医治疗闭经溢乳综合征之先河。《医学金鉴·妇科心法要诀》云："产后乳汁暴涌不止者，乃气血大虚。"《胎产心法》云："肝经怒火上冲，故乳胀而自溢。"高催乳素血症的发生主要与肝、脾、肾三脏功能失调有关。肝气郁结或肝经湿热或怒气上冲，则气血逆乱，不循常经反随肝气上入乳房，化为乳汁。肝肾同源，肾虚肝旺不能条达疏泄，脾虚失运，水湿积聚，阻滞胞脉均致气血失和，血不能下注胞宫，反而上逆为乳汁。可见肝失条达，肾亏脾虚，气血瘀滞，以致气血逆乱是高催乳素血症的主要病机，治宜疏肝解郁，调补肝肾，活血祛瘀。肝藏血、主疏泄，有调节血量、疏畅气机的作用，肝血充盛，肝气调达，心情舒畅，方能月经正常并具备生育能力，如肝不藏血或肝失疏泄，致使冲任血少或气血不畅，可造成月经失调或不孕。若情志不畅，肝失疏泄，影响肝脏藏血的功能，不能起到疏泄作用，而形成闭经，气血横逆上行为溢乳。故前人有"女子以肝为先天，调经肝为先，肝疏经自调"的说法。脾生血，肾精化血，而女子以血为本，气血充足，肾精旺盛，下注于胞宫则形成月经，哺乳期则充于乳房形成乳汁。素体肥胖、痰湿内盛或脾失健运、痰湿内生，痰湿、脂膜壅塞冲任，气血运行受阻，不能归入血海下为月经，反而上逆为乳汁。肾阳不足，气化失常，上不能温煦脾阳，下不能温养胞脉，亦可出现溢乳、宫寒、闭经及不孕等。

二、临床诊断

（一）辨病诊断

1. 临床表现

高催乳素血症是一种常见的下丘脑疾患，由于催乳素的升高，干扰了性腺的功能，因此在男女表现上有所不同。

（1）月经的改变及不孕　血清催乳素升高致下丘脑产生多巴胺升高，抑制下丘脑促性腺激素的合成和释放，降低卵巢对促性腺激素的反应，抑制卵泡的发育与成熟，不能形成排卵前的雌激素高峰及黄体生成激素高峰，并直接抑制卵巢合成雌二醇和孕酮，导致黄体功能不足，排卵障碍、月经稀少或闭经；性欲减退、生殖器萎缩，严重者致骨质疏松；HPRL还可干扰受精和胚胎发育，导致不孕、流产等。

（2）溢乳　溢乳是在非妊娠期和哺乳期时，挤捏乳头时有液体流出，称为溢乳。HPRL患者中溢乳发生率为70%~98%。溢乳为挤压乳房时出现为水样、浆液或白色乳汁，多数情况下分泌量呈点滴而出，重者也可自行流出。

（3）男性表现　男性则表现为勃起功能障碍，婚后不育，性功能减退，以致阳痿、不射精，严重者少精或无精等。

（4）病理性原因相关表现　若HPRL是由垂体催乳素瘤而引起的，则患者可出现头痛、头晕、恶心、呕吐、嗜睡、昏迷以及其他颅内压迫症状等，视功能障碍包括视力下降、视野缺失、视乳头水肿、视神经萎缩等，极少数患者可发生急性垂体卒中。

2. 相关检查

（1）血清学检查　因为人体处于不同阶段，很多生理因素可影响PRL水平，并且催乳素的分泌如前所述呈脉冲式，分泌具有周期性特征，因此运用放射免疫法（RIA）测定血PRL最适当的条件为非应激状态、清晨空腹，避免做乳房检查、盆腔检查，如周期尚存，宜在卵泡期测定。同时可测定促甲状腺激素（TSH），评估甲状腺功能。根据2011年内分泌学会HPRL临床诊疗指南，单次检测血清催乳素女性高于25μg/L、男性高于20μg/L即可诊断，如果血PRL水平持续升高，应做蝶鞍影像检查观察垂体。另外，单次测出血PRL高时，应多次检测，并取平均值。有报告认为PRL > 100ng/mL，60%患者有垂体肿瘤，若 > 300ng/mL则几乎可以肯定为垂体肿瘤。

（2）其他检查　包括女性妊娠试验、垂体及其靶腺功能、肾功能和肝功能等，根据病史选择进行。

（3）影像学检查　证实为轻度高PRL而没找到明确病因或血PRL > 100ng/mL时均应行鞍区影像学检查，以排除或确定是否存在压迫垂体柄或分泌PRL的颅内肿瘤及空蝶鞍综合征等。鞍区病变的影像学检查主要为CT和MRI。MRI检查软组织分辨率高，各方面优于CT。

（二）辨证诊断

高催乳素血症归属于中医"月经愆期""不孕""乳癖"等范畴。

1. 肝郁气滞证

（1）临床证候　血PRL水平增高，伴溢乳，闭经或月经失调，不孕，白带减少或缺如，或带少色黄，胸闷胁胀，经前乳胀或乳头疼痛，口干心烦；舌苔薄白，脉细弦。

（2）辨证要点　胸闷胁胀，经前乳胀或乳头疼痛，口干心烦，舌苔薄白，脉细弦。

2. 脾虚血瘀证

（1）临床证候　血PRL水平增高，闭经，不孕，月经延后，经量少，挟血块，行经时小腹隐痛，经行便溏；舌质紫暗或边尖有痕点，苔薄白，脉细涩。

（2）辨证要点 血 PRL 水平增高，舌质紫暗或边尖有齿痕，苔薄白，脉细涩。

3. 脾肾两虚证

（1）临床证候 血 PRL 水平增高，闭经，月经稀发，体重增加，反应迟钝，带少或无带或带多，不孕，便溏，小便清长，泛恶纳差；舌质淡，苔薄白或白腻，脉沉滑或濡缓。

（2）辨证要点 血 PRL 水平增高，便溏，小便清长，泛恶纳差，舌质淡，苔薄白或白腻，脉沉滑或濡缓。

三、鉴别诊断

1. 闭经溢乳综合征

闭经溢乳综合征是闭经的同时见乳汁溢出，且乳汁不多。

2. 多囊卵巢综合征

多囊卵巢综合征与高催乳素血症表现具有一致性：月经失调、闭经或不孕，但多囊卵巢综合征常伴有多毛、痤疮、肥胖。

四、临床治疗

（一）提高临床疗效的要素

高催乳素血症以药物治疗为主，中药及西药联合治疗，疗效显著，也可辅助其他治疗。

（二）辨病治疗

1. 药物治疗

西药治疗首选溴隐亭，它可以直接作用于下丘脑与垂体，具有中枢性的多巴胺作用，刺激催乳素释放抑制因子的分泌，抑制催乳素的合成与分泌。应用时需遵循从小剂量到大剂量的原则。服用方法：溴隐停 2.5mg，每日 1 次，饭后服用，连用 1 周后改为 2.5mg，每日早晚 2 次。垂体微腺瘤患者每次 7.5mg，每日 3 次，服药期间定

期监测血 PRL。如 PRL 恢复正常，溢乳停止，月经恢复，则改为每日 2.5mg 维持观察。排卵恢复或妊娠后停药，3 个月为 1 个疗程，用药时间不超过 6 个月。

2. 对因治疗

因服用某些药物造成的应停药，停药半年后可恢复；因原发性甲状腺功能减退引起的，可使用甲状腺素替代疗法；因服用避孕药引起的，停药的同时应配合调经。

3. 手术治疗

对于高催乳素血症且已经确诊为垂体瘤伴有神经压迫症状的患者，可行手术治疗。经蝶鞍行显微手术切除垂体瘤是目前公认有效的治疗方案，手术治愈率可达 85.2%。

（三）辨证治疗

1. 辨证论治

（1）肝郁气滞证

治法：疏肝理气，活血调经。

常用药物：柴胡、当归、白芍、川芎、白术、茯苓、牛膝、鸡血藤、山楂、麦芽、生甘草。

（2）脾虚血瘀证

治法：健脾化瘀。

常用药物：党参、白术、茯苓、生甘草、丹参、当归、白芍、川芎、鸡血藤、牛膝、黄柏。

（3）脾肾两虚证

治法：温肾健脾，燥湿化痰。

常用药物：白术、茯苓、生甘草、陈皮、半夏、苍术、香附、石菖蒲、木香、砂仁、菟丝子、补骨脂、鹿角霜。

2. 外治法

（1）针刺治疗 中医运用针灸治疗 HPRL，疗效确切。针刺使脑内多巴胺（DA）合成和释放增加，增强中脑-间脑多巴胺能系统的活动，使生物合成和酶降解速度增快。多巴胺及多巴胺能物质抑制

催乳素的分泌。在针刺的基础上加以电针刺激，激活了脑内 DA 系统，则高催乳素受到抑制，催乳素水平下降，人体恢复正常的生理功能，临床症状消失。针刺冲、任、督脉及胃、肝、肾经的俞穴，对垂体内分泌功能起到调节作用，可能起到了多巴胺增强剂的作用，从而抑制催乳素的过度分泌。

针灸治疗高 PRL 血症的机制探讨之脑内 DA 系统与针刺的关系已经进行了不少研究，针刺可以使脑内 DA 合成和释放增加，增强中脑 - 间脑 DA 能系统的活动，生物合成和酶降解速度都会加快，这一观点已被大量的实验证实。DA 及多巴胺能物质能够抑制 PRL 的分泌，当脑内 DA 系统的活动降低或合成、释放障碍，则抑制 PRL 分泌的作用解除。

方法步骤：选用主穴包括中极，关元，次髎，足三里，三阴交，T$_{4-12}$华佗夹脊穴。配穴：肝郁气滞配太冲、肝俞（肝火上冲再加行间、阳陵泉）。肾阳虚配肾俞、命门。肝肾阴虚配肝俞、肾俞。脾虚痰湿配脾俞、丰隆、公孙。采用 28 号不锈钢毫针，指弹速刺进针，虚证用补法（烧山火），加灸 30 分钟；实证用泻法（透天凉）。手法结束后加电针，留针 30 分钟，每天治疗 1 次，每 15 次为 1 个疗程，休息 5 天后开始下一个疗程。

（2）中医推拿　推拿是通过手法作用于人体的肌表，辨证论治，补虚泻实，按揉胸腹部，侧重胁肋、腹股沟、下腹部及腰骶部，而内生殖器居于盆腔内部，一般情况下难以触及，通过其与腹、腰骶的联系，可形成间接刺激作用，使内分泌作用介质平衡调节，炎性因子通过淋巴血管的代谢循行排出，发挥治疗作用。具体推拿方法：用掌揉、拇揉、滚法等辨证论治，补虚泻实，按揉胸腹部，侧重胁肋、腹股沟、下腹部及腰骶部，并针对脐周、下腹疼痛部位及腹部触及的结节及条索拨揉，循肝经、脾经、肾经，以及冲、任、督、带脉寻找压痛及异样点进行重点点按。辨证选穴：以肝经、脾经、肾经穴为主，偏于肾阳虚加肾俞、命门；偏于肾阴虚加照海、太溪；肝郁血瘀者加曲池、太冲、血海、合谷。时间与疗效：每次操作 30 分钟左右，每天 1 次，10 次为 1 个疗程，连做 3 个疗程。两个疗程间休息两天，3 个疗程结束后更改为每周治疗 1 次巩固疗效。

（四）医家诊疗经验

1. 柴松岩教授临床应用

柴松岩教授认为，本病的病机是毒邪侵袭，郁积体内，郁而化热。治疗以清解毒热、调理气机为主。药物选择以走上、走两胁为宜。常用野菊花、金银花、莲子心、夏枯草、菊花、生甘草清上焦毒热，桔梗、杏仁、郁金、川贝母、浙贝母、丝瓜络调理气机，川黄柏、泽泻泻相火。柴老认为，乳房、大肠皆属阳明胃经，乳房有病，可治在阳明。故清热解毒的同时，常用槐花、白头翁，走阳明胃经，以清阳明热毒。在治疗过程中，应注意大便变化，以瓜蒌皮联合瓜蒌仁润肠通便。高催乳素血症之泌乳，非必以固、以收为治，可以通、以化，即以"通"法治之。而所谓"通"，并非简单的"通乳"。乳汁为血所化，源于中焦脾胃而赖于肝气的疏泄与调节。因此，柴老治泌乳之"通"法，既有通乳之意，更包括行气下气、化痰利水、活血通络诸法，以"通"而化郁行滞，给邪以出路。"通法"常用之药物：全瓜蒌、丝瓜络，通草、生麦芽、丹参、桃仁、月季花等。另外，高催乳素血症病位在上，其病在足厥阴肝经，兼及督脉。治疗时常以葛根、桔梗、川芎引经，载药上行，既有行气化散血滞之功，更促使全方药力随经气循行而通达病所。

2.林寒梅教授临床经验

林寒梅教授认为本病的根本原因是脾肾不足，林教授在治疗本病时，补肾健脾药常贯穿始终。经验方如下：炒麦芽、山楂、神曲、枸杞子、淫羊藿、菟丝子、山茱萸、柴胡、党参、白术、茯苓、白芍、丹参。方中以淫羊藿、菟丝子温补肾阳，山茱萸、枸杞子滋补肾阴，以涵肝木，共同使用可起调理冲任、阴阳互补的作用，取其"阴中求阳""阳中求阴"之功。若出现形体肥胖、多毛、四肢倦怠、疲乏无力等，常加用苍术、陈皮、皂角刺、半夏等化痰除湿之品；若肝郁化火，表现为口干、口苦、经期乳房胀痛明显、大便秘结、小便黄等，则应酌情加入黄芩、栀子、川楝子等清热利湿之药。

3.唐同秀教授临床经验

唐同秀教授认为高催乳素血症以肝郁肾虚及痰湿阻滞为主，唐教授在辨证论治的同时，也注重单味药物的合理组配。就降催乳素而言，唐教授喜用4味药物，即生麦芽、牛膝、山楂及泽兰，尤其重用生麦芽，大多用至50g。

4.于增瑞教授临床经验

于增瑞教授认为本病主要病机为肝郁及肾，肝肾精血亏虚，气血逆乱，血不寻常道，下注血海为月经，而随肝经上逆乳房为乳汁，血海空虚，胞宫失养，无法摄精成孕，遂成不孕。故于教授在临床上治疗本病以调肝益肾为主，兼以活血祛痰。肝郁脾虚血弱者治以疏肝健脾调经之法，药用柴胡、黄芩、茯苓、白术、郁金、当归、生地黄、川牛膝、黄精、菟丝子、益母草等。肝郁气滞者应疏肝解郁调经，采用柴胡疏肝散加减，气滞痰阻加半夏、白术、苍术、茯苓等；气滞血瘀加川牛膝、丹参、益母草、川芎、香附、白芍等。脾肾阳虚者应温肾健脾调经，药用党参、黄芪、山药、鹿角霜、补骨脂、巴戟天、杜仲、续断等。脾虚痰阻者应健脾化痰，药用党参、黄芪、山药、白术、苍术、茯苓、白芥子、半夏等。脾虚血瘀者应健脾化瘀，药用熟地黄、当归、川芎、赤白芍、党参、牡丹皮、白术等。

五、预后转归

中医药在对高催乳素血症的病因病机认识以及治疗研究方面已有一定深度，在治疗HPRL方面具有不良反应小、不易复发、催乳素降低稳定、价格便宜等诸多优势。

六、预防调护

（一）预防

（1）保持心情舒畅。
（2）保持合理健康饮食。
（3）保持充足的休息。
（4）不滥用药物，尤其是避孕药。

（二）调护

西医学认为，压力、不良情绪引起的心理应激，可导致神经内分泌紊乱，心理应激与中医的肝郁之间存在密切关联，在"心理应激－肝郁"模式下，各种心身压力、刺激通过神经内分泌系统在多种激素和神经递质的参与下实现对PRL的影响。心理疏导作为心理治疗的一种有效手段，可以解除或缓解各种应激源对大脑皮层的不良刺激，从根本上打破"心理应激－肝郁"模式下各种心身压力刺激对高催乳素血症的影响，起到疏肝解郁、畅达气血的作用，与药物治疗配合，增加患者对本病的认识，增强患者战胜疾病的信心，并及时了解患者接受治疗后的情况，从而获取患者对医生的信任。另外，建议患者做一些自己喜欢的运动，舒畅心情，忘掉烦恼，以乐观的心态面对人生。同时主动与患者家属沟通，争取家属的理解和鼓励，促使患者积极主动配合治疗。

七、研究进展

综上所述，中医药治疗 HPRL 有着独特的优势和潜力，对病因病机探讨已有一定深度，在治疗上能从整体出发，采用辨病与辨证、局部与整体、内治与外治相结合以及标本兼治等多种方法，尤其是众多医家以自拟经验方治疗，辨病治疗本病已积累了较多的经验，目前已成为中医治疗 HPRL 的主要手段。中医治疗不仅方法灵活，有较宽的适应范围，而且近期疗效与西药无明显差异，远期疗效优于西药，具有无不良反应、复发率低的特点，更易被患者接受。但由于中医对本病目前尚无统一的诊断及疗效标准，不利于学术交流和深入研究，而且所取得疗效的机制尚不甚明确，有待进一步探讨。虽然目前临床上有部分医家运用中药配方颗粒治疗本病，已较大程度地方便了患者，但配方颗粒剂与传统中药饮片疗效的比较有待进一步探讨。未来还需遵循循证医学原则，不断完善发展，尽快制定统一疗效标准，提高临床科研设计及中医药整体辨证论治水平，提高中药组方辨证的规范性。对于目前临床上治疗 HPRL 的有效方药，应加强其作用机制的研究，进一步筛选出有效成分，努力寻求安全有效、十分可行的药方并研制成简单、方便使用的剂型以供临床使用，以提高疗效，也为中医药走向世界提供有力的理论依据。西药在治疗 HPRL 上也有一定的作用，因此将中医与西医更完美地结合也是我们应该不断努力的方向。

参考文献

[1] 王佳宁，阮祥燕. 高泌乳素血症的病因及诊疗进展 [J]. 医学综述，2012，18（21）：3629-3632.

[2] 汤传梅. 高泌乳素血症的病因病机及中医药治疗进展 [J]. 山西中医，2008，（01）：54-55+58.

[3] 罗雪冰. 中医药治疗高催乳素血症研究进展 [J]. 中国中医药信息杂志，2009，16（06）：103-105.

[4] 张碧霞，林寒梅. 林寒梅教授治疗高泌乳素血症经验总结 [J]. 广西中医药，2013，36（01）：39-41.

[5] 滕秀香. 柴松岩辨证治疗高泌乳素血症的经验 [J]. 北京中医药，2011，30（05）：340-342.

[6] 王浩. 于增瑞教授治疗高泌乳素血症性不孕症经验 [J]. 中医学报，2013，28（10）：1528-1530.

第九章　乳腺异常发育

第一节　乳房肥大症

乳房肥大症，又称巨乳症、乳腺肥大等，是指由于各种原因引起的乳房体积和重量超过正常乳房界限的临床疾病。男性和女性均可发病，多见于青壮年人群，男性发病率略高于女性，以成年男性最为多见。本病是一种良性乳房疾病，多为乳腺组织增生所致，多为双侧，也可为单侧。大多数患者前期没有任何症状，直到乳房形态出现明显异常后才引起重视，肥大的乳房会明显影响美观，患者可能会产生不同程度的心理障碍，影响日常生活、工作和学习。

一、病因病机

（一）西医学认识

目前人们对乳房肥大症的病因及其发生机制仍缺乏全面的认识，其主要原因大致可分为生理性和病理性两大类。

1. 生理性乳房肥大症

生理性乳房肥大症可发生在幼儿期、青春期和老年期等人生不同的年龄阶段。幼儿期乳腺处于刚发育阶段，受体内各种生长激素水平的影响，其发生率达60%~90%，以后随着各器官发育成熟后逐渐消退，但可持续数月。青春期处于性成熟阶段，乳房肥大发生率约50%~75%，大多数从12~13岁开始出现，持续数月或数年，有一定的自限性，体内激素水平测定提示雌激素或雄激素水平增高。老年期发生乳房肥大主要是由于器官退化导致雌/雄激素比例失调，激素水平紊乱，还有一些

倾向性因素如性激素、黄体激素及莱迪希细胞对促性腺激素的反应性下降，还有一些与自身肥胖因素等有关。

2. 病理性乳房肥大症

病理性乳房肥大症常见于药物，各种躯体疾病，肿瘤，肝肾功能损害，多种内分泌疾病如甲亢、甲减、睾丸疾病、肾上腺皮质疾病、垂体及下丘脑疾病等导致激素的分泌及代谢改变。如高催乳素血症可直接刺激乳腺组织的增生并加强雌激素对乳腺的作用，从而导致乳房肥大。某些肿瘤产生的异源性激素，以及药物引起的雌激素升高或增加雌激素受体的敏感性引起高催乳素血症等，均可引起乳房肥大，这类药物有抗真菌药酮康唑、肿瘤化疗药物、抗溃疡药H2受体阻断剂西咪替丁、奥美拉唑、螺内酯、青霉胺、环孢霉素等。目前学者对内分泌激素刺激引起乳房肥大症发生的原因主要有两种观点：一是与乳腺组织局部雌激素增多有关；二是与乳腺组织局部雌激素受体（ER）含量增高，从而致使乳腺局部组织对雌激素敏感性增高有关，但两种原因也可同时存在。

（二）中医学认识

中医学认为，乳房肥大的病变，主要与肝或脾的功能失常有关。肝有主持疏通宣泄的作用，称为肝主疏泄。疏泄不及形成气滞、血瘀，疏泄太过又会导致气血的逆乱，宣泄无度，肝的疏泄太过或不及，都会影响到乳房的发育，或引起乳房的某些疾病。如对乳房肥大症而言，疏泄太过则肝气过于升发，会促使气血上逆，灌注于乳房，从而使乳腺过度增生肥大。疏泄不及则肝气不畅，以致气血的流行受阻，

壅滞于乳房，也会使乳房肿胀，青筋裸露。中医学认为前者属于肝气亢盛证，后者则属于气滞血瘀证。除上述证型外，还有一种痰湿证类型。痰湿证型的发病机制与脾虚湿气不化有关。脾虚运化失常，就会导致水湿不化，停留日久，可以凝聚成痰。痰湿型的乳房肥大症，便是由于痰湿流注于乳房，聚结不散，致使乳房日渐增大的病症。

二、临床诊断

（一）辨病诊断

1. 辨病要点

（1）乳房快速或进行性增大，或伴有性功能不全及相关疾病史，如甲状腺毒症、肝硬化、肾衰、服药史。

（2）查体　应注意乳房肿大是单侧或双侧，乳头下圆盘状组织，边界清，光滑，质实而不硬，还应仔细检查睾丸、腹部有无肿块。

2. 相关检查

乳房增强断层钼靶可鉴别肿瘤或脂肪腺体组织。乳腺或睾丸超声检查对肿块较小的肿瘤排除诊断有价值。腹部 CT 或 MRI 有助于排除肾上腺肿瘤。采用细针抽吸术（FNA）或空芯针穿刺进行细胞学或组织学检查对乳房各类肿块的鉴别诊断有较好的准确性和实用性。激素水平的检测应基于病史及体格检查，且非必需。LH、FSH 及睾酮水平的测定能进一步确定性功能不全的诊断。血清 β-HCG 检测对排除肿瘤异位 HCG 的产生有帮助。当然，还应测定甲状腺、肝肾功能。其他实验室检查方法尚不能肯定，如免疫组化法测定Ⅵ型胶原蛋白也有助于乳房肥大及肿瘤的诊断。

3. 临床分型

单侧或双侧乳腺发育丰满，增生肥大，乳头、乳晕发育均好，在乳晕下可触及盘状、质地较硬韧、边缘清楚的弥漫性肿块，直径多在 2~3cm，有一定的活动性，与皮肤无粘连。少数患者有胀痛或轻度压痛，极少数还可能有乳头溢液。根据增生、肥大的乳腺部位及大小的不同，临床上又分为三型。

（1）弥漫型　增生乳腺呈弥漫性，常位于乳晕下，呈盘状，不形成孤立结节，伴有轻微胀痛及压痛是其特点，体积中等。

（2）腺瘤型　肿块呈孤立性结节，活动良好，无粘连，周围界限清楚，体积较小，此型应与男性乳癌相鉴别。

（3）女性型　双侧乳腺呈匀称性肥大，无明显结节，挤按乳头可有白色乳汁样乳头溢液，体积较大，外观颇似青春发育期少女乳房。

（二）辨证诊断

1. 肝气亢盛证

临床证候：双侧乳腺呈匀称性肥大，并可触及数个有弹性的结节，呈中等硬度，推之可动，不与皮肤粘连，触压时有轻度压痛感，局部皮色正常，腋下、颈部未触及肿大淋巴结，心肺正常，肝脾未触及。伴有情绪抑郁，胸胁满闷，乳房胀痛。舌质暗红，苔薄白，脉弦滑。

2. 气滞血瘀证

临床证候：双侧乳腺肥大且下垂，增大可至脐部以下，并可触及乳腺结节，亦有压痛感，皮肤颜色较暗，可见皮肤浅表静脉迂曲，青筋裸露，同时可伴有经行乳房及胸胁胀闷，腰腹疼痛。舌紫暗，脉弦涩。

3. 痰湿证

临床证候：双侧乳房明显增大，乳房皮肤松弛下垂，乳房内可触及片状腺体，全身伴有倦怠乏力、食欲不振、活动减少、肥胖等。舌淡红，边有齿痕，苔白腻，脉沉滑。

三、鉴别诊断

（一）西医学鉴别诊断

1.乳腺癌

乳腺癌肿块常偏离乳晕，边界不清，质硬，早期可出现皮肤粘连，乳头凹陷，可与胸大肌筋膜固定。对于年龄＞40岁，单侧无痛性肿块的患者尤应警惕乳腺癌的发生，还应仔细检查睾丸、腹部有无肿块。

2.乳腺纤维瘤

该乳房肿块呈卵圆或椭圆形，大小不一，小者如樱桃，大的瘤径可超过10cm（称为巨大纤维腺瘤），质坚如硬橡皮，表面光滑，边界清楚，与周围组织不粘连，触之易滑动。该肿瘤可为多发，但大多系单发。

3.乳腺纤维囊性增生

典型表现是双乳呈周期性疼痛和触痛，在月经来潮前加重，经后缓解，乳房内常可触及数个大小不等的结节或团块，边界不清，乳房增厚，压痛明显，拒按。

（二）中医学鉴别诊断

1.乳癌

中医学认为乳癌是由于平素忧思郁怒，情志不畅，肝气不舒，肝郁气滞，郁结伤脾，经络阻塞，痰瘀互结，肝脾两虚等七情内伤所致。临床表现为乳房内肿块，质地坚硬，边界不清，高低不平，固定不移，病久肿块溃烂，脓血污秽恶臭，疼痛日增。

2.乳核

中医学认为乳核多因平素多愁善感、郁闷忧思，致肝气郁结，气痰滞结于乳络，或气滞痰凝，易动忿怒，气郁湿滞，日久不解，聚积不散，结为乳中结核。乳房结节呈卵圆形，边界清楚，表面光滑，质地坚实，皮核不相亲，推之活动，肤色如常，无溃破，可能数年无变化。

3.乳癖

中医学认为乳癖大多数是由于情志不遂，精神刺激，肝郁气滞，气机遇阻，思虑伤脾，脾失健运，痰浊内生，气血瘀滞，阻于乳络而发；或因冲任失调，上则乳房痰浊凝结而发病，下则经水逆乱而月经失调。乳房肿块与周围组织分界不清，与皮肤无粘连，推之移动，腋下淋巴结不肿大，常感乳房胀痛，在月经前加重，经后痛减或消失。

四、临床治疗

（一）提高临床疗效的要素

本病患者年龄的大小、乳房肿块的大小对疗效的影响不大，但乳房肿块时间较长、硬度较大时，对疗效有直接影响。

（二）辨病治疗

大部分患者无须积极治疗，一般只要消除诱发因素即可。临床上乳房肥大如明显影响患者生活和工作，造成患者的心理负担过重，原则上需要积极干预治疗，目前西医治疗的方法包括药物治疗和手术治疗。

1.药物治疗

有报道认为，睾酮是最早用于治疗乳房肥大症的药物之一，短期内虽有一定的疗效，但在体内很快被芳香化而转化成雌激素，最终影响其效果。达那唑也可明显减轻乳房疼痛和乳腺增大症状，效果显著，但副作用较大，如水肿、恶心、脂溢性皮炎等，限制了其在临床上的广泛应用。枸橼酸氯米芬和他莫昔芬作为雌激素拮抗剂，在临床上也取得了一定的效果，但疗效尚不满意。睾内酯能抑制体内雄激素芳香化而使雌激素生成减少，已有报道显示对青春期乳房肥大症疗效较好，但仍需要进一步临床观察。

2.手术治疗

对于药物治疗无效或效果不佳，病程较长的患者，则可考虑手术治疗。手术方法分为传统手术和微创手术。传统手术的方法是取乳晕旁弧形切口，将其皮肤下方增大的腺体脂肪组织切除，但该方法会导致乳头内陷或乳头缺血而影响术后乳房整体美学效果。随着人们生活质量的提升和现代审美观的不断提高，而常规的传统手术切除切口长和瘢痕大，为满足患者对美观的强烈需求，目前采用脂肪抽吸术或乳腔镜微创技术，对轻中度的乳腺肥大症取得了非常好的临床疗效，而且具有伤口小、瘢痕隐蔽、恢复快等诸多优点。而对于重度乳房肥大的患者，单纯采用传统乳晕切口切除或单用脂肪抽吸术往往达不到满意的临床效果。有报道显示，有一种带蒂乳晕双环法切口的乳房缩小术，可使乳头移位不明显，在临床治疗中取得很好的效果。近来，也有文献报道，一种叫"牵拉缩乳术"的手术方法应用于乳房肥大症的治疗，能快速有效地切除肥大的乳腺组织，手术时间短且不留明显的瘢痕，美学效果佳，患者较满意。

（三）辨证治疗

（1）肝气亢盛证

治法：养血敛肝，疏肝缩乳。

方药：调营敛肝饮加减。

当归 15g，阿胶 15g，枸杞 15g，茯苓 15g，浙贝母 15g，白芍 20g，酸枣仁 20g，桑螵蛸 20g，五味子 9g，陈皮 6g，牡蛎（先煎）40g。

（2）气滞血瘀证

治法：活血化瘀，理气补血。

方药：桃花四物汤加减。

当归 15g，白芍 15g，地黄 15g，延胡索 15g，三棱 15g，莪术 15g，川芎 9g，川楝子 9g，青皮 6g。

（3）痰湿证

治法：健脾益气，化痰缩乳。

方药：六君子汤加减。

党参 20g，昆布 20g，白术 9g，茯苓 15g，贝母 15g，瓦楞子（先煎）15g，当归 15g，半夏 12g，牡蛎（先煎）30g，柴胡 6g，陈皮 6g。

五、预防调护

（一）预防

（1）避免过度饮酒及大量吸烟，避免肥胖。

（2）尽早积极治疗可能诱发乳房肥大症的基础疾病。

（3）避免过度劳累，减轻压力。

（4）慎用或禁用可能导致内分泌紊乱的药物。

（5）避免摄入含过量激素的药物或食物、保健品等。

（二）调护

（1）积极参加体育锻炼，调整生活方式。

（2）养成自我乳房检查的良好习惯。

（3）合理膳食，荤素搭配，不偏食，不厌食。

（4）修身养性，积极乐观，保持心情舒畅。

六、研究进展

自 20 世纪初以来，医家、学者对于乳房肥大症的病因和治疗相关研究仍在不断地探索，目前的医疗技术已帮助许多患者摆脱了身体及心理上的双重痛苦，重塑了患者的信心与勇气，也已探索出多种临床上较为成熟的治疗方案，但这些治疗方案仍存在着一些不足，需要临床医师们继续努力，进行更深层次的探索。

参考文献

[1] Schroder L, Rudlowski C, Walgenbach-Brunagel G, et al. Surgical Strategies in the Treatment of Gynecomastia Grade Ⅰ-Ⅱ: The Combination of Liposuction and Subcutaneous Mastectomy Provides Excellent Patient Outcome and Satisfaction [J]. Breast care, 2015, 10(3): 184-188.

[2] 朱蓉, 谭谦. 女性乳房肥大症的临床诊断与手术治疗进展 [J]. 东南大学学报, 2016, 35(5): 800-805.

[3] Strong B, Hall-Findlay EJ. How does volume of resection relate to symptom relief for reduction mammaplasty patients? [J]. Ann Plast Surg, 2015, 75(4): 376-382.

[4] 杨艳清, 孙家明. 女性乳房肥大的病因学研究进展 [J]. 中华整形外科杂志, 2011, 27(5): 398-400.

[5] Hammond DC, O'Connor EA, Knoll GM. The short-scar periareolar inferior pedicle redction technique in severe mammary hypertrophy [J]. Plast Reconstr Surg, 2015, 135(1): 34-40.

[6] 李尚善, 栾杰. 巨乳缩小整形术的研究进展 [J]. 中国美容整形外科杂志, 2017, 28(11): 656-657.

[7] 孙家明, 亓发芝. 乳房整形美容外科学 [M]. 杭州: 浙江科学技术出版社, 2012: 10-96.

[8] 郑惠, 苏映军, 张兆祥, 等. 乳房肥大患者与正常人群乳头乳晕血供研究分析 [J]. 中华整形外科杂志, 2018, 34(2): 92-97.

[9] 葛艳娜, 赵绛波, 郭金冉, 等. 改良倒T下蒂瓣法治疗乳房肥大症的临床观察 [J]. 中国医疗美容, 2022, 12(4): 13-15.

[10] Nuzzi LC, Firriolo JM, Pike CM, et al. The Effect of Surgical Treatment for Gynecomastia on Quality of Life in Adolescents [J]. The Journal of adolescent health: official publication of the Society for Adolescent Medicine, 2018, 63(6): 759-765.

第二节　乳房发育不良

乳房发育不良是一类以先天性因素为主的乳腺组织容量减少或缺失, 但皮肤完整且乳头发育正常的乳腺疾病。本病主要表现为单侧或双侧的乳腺组织减少, 甚至腺体缺如, 双乳明显不对称, 其发育明显低于同龄人的基本水平, 患者可能会产生不同程度的心理障碍, 影响日常生活、工作和学习。

一、病因病机

(一) 西医学认识

乳房发育不良是一种先天性疾患, 主要为腺体组织缺少, 皮肤仍光整而有弹性, 发生在单侧者常伴胸大肌发育不良或缺如, 也可因青春期前乳房区烧伤引起, 双侧者可能系发育成熟期乳腺组织对性激素不敏感所致, 乳头发育可以正常。乳房是一个外胚层器官, 起源于皮肤, 属于胸壁浅层结构。乳房发育不良本质上是一种组织缺少, 故治疗上宜增加乳房内容物, 扩大体积、改善外形, 使女性体现出特有的曲线美及其魅力。

(二) 中医学认识

乳房的发育与胃气充盈有关, 胃气充盈的根本是肾精的充盈。肾主生殖, 肾中精气是性发育启动和性功能维持的原动力, 其盛衰直接关系到女性性征和性器官发育的好坏, 其中肾中阴精是乳房发育的物质基础, 肾中阳精是乳房发育的动力。肾为先天之本, 脾胃为后天之本, 先天精气不足以充养后天之精，则脾胃之气不足，阳明血不充，而致乳房发育不良。乳房位于前胸，胸中经络纵横，全身气血朝会于此，若气机不畅，易发生瘀滞。乳络是乳房获取气血营养的通路，若乳络不畅，则精微物质不能滋养乳房，而致乳房发育不良；加上女性在经前及经期，冲任、气血、子宫变化较平时急骤，气充而血流急，气血相对比较壅滞而出现经前乳房胀满疼痛，经行乳房胀痛，其症状与经期有关，呈周期性发作。患者复有脾气急躁、易怒，则肝气不舒，肝郁则乳络不畅，故本病病位在肾、肝、胃，为本虚标实证。

二、临床诊断

（一）辨病诊断

1.辨病要点

（1）乳房发育不良大多为先天性疾病所致，具有先天性发育不全病史，主要表现为单侧或双侧乳房组织减少，甚至乳房腺体缺失，乳头发育可正常。单侧乳房发育不良在外观上可表现为双侧乳房不对称，较同龄人的乳腺组织发育明显迟缓。双侧乳房发育不良可表现为胸部平坦，无乳房特有的生理曲线。乳房发育不良少数为后天因素所致，如青春期束胸、胸部烧伤瘢痕挛缩、药物、基础疾病、情志内伤等。

（2）查体　触诊可发现乳房腺体组织不甚明显，乳腺较少或缺如，仅有乳头及乳头后方的脂肪组织，触及不到腺体组织，或仅扪及薄薄的一层乳腺组织。乳头、乳晕组织较正常偏小、扁平或凹陷，亦可伴同侧胸大肌发育不良或缺如。

2.临床分型

（1）小乳房型　乳房较小，胸部扁平，但尚有乳房轮廓，可触及少量腺体组织。

（2）乳房不发育型　乳房扁平，无明显乳房轮廓，不能触及明显乳腺组织。

（3）乳房不对称型　一侧乳房外观较小，一侧乳房发育正常，两侧乳房外形明显不对称。

（4）乳头凹陷型　乳头呈凹陷型，不能突出皮肤，内陷于乳晕中。

（5）巨乳头型　乳头发育过大，与乳晕比例不协调。

3.相关检查

（1）行乳腺超声检查，必要时可行胸部 CT 检查。

（2）激素水平测定包括甲状腺功能、肝肾功能、性激素测定，有助于明确病因诊断。

（二）辨证诊断

1.脾虚痰湿证

临床证候：多见体形肥胖（皮肤肌肉往下坠，松弛）；大便不成形、黏腻，口干，口苦，口臭，痰多咽不下，倦怠无力，多汗且黏，眼袋下垂，腰膝酸软，关节疼痛，睡眠打呼噜，头发油腻，脱发；舌苔白腻，脉滑。

2.脾胃虚寒证

临床证候：胃痛隐隐，绵绵不休，冷痛不适，喜温喜按，空腹痛甚，得食则缓，劳累或食冷或受凉后疼痛发作或加重，泛吐清水，食少，神疲乏力，手足不温，大便溏薄；舌淡，苔白，脉虚弱。

3.气阴两虚夹湿证

临床证候：带下量多，色黄或赤白相兼，质稠，有臭味，阴部灼热或瘙痒，五心烦热，失眠多梦，咽干口燥，头晕耳鸣，腰酸腿软；舌质红，苔薄黄或黄腻，脉细数。

4.脾肺气虚，荣血不足证

临床证候：咳喘不止，短气乏力，容易疲劳，痰多稀白，食欲不振，腹胀便溏，声低懒言，面色㿠白，或面浮足肿，甚者呼吸困难；舌淡，苔白，脉细弱。

三、鉴别诊断

（一）西医学鉴别诊断

1.乳腺恶性肿瘤

乳腺癌肿块常偏离乳晕，边界不清，质硬，早期可出现皮肤粘连，乳头凹陷，可与胸大肌筋膜固定。对于年龄＞40岁，单侧无痛性肿块的患者尤应警惕乳腺癌的发生。

2.乳腺结核

其多见于20~40岁的已婚体弱女性，并常有其他部位的结核病史，起初乳中单个或数个结块，大小不等，边界不清。病情进展缓慢，数月后结块渐大，肿块变软，形成脓肿；常伴有潮热颧红，夜寐盗汗等症。脓肿破溃后形成单个或数个溃疡，脓液稀薄呈败絮样，局部有潜行性空腔或窦道。辅助检查活动期血液红细胞沉降率加快，结核菌素试验阳性，脓液涂片可找到结核杆菌，必要时可做病理切片检查，明确诊断。

（二）中医学鉴别诊断

1.乳癌

患者肿块日久，始觉有不同程度的疼痛。肿块形如堆栗或覆碗，与周围组织粘连，皮核相亲，推之不动，皮肤呈"橘皮样"改变，乳头内缩或抬高。若皮色紫褐，上布血丝，即将溃烂，必要时做组织病理检查，明确诊断。

2.乳痨

乳痨是发生在乳房的慢性化脓性疾病，其临床特点是病程进展缓慢，初起乳房内有一个或数个结块如梅李，边界不清，皮肉相连，日久破溃，脓出稀薄，常伴有阴虚内热之证。

四、临床治疗

（一）提高临床疗效的要素

患者年龄的大小、是否处于生长发育期以及家族遗传因素都对疗效有直接影响。

（二）辨病治疗

1.物理疗法

每天坚持做体育徒手操，比如仰卧起坐、引体向上、双手俯卧撑、扩展运动、捶胸等，也可采用抓举哑铃和拉伸弹簧等运动方式，以便扩大胸围，起到丰胸隆胸的作用。

2.丰胸器疗法

可以采用负压丰乳器，通过乳杯内产生一定的负压，吸住乳房皮肤，以增加乳房组织和胸部肌肉的运动，从而增加乳房局部的血液循环和新陈代谢，对乳头产生一定的刺激，影响其体内雌激素的产生和分泌，最终促进乳房组织的发育。

3.手术治疗

对于非手术疗法无效的患者，可考虑手术治疗。术前需认真评估病情，严格掌握其手术适应证和禁忌证，与患者充分沟通，并应在正规的医院进行。目前常用的手术方法有：硅胶假体植入、脂肪移植填充、自体组织皮瓣植入（如背阔肌肌皮瓣、腹直肌肌皮瓣、大网膜组织等）、乳头及乳晕整形术等。有研究报道，通过细胞辅助的自体脂肪移植术治疗先天性乳房发育不良，取得了良好的效果，患者治疗后的满意度和随访一年后的乳房形态均良好，未出现脂肪液化、硬性结节、微钙化、纤维囊形成等并发症。国内也有学者采用硅胶假体隆乳术治疗乳房发育不良，临床疗效满意，并发症发生较少。

（三）辨证治疗

（1）脾虚痰湿证

治法：健脾益气，燥湿化痰。

方药：六君子汤。

组成：人参、白术、陈皮、半夏各三钱，茯苓五钱，甘草两钱。

用法：一日2~3次。

（2）脾胃虚寒证

治法：健运中焦。

方药：大建中汤。

组成：花椒两钱，党参、干姜各三钱，饴糖二两。

用法：先煎前三味，取汁，另将饴糖蒸化，放入药汁中冲服。一日3次。

（3）气阴两虚夹湿证

治法：清心利湿，益气养阴。

方药：加味清心莲子饮。

组成：石莲肉、茯苓、人参各三钱，黄芩、麦冬、地骨皮、车前子、甘草各三钱，柴胡两钱，白僵蚕两钱。

用法：水煎服，饭前空腹服，每日2~3次。

（4）脾肺气虚，荣血不足证

治法：健脾养血，补肺益气。

方药：人参养荣汤。

组成：人参、白术、陈皮、当归、白芍、远志、肉桂各三钱，熟地、茯苓、黄芪各五钱，川芎、五味子、甘草各两钱，生姜三片，大枣三枚。

用法：水煎服，饭前空腹服，每日2~3次。

五、预后转归

乳房发育不良整体预后良好，大部分患者可通过手术治疗获得良好的乳房外形，不过也有少部分患者，可能因畸形较为严重，手术后效果欠佳。乳房发育是一个缓慢持久的过程，短时间内无法判定疗效，

需持续治疗，定期随访。

六、预防调护

（一）预防

（1）平素要注意加强营养，饮食要均衡，多吃一些富含蛋白质的食物，比如鱼、肉、蛋类及豆类、牛奶等。如合并有慢性基础病，身体会缺少营养，应当积极处理原发病，待疾病控制稳定后注意改善饮食。

（2）加强胸部肌肉的锻炼，调整坐姿、站姿，适当运动，比如多做俯卧撑、单双杠、哑铃操和游泳等运动项目，休息期间可以进行胸部的自我保健。

（3）按摩或吸吮乳头。通过这种方法刺激乳房内源性激素的分泌，增加血液循环和生长发育，有助于乳房增大。

（4）激素治疗。对于雌激素缺乏所致的乳房不发育，在医师的指导下，可用外源性雌激素治疗。

（二）调护

（1）适时婚育，积极哺乳。

（2）保持心情舒畅，注意休息。

（3）乳房按摩，促进乳房血液循环。

（4）宜进食足量的维持激素代谢和有利于乳腺组织的蛋白质，如肉、蛋、玉米、大豆、新鲜蔬菜等。

（5）服用中药调理。

参考文献

[1] 薛丹, 刘昭阳, 田彬. 刘昭阳教授经验方治疗乳房发育不良医案1则 [J]. 新中医, 2017, 49（3）: 187-188.

[2] 张保宁. 乳房疾病知识大全 [M]. 北京: 中国协和医科大学出版社, 2014: 22-23.

[3] 扈杰杰, 吕长胜. 先天性乳房缺失的临床表现及治疗 [J]. 中国美容医学, 2012, 21（9）: 65-66.

[4] 彭红华. 针灸配合手法治疗乳房发育不良临床观察 [J]. 世界科学技术, 2013, 15 (2): 286–289.

[5] 路曼君, 郭丹凤, 唐玻, 等. 细胞辅助的自体脂肪移植术治疗先天性乳房发育不良 [J]. 中国美容医学, 2013, 22 (1): 135–137.

第三节 乳房先天畸形

乳房先天畸形是一类以先天性因素为主的乳房发育畸形，是胎儿在胚胎期乳腺发生和退化发生异常变化而引起的乳腺发育异常，如常见的多乳房、多乳头畸形，乳头内翻，乳头缺失，副乳，Poland 综合征等。本病主要表现为双乳不对称，形态异常，患者可能会产生不同程度的心理障碍，影响日常生活、工作和学习。

一、病因病机

（一）西医学认识

乳腺畸形分为先天性和后天性两种。前者由先天发育异常所致，后者可由外伤、手术、肿瘤以及炎性疾病和内分泌异常等引起。乳腺的发育是受垂体前叶、卵巢和肾上腺皮质内分泌的影响。垂体前叶产生促乳腺激素，直接影响乳腺；同时，又通过卵巢和肾上腺皮质，产生雌激素，间接影响乳腺。上述某环节异常，出现疾患时，均可能导致激素紊乱，引起乳腺发育异常，导致乳腺畸形。

（二）中医学认识

先天乳房畸形的病因首先归之于肾，其次与冲任密切相关，由母体本虚，肾气不足致婴儿肾精不足所致，病位在肾，属虚证。乳房的先天发育，是与肾气的作用密切相关的，如肾气不充，天癸不足，则任脉不得通，冲脉不能盛，乳房便不能充分生长，导致乳房出现畸形。

二、临床诊断

（一）辨病诊断

1. 辨病要点

（1）乳房畸形分为先天性和后天性两种。先天性乳房畸形是指胎儿在胚胎期乳腺发生和退化发生异常变化而引起的乳腺发育畸形，如常见的多乳房、多乳头畸形以及乳头内陷等均属先天性乳房畸形。后天性乳房畸形多是指在外源性因素的作用下，使机体内雌、雄性激素等水平出现异常突变而导致的乳腺发育畸形，较常见的后天乳房畸形有男性乳腺发育、女性乳腺肥大症以及小乳症。

（2）查体 常见的乳房畸形表现为乳房过小、乳房体积过大、缺乳、铃形乳房及两侧乳房不对称等。部分患者除先天性乳房畸形外，还可出现胸大肌缺失以及上肢和手指畸形等。

2. 临床类型

（1）副乳房 临床上也称为多乳房症。患者多为女性，病变多数是双侧性，在正常乳房的上方或下方可有一个或多个婴儿型乳房出现；或者仅有一点皮肤稍有色素加深，即为原始的副乳晕；或者仅有局部的皮肤增厚，即为副乳的乳头；也可能既有乳头又有乳晕。副乳有时可以发育到完全的程度，至成年后，在月经前有明显的胀大，在哺乳期甚至可分泌乳汁。

（2）Poland 综合征 也称为波兰氏综合征。一般是指先天性单侧胸大肌、胸小肌、乳房、乳头、乳晕、发育不全或缺如，常合并有手、臂的畸形，特别是常合并有手的短指、并指畸形。除手的畸形之外，该综合征从功能上来说对日常生活几乎没有什么妨碍，因此治疗方式主要是包括乳房在内的胸前部形态的调整。胸大肌缺如则丰厚的腋前缘消失，胸前壁较对侧扁平。女性患者乳房缺如时，乳头、乳晕位置一般比健侧要高，这种位置异常在乳房再造的同时有必要进行矫正。

（3）多乳头　也称为副乳头。一般都是沿着乳头垂直线生长，90%都在乳房下皱襞水平；可以是单侧，也可以双侧，有部分副乳头周围有乳房。

（4）乳头内陷　先天性乳头内陷是由于胎儿在子宫内发育的过程中，由于乳腺导管和纤维束的发育不良，引起乳头形成过短，造成乳头内陷。

（5）无乳房畸形　指先天性一侧或双侧乳房缺失，临床上比较罕见，是胚胎在第六周乳腺发育不全所致。

（6）男性乳房发育　也称男性乳腺增生症，多由内分泌失调或药物引起，但年轻患者乳腺发育，其原因尚未完全清楚。年轻人可见一侧或双侧乳腺发生异常增大，外观如成年女性的乳房，严重影响外观，但对全身无影响。一般只需通过手术将整个腺体切除即可。老年男性乳腺发育，多表现为乳晕下扁平肿块，质地中等，常伴疼痛及触痛。应与男性乳腺癌鉴别，多应手术切除并完善病理检查。若肿块软，伴疼痛，多为良性增生，可用雄激素治疗。

（7）巨乳症　巨乳症是比较常见的女性乳腺异常发育。发生在青春期的称青春期乳腺肥大；发生在妊娠期的称妊娠期乳腺肥大。青春期乳腺肥大往往在11~14岁之间开始，妊娠期乳腺肥大于受孕后即开始出现，一直持续到哺乳期，以后不再消退。肥大的乳房以脂肪为主要成分，腺体只占很小的部分，其病因尚不清楚。巨大乳房重量可达数公斤。由于乳房过大，往往两倍于正常乳房或更多，可下垂到脐下甚至达下腹部，一方面严重影响外观，引起患者心理障碍；另一方面由于重量过大，牵拉可引起颈肩部及胸部的沉重及疼痛感，伴行走困难；还可引起局部皮肤受压发生损坏甚至糜烂，给患者带来极大痛苦。

3. 相关检查

（1）乳腺超声波检查。

（2）激素水平测定包括甲状腺功能、肝肾功能、性激素测定，有助于明确病因。

（3）进行肿瘤标志物的检测，排除肿瘤可能。

（二）辨证诊断

1. 肝郁化火证

临床证候：急躁易怒，心烦失眠，多梦易醒，甚则彻夜不眠，焦虑不安，胸胁胀闷不舒，伴有头晕头胀，目赤耳鸣，口干而苦，不思饮食，或伴大便秘结，小便黄赤；舌质淡红，苔薄白或薄黄，脉弦细或弦数。

2. 冲任失调证

临床证候：眩晕耳鸣，月经周期紊乱，时寒时热，烦躁不安，荨麻疹，或伴两胁作痛，头痛目眩，口干咽燥，神疲便溏，或寒热往来，或月经不调，乳房胀痛；舌胖大淡白，苔薄白滑，脉沉无力。

3. 阴虚火旺证

临床证候：五心烦热，失眠盗汗，口燥咽干，盗汗遗精，两颧潮红，眩晕，耳鸣，小便短黄，大便干结，或咳血，衄血，或舌体、口腔溃疡；舌红，少苔，脉细数。

三、鉴别诊断

（一）西医学鉴别诊断

1. 乳腺恶性肿瘤

乳癌肿块常偏离乳晕，边界不清，质硬，早期可出现皮肤粘连，乳头凹陷，可与胸大肌筋膜固定。对于年龄＞40岁，单侧无痛性肿块的患者尤应警惕乳癌的发生。

2.乳腺纤维瘤

该乳房肿块因肿物大小不一，如果乳房纤维瘤过大，超过个人原来乳房体积的1/2，可造成双乳左右不对称。

（二）中医学鉴别诊断

1.乳癌

患者肿块日久，始觉有不同程度的疼痛。肿块形如堆栗或覆碗，与周围组织粘连，皮核相亲，推之不动，皮肤呈"橘皮样"改变，乳头内缩或抬高。若皮色紫褐，上布血丝，即将溃烂，必要时做组织病理检查，明确诊断。

2.乳核

大多数发生在15~40岁的女性，尤以未婚者多见。其在初期时见乳房内有一肿块，活动度较好，质地韧，表面光滑，无压痛。必要时可完善组织病理检查相鉴别。

四、临床治疗

（一）提高临床疗效的要素

患者乳腺畸形是一侧或双侧，以及畸形的严重程度，对疗效都有直接影响。

（二）辨病治疗

对于不同类型的先天性乳房畸形，需采用不同的方法进行治疗。对于病情较轻者，可采用中药调理或定期随访复查。目前先天性乳房畸形的治疗方法通常是手术治疗，手术方式有以下几种。

（1）局部切除术　对于副乳腺、多乳头等畸形者，可采用直接手术切除法，将其多余乳房或多余乳头切除，直接缝合切口，皮肤可采用可吸收缝线美容缝合，减少瘢痕的形成，提高美观度。

（2）乳头整形术　对于乳头内陷、巨大乳头者，可采用乳头整形术，将其凹陷乳头后方荷包缝合后纠正其乳头内陷。将

其巨大乳头楔形切除，适当保留部分乳头，使其变小后与健侧保持相称。

（3）缩乳成形术　对于巨乳者，可采用环乳晕双环法、垂直双蒂法、倒T单蒂法等技术，将其多余乳腺组织去除，保留适量组织，局部整形使其缩小至患者满意或可接受的正常乳房大小。

（4）乳腔镜微创技术　对于男性乳房发育者，可采用乳腔镜技术，只需取腋窝一个小切口，通过内镜技术，在微小摄像头的直视下分离，将其异常发育的腺体组织完整切除，使其恢复至男性正常乳房平坦形态，具有创伤小、无瘢痕、恢复快等优点。

（5）假体植入法　对于小乳房、不对称乳房或乳房先天缺失者，可采用人工假体植入的方法，使其乳房恢复至正常或对称的乳房形态。通过手术将假体置入乳房后间隙或胸大肌后方，达到增大乳房的目的，这是目前应用最广泛的方法。乳房假体是由一个硅胶弹性体外壳组成，外壳内通常填充有硅凝胶或是具有保留形状记忆功能的柔软黏着性硅凝胶。

（6）自体皮瓣组织重建术　对于波兰氏综合征、先天乳房缺失者，可采用自体组织皮瓣移植修复法，包括带蒂皮瓣和游离皮瓣技术。前者是将一块含有血管神经皮下组织的皮瓣组织移植到需要修复的部位，后者是应用显微外科技术进行吻合血管的游离皮瓣移植方式，不受供区和受区距离的影响。常用的皮瓣技术有带蒂腹直肌肌皮瓣、带蒂扩展型背阔肌肌皮瓣、游离腹直肌肌皮瓣、游离背阔肌肌皮瓣、游离大网膜组织瓣等。

（7）自体脂肪移植术　对于部分轻微小乳房或不对称乳房，可采用自体脂肪移植填充修复。这是指将人体自身脂肪较丰富的部位，如腹、臀、大腿或上臂等处的脂肪，用负压吸脂方法吸出，经过特殊处

理或纯净脂肪颗粒后，注射植入需要改变的有缺陷的受区内，以改变受区形态的一种手术方法。该方法具有损伤小、操作简单、恢复快等优点，但也有一定的局限性，一般需要多次手术移植才能达到满意的效果。

（三）辨证治疗

（1）肝郁化火证

治法：疏肝理气，清热化痰。

方药：丹栀逍遥散加减。

组成：牡丹皮、栀子、柴胡、白芍、当归、茯苓、白术、甘草等，可随症酌加夏枯草、法半夏、生牡蛎、浙贝母、玄参等药物。

（2）冲任失调证

治法：调摄冲任，化痰散结。

方药：二仙汤加减。

组成：仙茅、淫羊藿、巴戟天、当归、黄柏、知母等，可随症酌加海藻、昆布、生牡蛎、莪术等药物。阴道出血者加墨旱莲、仙鹤草；阴道分泌物多者加椿根皮。

（3）阴虚火旺证

治法：滋阴泻火，化痰软坚。

方药：知柏地黄汤加减。

组成：知母、熟地黄、黄柏、泽泻、山茱萸、白茯苓、牡丹皮、山药等，可随症酌加夏枯草，龟甲，浙贝母，玄参，生牡蛎，天丁等药物。

五、预防调护

（一）预防

（1）优生优育。

（2）适当运动，选择合适的内衣，避免外伤、手术、肿瘤以及炎性疾病和内分泌异常的发生。

（3）避免服用含有激素的滋补品。

（二）调护

（1）宜进食足量的维持激素代谢和有利于乳腺组织康复的蛋白质，如肉、蛋、玉米、大豆、新鲜蔬菜等，少食煎炸、油腻食品。

（2）注意保持心情愉快，调节情绪，劳逸结合，患病后也要保持乐观开朗，积极配合治疗。

（3）注意青春发育期少男、少女的心理健康。

参考文献

［1］乔群，孙家明. 乳房整形美容外科学［M］. 郑州：郑州大学出版社，2004：17-24.

［2］王翔，王杰. 副乳腺外科治疗策略［J］. 中国实用外科杂志，2016，36（7）：810-811.

［3］欧阳熠烨，刘春军. Poland 综合征诊疗的研究进展［J］. 组织工程与重建外科杂志，2017，13（4）：220-223.

［4］任敏，徐云凤. 先天性乳腺畸形手术治疗的适应证与时机［J］. 临床外科杂志，2019，27（3）：265-267.

［5］吴孟超，吴在德. 黄家驷外科学［M］. 北京：人民卫生出版社，2008：825-826.

［6］于倩，李伟. 乳头内陷的治疗进展［J］. 组织工程与重建外科杂志，2016，12（3）：204-206.

［7］李倩倩，王松山. 乳头内陷矫正术的研究进展［J］. 中国美容整形外科杂志，2016，27（8）：492-494.

［8］亓发芝. 乳房整形美容进展［J］. 中国美容整形外科杂志，2017，28（7）：385-387.

［9］李尚善，栾杰. 巨乳缩小整形术的研究进展［J］. 中国美容整形外科杂志，2017，28（11）：656-657.

［10］于俊康，李丹，孟柠. 男性乳房发育症研究现状及外科治疗进展［J］. 浙江中西医结合杂志，2022，32（7）：679-682.

第四节　多余乳房乳头

多余乳房乳头是指除正常的一对乳房、乳头外，还有一个或多个完全或不完全发育的乳房、乳头，常被称为副乳腺或迷走乳房、乳头。

一、病因病机

（一）西医学认识

多乳头、多乳房症在临床上又称副乳腺或多乳腺症，男女皆可见，女性多于男性，男女比例为1：5，仅存在于少数人群，发生率约1%~5%，且具有遗传倾向。其发病机制是胚胎发育异常，在胚胎发育期，当胎儿体长约9mm时，在腹侧两旁、自腋窝至腹股沟线上（乳线），由外胚层的上皮组织发生6~8对乳头状局部增厚，即为乳房的始基。在正常情况下，除胸部的一对外，其余始基均在出生前退化、消失。如有退化不全或未退化者，则形成多余乳头或乳房。部分患者同时有乳头形成伴有其下方的腺体组织，称为完全性副乳；若仅有乳头而无乳腺实质，称为副乳头；有的并无乳头突起，仅有两侧对称的局限性凹陷或细小区域的皮肤色素沉着。完全性副乳腺同样受内分泌影响，特别是雌激素、孕激素和催乳素的刺激，也可以发生良性或恶性肿瘤病变。

（二）中医学认识

本病因母体本虚，肾气不足，冲任不调，致患者胚胎时发育异常；后天情志不畅，肝气郁滞可致副乳疼痛，病在肾、肝。

二、临床诊断

（一）辨病诊断

1. 临床表现

（1）多乳房症　病变多对称，患儿出生时可在自两腋部至腹股沟的乳房发育线上，见到除正常乳房外，还有一个或数个婴儿型乳房，以腋下胸前壁及正常乳房的尾端或下端最为常见。在婴儿期到发育前期的表现一般不引起注意，至青春期，特别是妊娠后迅速增大，可在副乳发生部位触及一处质地柔软或中等韧度的块状隆起，直径多在1~5cm之间，厚薄不定。青春期副乳发育隆起后同正常乳房一样发生周期性变化，如经潮前胀痛；在妊娠哺乳期亦可分泌乳汁，停止哺乳后与正常乳房一样，可停止分泌、缩小或松弛。出现于胚胎期乳腺发生始基线以外的副乳称为迷走乳腺，可见于肩胛区、大腿外侧、胸部或腹部中线上，亦可见于面部，耳部，颈部，臀部等处。副乳腺如伴有肿瘤，其症状与乳房肿瘤症状及体征相似。

（2）多乳头症　一侧或两侧乳房乳晕区可见到一个或多个乳头，部分乳头有乳管，哺乳期可授乳，乳晕区以外的副乳房的乳头则随副乳房的位置变化而变化。

2. 相关检查

（1）实验室检查　血清激素检测（如性激素、卵泡生成素、催乳素、雌二醇等）有助于了解患者体内激素水平。

（2）B超、细针穿刺及钼靶摄片有助于诊断，病理检查可以明确诊断。

（二）辨证诊断

1. 肝郁气滞证

临床证候：腋下结节，经前胀痛，胸闷不适，性情急躁，经期提前，经量不多，腰膝酸软；舌质淡，苔薄。

2. 冲任失调证

临床证候：腋下结块，质韧，疼痛不甚，月经紊乱，经期提前，头晕目眩，神疲乏力，腰膝酸软；舌质淡，苔薄，脉细涩。

三、鉴别诊断

1.腋窝脂肪瘤或其他良性肿瘤

完全发育型有乳头及乳晕者不难诊断，但对发育不完全的乳腺或无乳头乳晕的副乳腺，往往被误认为腋窝脂肪瘤或其他良性肿瘤。可通过以下几点进行鉴别：副乳房有随月经周期变化的胀痛，而脂肪瘤却没有。腋窝的副乳房多为较软的、有分叶或结节状不规则形组织块，周围与正常皮下组织无明显界限感，与皮肤粘连而不与深部组织粘连，触之有腺体感，而脂肪瘤则无。

2.乳腺囊性增生

多乳腺症可因月经、妊娠等生理性变化而出现胀痛、压痛等症状；而乳腺囊性增生患者常感乳腺疼痛，且不受生理情况改变的影响。约有1/4乳腺囊性增生患者伴有乳头溢液。多乳腺症发生在正常乳腺以外，而乳腺囊性增生发生在正常乳腺内。

3.乳腺纤维腺瘤

乳腺纤维瘤多发生在正常乳腺内，质硬，活动度可且有完整包膜。

四、临床治疗

（一）辨病治疗

1.药物治疗

（1）激素类药物　可控制副乳腺的增长，但不能彻底治愈。他莫昔芬10mg，每日2次，于月经后开始服用，服药15~20天，持续2~3个月，可起到一定的止痛作用。

（2）维生素类药物　维生素A类常用剂量为每次2万~5万单位，每日口服3次，每次月经结束后连用2周。维生素E常用剂量为每次100mg，每日3次，连用3个月。维生素B6每次200mg，每日3次。

2.手术治疗

多余乳腺、乳头与正常乳腺的组织结构相类似，均受肾上腺、垂体及卵巢影响，因此，多余乳腺有发生各种乳腺良、恶性肿瘤的可能。此外，多余乳腺、乳头最主要的问题还是影响外形美观，越来越多的患者为改善外形而就诊。临床多采用手术方法治疗，手术方式多为副乳腺或多余乳头单纯切除。

（二）辨证治疗

1.辨证论治

（1）肝郁气滞证

治法：疏肝理气，散结止痛。

方药：逍遥散加减。

柴胡9g，当归12g，赤芍、白芍各12g，青皮、陈皮各6g，全瓜蒌15g，八月札12g，合欢皮12g，生牡蛎（先煎）30g，甘草3g。每日一剂，水煎服。

方解：方中柴胡为君药，宣透疏达，与青陈皮、合欢皮为伍，有疏肝理气止痛、调畅气血之功；当归、赤白芍活血化瘀；全瓜蒌、生牡蛎消痰散结；甘草调和诸药。全方合用，共收疏肝理气、散结止痛之功。

加减：肿块质坚加海藻12g、桃仁12g；月经量少，加益母草15g、泽兰12g；月经提前，加黄精12g、女贞子12g。

（2）冲任失调证

治法：补益肝肾，调摄冲任。

方药：二仙汤加减。

仙茅9g，淫羊藿9g，柴胡9g，熟地黄15g，肉苁蓉15g，当归12g，鹿角9g，白芍12g，炙甘草3g。每日一剂，水煎服。

方解：方中仙茅、淫羊藿、肉苁蓉、鹿角温阳补肾，调摄冲任；熟地黄滋阴补血，益肝肾，取阴药的滋润以制阳药的温燥；当归、白芍活血祛瘀；柴胡疏肝理气；炙甘草调和诸药。全方合用，共奏补益肝肾、调摄冲任之功。

加减：腋下肿块增大加山慈菇 9g、白芥子 9g；经期紊乱，加益母草 30g、墨旱莲 12g；月经提前，加黄精 12g；腰膝酸软，加杜仲 12g、川断 12g；副乳疼痛，加制香附 9g，延胡索 9g。

2. 外治法

乳腺康贴剂：清洁患处皮肤，揭开乳腺康贴剂隔离纸，贴于患处，每周贴 3 次，1 个月为 1 个疗程。

贴剂成分主要是柴胡、蒲公英、瓜蒌、橘核、昆布、海藻、人工麝香、雄黄、冰片等，可以有效疏肝活血，改善患者全身和乳房局部血液循环，促进雌激素在肝脏的灭活和改善局部充血水肿情况，并可抑制组织内单胺氧化酶活力，抑制胶原纤维生成，从而促使乳腺内肿块及纤维吸收，最终缓解和逆转本病的病理变化，恢复性激素平衡，达到治愈疾病的目的。

五、预后转归

本病对身体多无大碍，不必在心理上产生不安、忧郁或恐惧，但副乳与正常乳房一样，可发生炎性、增生性病变以及良恶性肿瘤，在体格检查或自我检查时均应避免漏诊。发现病变按同类乳房疾病治疗。副乳腺妊娠期或产后可明显增大，并有乳汁溢出，需注意局部清洁，避免感染。

参考文献

[1] 胡珅. 多乳头、多乳房调查分析报告 [J]. 中国优生与遗传杂志，2005，13（3）：3.

[2] 李瑞华，杨敏，李静，等. 副乳腺微创切除术 [J]. 中华乳腺病杂志：电子版，2010，4（2）：3.

第五节 男性乳房异常发育

男性乳房发育异常是指单侧或双侧乳房组织发育异常，乳房发生变化，与女性相似，常见乳房肥大，乳晕下方偶可触及盘状结节，可伴有乳房胀痛。

一、病因病机

（一）西医学认识

西医学认为本病的发病原因尚不明确，一般认为与内分泌失调有关。睾丸发育不良或睾丸的炎症、损伤、肿瘤可导致雄性激素分泌减少。而肝脏功能的异常，又可导致雌激素的灭活发生障碍，两者均可使体内的雌激素水平相对增高，从而导致乳腺组织发育和异常增生。另外，因前列腺肥大和前列腺癌而长期服用雌激素治疗，以及长期应用洋地黄、利舍平、异烟肼、异烟腙等药物，均可引起男性乳房增殖肥大。

（二）中医学认识

本病以男子乳腺组织异常增大，呈现类似女性乳房，伴有胀痛为主要临床特征，常伴有肝郁、气滞、阳虚等。其主要病因病机如下。

（1）情志不遂，肝气郁结，气郁化火，炼液成痰，痰气互结于乳房，使乳房增大。

（2）素体阳虚，肝木失煦，疏泄失职，阳气虚弱，水气不化，津聚成痰，凝滞乳络，亦发为本病。

（3）肾精不足，冲任失调，精血同源，肝木失其濡养，其气不舒，则气滞痰凝，以致乳晕部结块肿大。

（4）先天禀赋不足，脾阳不足，痰湿内生；肝肾亏虚，肾精不足，或睾丸外伤，睾丸失养；又因肝经绕阴器，过少腹，布两胁，痰浊循经流注两侧乳房，致乳房肿大。

总之，该病病位在乳房，辨证涉及肝、脾、肾，病性虚实夹杂，主导病机为肝郁痰凝，气滞血瘀。治疗宜疏肝化痰、行气活血，佐以软坚散结、补肾填精等，临床上随症加减。

二、临床诊断

（一）辨病诊断

1.临床表现

主要表现为乳房增大，可是单侧或双侧，有时可伴有乳头和乳晕增大。局部可感到隐痛不适或触痛，少数患者在挤压乳头时可见少量白色分泌物溢出。乳房查体非常重要，患者取仰卧位，检查者把拇指和食指放在乳房的底部，然后缓慢合拢。可触及圆盘状结节或弥漫性增大，质地较韧，呈橡胶感的组织，如按 Turner 分期多为 3~5 期。目前对男性乳房发育症有两种分度标准，见下表 9-1，临床上依据此分度决定手术方式。器质性疾病引起的病理性男性乳房发育症还有原发疾病的临床表现。

表 9-1 男性乳房发育症的 Simon 和 Rohrich 分类

Simon 分类	Rohrich 分类
Ⅰ类，轻度乳房增大，没有多余皮肤	Ⅰ类，轻度肥大没有下垂（＜250g）A 腺体为主，B，纤维为主
ⅡA 类，类中等程度乳房增大，没有多余皮肤	Ⅱ类，中度肥大没有下垂（250~500g）A 腺体为主，B 纤维为主
ⅡB 类，中等程度乳房增大，伴有多余皮肤	Ⅲ类，重度肥大伴轻度下垂（＞500g）腺体或纤维
Ⅲ类，重度乳房增大，伴明显多余皮肤，类似于下垂的女性乳房	Ⅳ类，重度肥大伴重度下垂（Ⅱ类或Ⅲ类）腺体或纤维

2.相关检查

（1）性腺及相关激素检查　促黄体激素（LH）、促卵泡生成素（FSH）、雌二醇、睾酮、HCG、PRL（特别是有溢乳时）。睾丸或非性腺的生殖细胞肿瘤或是分泌异位 HCG 非滋养细胞肿瘤 HCG 水平升高。原发性睾丸功能减退时 LH 浓度升高合并睾酮水平降低。下丘脑或垂体异常导致的继发性睾丸功能减退时睾酮水平和 LH 水平降低。睾丸或肾上腺的肿瘤分泌雌激素时血浆雌二醇水平升高并伴有 LH 浓度正常或受抑制。

（2）影像学检查　乳腺超声是首选的检查，其典型表现为以乳头为中心的扇形低回声区，与周围组织分界清楚，内可见细小管腔，腺体组织厚，有时可见条状强回声向乳头方向汇聚，不伴有淋巴结肿大，血流不丰富。亦可行乳房钼靶 X 线检查，其典型表现是乳晕下类圆形、结节状或片块状均匀致密影，肿块直径大小多在 2~4cm，边缘光滑，或有毛刺，极少数有分叶状改变，在增生的乳腺组织内或周围有时可见细沙样钙化，血管结构清晰，与周围组织分界清楚，一般无乳头内陷及皮肤组织增厚。对于 HCG 升高的患者，还需做脑、胸部、腹部 MRI 或 CT 以及睾丸 B 超，排除有无分泌 HCG 的肿瘤。若硫酸脱氢表雄酮升高，需做肾上腺 B 超检查。

（3）染色体检查　若阴茎短于 3cm 或是睾丸容积小于 6 ml 需做染色体核型分析，排除 Klinefelter 综合征。同时染色体核型检测可以排除由核型异常导致的男性乳房发育症。

（4）其他　必要时检查肝功、肾功、甲状腺功能，排除慢性病导致的乳房发育。

（二）辨证诊断

肝郁痰凝气滞证

临床证候：双侧乳腺呈匀称性肥大，无明显结节，挤按乳头可有白色乳汁样溢液。乳房肿物中等硬度，推之可动，肿块界线清楚，不与皮肤粘连，触压时有胀及疼痛感，局部皮色正常，腋下、颈部未触及肿大淋巴结，心肺正常，肝脾未触及。伴有忧虑，胸闷不舒，性功能无改变。舌质淡红，苔白，脉弦滑。

三、鉴别诊断

（一）西医学鉴别诊断

1. 乳腺癌

乳腺癌肿块常偏离乳晕，边界不清，质硬，早期可出现皮肤粘连，乳头凹陷，可与胸大肌筋膜固定。对于年龄 > 40 岁，单侧无痛性肿块的患者，尤应警惕乳腺癌的发生，还应仔细检查睾丸、腹部有无肿块。

2. 乳腺纤维瘤

该乳房肿块呈卵圆或椭圆形，大小不一，小者如樱桃，大的瘤径可超过 10cm（称为巨大纤维腺瘤），质坚如硬橡皮，表面光滑，边界清楚，与周围组织不粘连，触之易滑动。该肿瘤可为多发，但大多系单发。

（二）中医学鉴别诊断

1. 乳癌

大多数发生于 45~60 岁的女性，尤以未婚或婚后未曾生育者多见。其在初期时见乳房内有一肿块，多见于外上方，质地坚硬，表面高低不平，逐渐长大。必要时做组织病理检查相鉴别。

2. 乳核

大多数发生于 15~40 岁的女性，尤以未婚者多见。其在初期时见乳房内有一肿块，活动度较好，质地韧，表面光滑，无压痛。必要时可做组织病理检查相鉴别。

四、临床治疗

（一）提高临床疗效的要素

男性乳房发育患者年龄的大小、乳房肿块的大小对疗效的影响不大，但乳腺肿块时间较长、硬度较大时对疗效有直接影响。

（二）辨病治疗

（1）如果病变是单侧、偏心性的或者质硬，必须进行乳房 X 线检查或针吸细胞学检查以排除乳腺癌。

（2）如果确定使用过与男性乳房发育有关的药物，患者应当停止用药或改为对男性乳房发育影响小的药物。如果药物是发病因素，采取上述措施后乳房疼痛和触痛应在 1 个月内缓解。

（3）如果患者处于青春期，应当进行仔细的全身体格检查和睾丸检查，若检查结果阴性，可以嘱患者安心并在 3 个月后复查。

（4）如果乳房增大是近期出现的，伴有疼痛或触痛，并且体格检查未发现甲状腺功能亢进或者肝脏、肾上腺或睾丸异常，临床医生应当检测人绒毛膜促性腺激素、黄体生成素、雌二醇和游离睾酮的血浆浓度以鉴别引起男性乳房发育的病理性原因。

（5）如果未发现潜在的可逆性原因，患者诉乳房疼痛或触痛，或者经历了男性乳房发育的窘迫，应当建议患者进行试验性的三苯氧胺治疗或者整形外科手术。

（三）辨证治疗

肝郁痰凝气滞证

治法：疏肝解郁，理气化痰。

方药：熟地 12g，山药 42g，山萸肉 9g，菟丝子 12g，怀牛膝 12g，鹿角胶（烊冲）12g，龟甲胶（烊冲）12g，当归 12g，杭白芍 12g，夏枯草 12g，川贝 9g，生牡蛎（先煎）30g，马前子（打碎先煎）3g。

五、预防调护

避免烟酒刺激，避免肥胖。

参考文献

[1] 王丽. 男性乳房发育症诊断治疗的临床研究 [D]. 山东大学，2012.

[2] 王丽，魏奉才，胡振生，等. 40 例男子乳房发育症的手术治疗 [J]. 中国现代普通外科进展，2012，15（09）：749-750.

[3] 郭予，周勇. 乳晕小切口治疗青年男性乳房发育症 [J]. 中国社区医师（医学专业），2011，13（04）：99-100.

[4] 张静，刘国良. 男性乳腺发育症的识别与临床处理 [J]. 中国实用内科杂志，2005，（04）：368-369.

第六节　儿童乳房异常发育

儿童乳房异常发育症是青春发育期以前的男、女儿童一侧或两侧乳晕下隆起扁圆形结块，或乳房略见隆起，而不伴有乳头、乳晕的发育，没有全身性的内分泌疾病，一般也不伴有其他副性征的异常。中医谓之男女童稚乳疬。

一、病因病机

（一）西医学认识

儿童乳房异常发育，常见于幼儿，在 8 岁之前可能会出现一侧或双侧乳房的增大，还可能伴有触痛，这种乳房发育，是一种发育变异现象，也是一种自限性的病症，一般没有全身性的内分泌疾病，也不伴有其他副性征的异常，是不完全性性早熟的一种类型，为儿童常见的内分泌疾病之一。近年来该病的发病率呈明显上升趋势，治疗上西医认为单纯性乳房早发育多呈自限病程，一般不需药物治疗，但强调定期随访。

（二）中医学认识

中医学将儿童乳房异常发育症归属于乳病范畴。小儿纯阳之体，肝常有余，肾常虚。本病发病多由于忧思郁结，郁久化火，肝火旺盛，灼津为液，痰凝成核，聚于乳络，则乳核肿大；肾为先天之本，主元阴元阳，若肾阴亏虚，精血不足，阴不制阳，相火妄动，则冲任失调，乳核早发育；肝郁气滞，木克脾土，脾虚生痰，久则痰凝血瘀。男子乳头属肝，乳房属肾；女子乳头属肝，乳房属胃。童稚乳病乃先天肾气不足，冲任不得行其经脉，注濡乳房，水不涵木，肝气拂郁，横克脾土，化生痰湿，致气滞痰凝而成乳晕下结块，则导致乳房发育，甚至出现硬结。随着中医学对儿童乳房异常发育的认识愈加深入，越来越多的研究结果表明儿童乳房异常的发病与肝肾二脏密切相关，从肝肾论治乳房异常发育取得了初步成效。

二、临床诊断

（一）辨病诊断

机体内分泌系统的激素在正常情况下分泌复杂而严谨，由下丘脑、垂体和性腺构成一个互相制约的轴，一旦打破这种制约，性腺分泌亢进就会产生性早熟，反之，则会性不发育。此类儿童多发病年龄 <8 岁，孤立性单侧或双侧乳房发育，不伴乳头和乳晕发育，也无乳晕色素增深，无青春期身高突增而发育期不进展，同时符合以下标准：①促性腺激素释放激素

（GnRH）激发试验促性腺激素峰值不符合完全性中枢性性早熟（CCPP）诊断标准。②初诊时激发试验提示单纯性乳房早发育（PT）但乳房不消退或持续增大，于1年内再次做GnRH激发试验确诊为CCPP的患儿予以排除。③排除其他乳房发育的病因，如外周性性早熟、外源性雌激素摄入、乳腺局部增生性疾病等。这是一种假性性早熟现象，中医谓之男女童稚乳疬。

相关检查：乳腺超声波检查有助于明确诊断。激素水平测定，包括卵泡刺激素、雌二醇、催乳素和黄体生成素等测定，有助于明确病因。部分患儿需进行头颅MRI、肿瘤标志物的检测，排除肿瘤可能。

（二）辨证诊断

1. 肝肾不足，冲任失调证

临床证候：乳晕下肿块，偶有疼痛，发育迟缓，身材矮小，月经周期紊乱，经量少或行经淋漓不尽、天数短暂，头晕耳鸣；舌质淡，苔薄白，脉细。

2. 肝气郁结，肝脾不调证

临床证候：乳晕下肿块，疼痛随情绪变化而加重或减轻，胸闷，纳呆，腹胀，便秘，或腹泻；舌质淡，苔薄白。

三、鉴别诊断

真性性早熟：是指发育过程和真正的青春期一样，不仅表现为内、外生殖系统的成熟，而且伴有生长的突增、骨龄的成熟。假性仅表现为乳房的发育，无其余第二性征的发育，无生长的加速与骨龄的成熟，又称之为儿童单纯乳房发育。儿童单纯乳房发育的特点是虽然有乳房的略微增大，但乳晕、乳头正常，并且增大的乳房直径不超过5cm，把握这些特点可与真性性早熟进行鉴别。

四、临床治疗

（一）辨病治疗

儿童乳房异常发育，首先必须分辨真假，大多为暂时性表现，可自行恢复。若是由卵泡成熟引起或是由肾上腺皮质等肿瘤引起，在内分泌检查确诊情况下，予以相应的激素治疗。如果是由于进食含激素的食物，如性激素喂养的家禽、含激素的营养补品，应立即停止使用。对已有肿瘤者可行病理检查，根据病理组织学检查结果决定下一步治疗方案。

（二）辨证治疗

1. 辨证论治

（1）肝肾不足，冲任失调证

治法：补益肝肾，摄调冲任，化痰散结。

方药：六味地黄丸合二仙汤。

熟地黄12g，山药12g，山茱萸9g，茯苓9g，泽泻9g，丹皮9g，鹿角粉（分吞）3g，肉苁蓉12g，淫羊藿9g，夏枯草30g，仙茅12g。每日1剂，水煎服。

方解：方中仙茅、淫羊藿、肉苁蓉、鹿角粉、山茱萸温阳补肾，调摄冲任；熟地黄滋阴补血益肝肾，取阴药的滋润以制阳药的温燥；丹皮活血祛瘀；夏枯草软坚散结；山药、茯苓健脾益气；泽泻利水消肿，可减轻疼痛。全方合用，共奏补益肝肾、调摄冲任之功。

加减：肿块增大可加山慈菇9g、白芥子9g；腰膝酸软加杜仲12g、川断12g；乳腺疼痛加制香附9g、延胡索9g。

（2）肝气郁结，肝脾不调证

治法：疏肝理气，健脾和胃。

方药：逍遥散、平胃散加减。

柴胡6g，白芍、当归、白术、茯苓、陈皮、半夏、山药各10g，炙甘草3g。每日

1剂，水煎服。

方解：方中柴胡为君药，宜透疏达，与陈皮为伍，有疏肝理气止痛、调畅气血之功；当归、白芍活血化瘀；白术、茯苓、山药健脾益气；半夏化痰散结；甘草调和诸药。全方合用，共奏疏肝理气、健脾和胃、散结止痛之功。

2.外治法

（1）阳和解凝膏或顾氏消退膏，贴于乳房肿块之上，3~5天。

（2）神威膏，微火化开，用酒精棉球或生姜片擦患处至皮肤红润后贴上，1~2天揭下重摊，10天更换1贴，3贴为1个疗程。

五、预后转归

本病一般预后较好。患者平素应注意：避免服用含激素的食物或滋补营养品等。

参考文献

［1］李婵. 中医治疗小儿单纯性乳房早发育经验［J］. 海峡药学，2017，29（6）：2.

［2］朱顺叶，杜敏联，林爱华. 单纯性乳房早发育向完全性中枢性性早熟转化的相关因素分析［J］. 中国实用儿科杂志，2008（03）：18-20.

［3］叶少芳. 女童单纯乳房早发育的临床干预［J］. 浙江中医药大学学报，2008，32（4）：2.

［4］郦红英. 中草药外用内服治疗儿童乳房异常发育症36例［J］. 陕西中医，2010（7）：1.

［5］任娟，李辉，叶进. 叶进教授从痰论治小儿单纯乳房早发育［J］. 贵阳中医学院学报，2019，41（3）：4.

［6］林毅，唐汉钧. 现代中医乳房病学［M］. 北京：人民卫生出版社，2003.

第十章 乳腺良性肿瘤

第一节 乳腺纤维腺瘤

一、病因病机

（一）西医学认识

高水平的 PRL、E2、P 可促进乳腺腺泡组织形成，并促进乳腺导管发育。乳腺纤维腺瘤的发病可能与雌孕激素、PRL 的过度刺激有关。

乳腺纤维腺瘤是上皮成分纤维化的一种良性肿瘤，是乳腺最常见的良性肿瘤，肿瘤多为单侧乳房单发性病变，但单侧或双侧乳房多发性病变也并不少见。乳腺多发纤维腺瘤指单侧或双侧乳房有 2 个或 2 个以上的纤维腺瘤。

妊娠、哺乳可能会使原来的纤维腺瘤增大，停止哺乳可使纤维腺瘤增长终止。绝经女性使用激素替代疗法时，也可导致原有的纤维腺瘤增大，但是口服避孕药和纤维腺瘤的产生或增长无关。

纤维腺瘤由上皮和纤维组织两种成分增生而成，纤维腺瘤的导管上皮甚至可出现不典型增生和癌变，但癌变机会极少。曾有文献报道，在 160 例纤维腺瘤的病理标本中发现腺癌，其中 50% 为小叶原位癌，20% 为导管内癌，20% 为浸润性导管，10% 为浸润性小叶癌。

纤维腺瘤是否为乳腺癌的危险因素目前尚无定论。传统的观点认为纤维腺瘤与乳腺癌无关。1980 年以来，以人群为基础的回顾性队列研究分析表明，纤维腺瘤为乳腺癌的危险因素，但是相对危险度仅为 1.3~1.9。Dupont 通过病例对照研究发现，

如果纤维腺瘤患者有乳腺癌家族史，且纤维腺瘤周围乳腺组织有上皮增生，那么患乳腺癌的相对危险度为 3.72。乳腺纤维腺瘤的上皮转化为乳腺癌的概率非常小，为 0.002%~0.125%，转化为肿瘤 5% 为小叶原位癌，20% 为浸润性小叶癌，10% 为导管原位癌，另有 10% 为浸润性导管癌。

（二）中医学认识

中医学认为本病是情志所伤，冲任失调，瘀痰互结于乳房所致。本病是以乳房部出现状如鸡卵的硬结肿块（多为单发），表面光滑，边界清楚，推之能移，不痛，与月经周期无关为主要表现的瘤病类疾病。

二、临床诊断

（一）辨病诊断

1. 临床表现

本病多见于青年女性，病程可达数月至数年。

乳房各象限均可发生，可单发或多发，肿块呈圆形、卵圆形或扁形，肿块边界清楚、表面光滑、质韧、活动度好、与周围组织不粘连、无触痛；乳房胀痛、肿块与情绪变化和月经周期无明显关系。

2. 相关检查

钼靶 X 线乳房摄片、超声检查和针吸细胞学检查有助于诊断；必要时做组织病理学检查。

（二）辨证诊断

1. 肝郁气滞证

临床证候：乳房胀痛、窜痛，乳房疼痛和肿块与月经周期相关。症状与情绪变

化相关，烦躁易怒，两胁胀满，肿块呈单一片状，质软，触痛明显。舌质淡红，苔薄白或薄黄，脉弦。

2. 痰瘀互结证

临床证候：乳房刺痛，肿块呈多样性，边界不清，质韧。乳房胀痛和肿块与月经、情绪不甚相关。舌质暗红或青紫，或舌边尖有瘀斑，苔腻，脉弦或滑。

三、鉴别诊断

（一）西医学鉴别诊断

1. 乳腺恶性肿瘤

乳癌肿块常偏离乳晕，边界不清，质硬，早期可出现皮肤粘连，乳头凹陷，可与胸大肌筋膜固定。对于年龄＞40岁，单侧无痛性肿块的患者，尤应警惕乳癌的发生。

2. 乳腺结核

乳腺结核是由结核分枝杆菌引起的乳腺慢性特异性感染，常发生于年轻、哺乳期经产妇人群中，可伴有全身结核中毒症状，最重要的临床表现是边界不清、单个、单侧乳腺坚硬肿块，多位于乳腺中央或外上象限，多发肿块和双侧受累少见，发生率＜3.0%。乳腺肿块通常为无痛性，可同时合并乳头溢液、窦道形成，临床上缺乏特异性。

（二）中医学鉴别诊断

乳癌：患者肿块已经是经年累月，始觉有不同程度的疼痛。肿块形如堆栗或覆碗，与周围组织粘连，皮核相亲，推之不动，皮肤呈"橘皮样"改变，乳头内缩或抬高。若皮色紫褐，上布血丝，即将溃烂，必要时做组织病理检查相鉴别。

四、临床治疗

（一）提高临床疗效的要素

患者乳腺纤维腺瘤大小对疗效有直接影响。

目前手术是治疗纤维腺瘤唯一效果明确的方法，中、西医药物治疗无明确的效果。诊断明确的未婚患者，可择期手术，但建议在妊娠期前切除。妊娠后及绝经后发现的纤维腺瘤，如不能排除癌的可能，应尽早手术，因该年龄组少数早期乳腺癌表现与纤维腺瘤在临床上常常很难鉴别。

对于青年女性多发的纤维腺瘤，不强求全部切除，可以先切除其中一个或对其中一个行空芯针穿刺活检以明确诊断，对其余的纤维腺瘤进行定期的临床和B超检查。但必须明确的是，如果临床对纤维腺瘤诊断有怀疑，就应及时切除活检或空芯针穿刺活检。

手术方式有开放手术和微创旋切术。2004年，美国食品药品监督管理局（FDA）批准将麦默通（Mammotome）用于40岁以下良性乳腺肿瘤的微创手术切除治疗，其优点是切口小（约0.3~0.5cm），在B超引导下能完整切除肿瘤而不留明显瘢痕，美容的效果显著。其主要的术后并发症为血肿，但可逐渐吸收。目前对微创治疗的良性肿块大小仍存在一定争议，以作者的经验是肿瘤距离乳头乳晕皮肤应＞0.5cm，肿瘤大小直径应小于微创旋切工具的最大口径。

（二）辨病治疗

经内服外治症状与体征无缓解、短时间内肿块明显增大的患者，可行乳腺肿物切除活检。

（三）辨证治疗

1. 辨证论治

（1）肝郁气滞证

治法：疏肝理气，散结止痛。

方药：柴胡疏肝散加味。

柴胡9g，当归9g，白芍15g，香附

10g，郁金 10g，陈皮 6g，甘草 5g，蒲公英 18g，益母草 18g。

（2）痰瘀互结证

治法：化痰散结，活血祛瘀。

方药：逍遥蒌贝散合桃红四物汤加减。

柴胡 6g，郁金 10g，丹参 15g，当归 9g，白术 10g，茯苓 15g，全瓜蒌 15g，浙贝母 10g，三棱 10g，莪术 12g，桃仁 6g 等。

2. 外治法

（1）神灯理疗　每次 30 分钟，每日 1 次，10 天为 1 个疗程。

（2）微波理疗　每次 15 分钟，每日 1 次，10 天为 1 个疗程。

（3）中药贴敷治疗　乳散贴（桂林市中医院协定方）贴于乳根、期门等穴，每 2 日 1 次，20 天为 1 个疗程。

（四）新疗法选粹

（1）月经前 14 天服用"金柴消癖口服液"，每次 1 支，每日 3 次。

金柴消癖口服液为"消"实治标主要制剂，是在疏肝活血、消滞散结的基础上，重用消滞回乳药，如生麦芽、山楂等，可降低血中雌激素绝对值，抑制催乳素分泌，调整黄体生成素与孕酮的不足，制约或避免雌激素对乳腺组织的不良刺激。

（2）月经后 14 天服用"柴仙消癖口服液"，每次 1 支，每日 3 次。

柴仙消癖口服液为"补"虚治本主要制剂，有温肾助阳、调摄冲任之功效。现代药理研究表明，其中的温肾助阳药如仙茅、淫羊藿、肉苁蓉、菟丝子等能增强下丘脑 - 垂体 - 肾上腺皮质功能，具有多水平、多靶器官的调节作用，有性激素样作用，可促进性腺、性器官发育，调整激素平衡，提高机体免疫功能，并有直接抗癌及抗突变作用，有可能延缓或阻断乳腺增生的癌变倾向。

偏痰湿郁结者加服"消癖口服液 3 号"，

每次 1 支，每日 3 次；偏瘀血内阻者加服"莪丹消癖口服液"，每次 1 支，每日 3 次；乳核日久、肿块硬韧，伴有乳头溢液者加服"蝎甲消癖口服液"，每次 1 支，每日 3 次；偏肝郁化火者加服"龙栀消癖口服液"，每次 1 支，每日 3 次。

注：月经期间需停药。

五、预防调护

（一）预防

发现乳房有肿块后立即找乳腺专科医生检查，配合治疗。尽管乳腺纤维瘤是良性肿瘤，但也有恶变的可能，特别是妊娠哺乳期间瘤体增长很快或年龄偏大、病程较长，或伴有乳腺增生或多次复发者，应提高警惕，及时就诊，防止病情变化。每个女性朋友均应做到早预防、早发现、早治疗，特别关注自己的乳房。

（二）调护

每个不同年龄段的女性都应坚持乳房自查，每月的月经干净后进行。30 岁以上的女性每年到乳腺专科进行一次体检，40 岁以上的女性每半年请专科医生体检一次，做到早发现、早治疗。保持良好的心态和健康的生活节奏，克服不良的饮食习惯和嗜好，有规律地工作、生活是预防乳腺疾病的有效方法。

参考文献

［1］卫赋慧，卫景龙."中医综合全息"康复调理治疗女人乳腺增生、乳房纤维瘤［J］．临床医药文献电子杂志，2019，6（60）：192+194．

［2］刘瑶瑶．高频超声对乳腺微小结节良恶性鉴别诊断的价值观察［J］．中国现代药物应用，2023，17（14）：70-72．

［3］蒋浩波，刘恩旭，廖晓倩，等．乳腺纤维腺

瘤肝郁气滞证中医诊断量表的效度与信度分析 [J]. 中医杂志, 2023, 64 (13): 1330-1335.

[4] 曹越, 周毅. 乳腺微创技术在乳腺肿瘤治疗中的应用及进展 [J]. 中国肿瘤外科杂志, 2023, 15 (03): 230-236.

[5] 林燕, 史瑶平, 汤晓寅, 等. 超声引导射频消融在较大乳腺纤维腺瘤治疗中的应用 [J]. 介入放射学杂志, 2023, 32 (06): 560-564.

[6] 冯淑婷, 冯淑雯, 张晓辉, 等. 乳腺纤维腺瘤中医辩证分型与 MRI 影像学表现特点的关系研究 [J]. 中国 CT 和 MRI 杂志, 2022, 20 (10): 71-73.

[7] 郑宝印. 乳癖散结胶囊联合微创旋切术治疗乳腺增生症伴乳腺纤维腺瘤的效果 [J]. 中国民康医学, 2022, 34 (12): 119-122.

第二节 乳腺导管内乳头状瘤

乳腺导管内乳头状瘤是发生在乳腺导管上皮的良性肿瘤, 约占乳房良性病变的10%, 以 40~50 岁绝经期女性居多。西医学认为, 该病的发生主要是由于雌激素升高刺激导管发生扩张, 上皮细胞显著增生从而形成乳腺导管内乳头状瘤, 其主要临床症状为持续性或间歇性乳头溢液, 伴或不伴有乳晕后方肿块 (66%~75% 的患者伴有肿块)。据其发病部位, 可将其分为中央型和外周型, 前者发生在乳晕下的大导管内, 后者主要发生在乳腺的中小导管和末梢导管。本病有较高的癌变风险, 癌变率达 14.3%, 伴有中、重度非典型增生属癌前病变。

一、病因病机

本病病因尚不明确, 多数学者认为主要与雌激素水平增高或相对增高有关。雌激素的过度刺激引起乳管扩张, 上皮细胞增生, 形成乳管内乳头状瘤。

乳腺导管内乳头状瘤是发生于乳腺导管上皮的良性肿瘤。其发病率仅次于乳腺纤维腺瘤和乳腺癌。根据不同的临床和病理特点, 乳管内乳头状瘤常被分为不同的亚型, 根据 2003 版世界卫生组织 (WHO) 的乳腺肿瘤新分类, 将导管内乳头状瘤分为中央型乳头状瘤和外周型乳头状瘤。中央型乳头状瘤指乳管开口到壶腹以下的大导管 (主乳管或一、二、三级乳管) 发生的乳头状瘤, 又称大导管内乳头状瘤, 一般认为, 其不增加乳腺癌的风险; 外周型乳头状瘤指终末导管 - 小叶系统发生的多发性导管内乳头状瘤, 且不再使用 "乳头状瘤病" 的名称, 其生物学特征倾向于癌变, 一般认为其是癌前病变。

二、临床诊断

1. 临床表现

（1）乳头溢液 乳头出现血性、浆液血性或浆液性溢液, 溢液可为持续性或间断性。有些患者在挤压乳腺时流出溢液, 也有些患者是无意中发现自己内衣或乳罩上有溢液污迹。个别患者可出现疼痛或有炎症表现。中央型导管内乳头状瘤较易出现乳头溢液, 而外周型乳头状瘤很少出现溢液。

（2）乳腺肿块 由于乳腺导管内乳头状瘤瘤体小, 多数情况下临床查体摸不到肿块。有些中央型乳头状瘤可在乳晕附近摸到结节状或条索状肿块, 质地较软, 轻压肿块时可引出溢液。外周型乳头状瘤发生在乳腺周围象限, 若能触及肿块可在乳腺周边部位。

2. 相关检查

（1）乳管镜检查 从溢液乳管口处放入纤维乳管镜, 借助电视屏幕可直接观察溢液乳管的上皮及管腔内的情况, 并可酌情进行活检, 极大地提高了乳腺导管内乳头状瘤的诊断准确性, 为需要手术的患者提供肿瘤的准确定位。

（2）乳腺导管造影检查　乳腺导管造影是将造影剂注入溢液导管后摄片，乳腺导管内乳头状瘤显示导管突然中断，断端呈弧形杯口状影像，管壁光滑完整，可见到圆形或椭圆形充盈缺损，近侧导管显示明显扩张。由于乳腺导管造影不能直接观察导管上皮及导管腔内的病变，目前许多大医院已不再使用，诊断乳管内病变通常采用乳管镜检查。

（3）乳腺超声检查　对于较大的导管内乳头状瘤，彩超可见到扩张的导管和肿瘤影像。

（4）乳头溢液细胞学涂片检查　通过采集乳头溢液，制成细胞学涂片，经显微镜观察，了解病变的细胞学特征，如能找到瘤细胞则可明确诊断，阳性率较低但可重复进行，临床医生应客观分析涂片结果。对查体可摸到肿块的病例，可进行针吸细胞学检查。最后确诊还应以石蜡切片为准（组织学诊断）。

三、鉴别诊断

1. 与乳腺导管内乳头状癌鉴别

乳腺导管内乳头状癌归属于导管原位癌范畴，发生于乳腺导管内。导管内乳头状癌以血性溢液为主，多为单侧单孔溢液。导管内乳头状癌若可触及肿块，多位于乳晕区外，质地较硬，表面不光滑，活动度差，肿块常大于1cm，同侧腋窝淋巴结肿大。辅助检查可与导管内乳头状瘤鉴别，明确诊断应以病理学检查为准。

2. 与乳腺导管扩张症鉴别

乳腺导管扩张症是一种慢性良性疾病，病程可持续数月至数年之久。发病较长时间后，乳管分泌物不仅刺激导管扩张，还可溢出管外，引起管周以浆细胞浸润为主的炎症反应，故又名为浆细胞性乳腺炎。乳腺导管扩张症病情反复发作者，可出现1个或多个边界不清的肿块，多位于乳晕区，位置与导管内乳头状瘤相同但肿块较大，质地坚实，与皮肤粘连者皮肤可出现橘皮样改变，乳头回缩甚至乳腺变形，腋窝可触及肿大淋巴结。乳管造影可显示大导管明显扩张、迂曲，失去正常的树枝状影像。

3. 与乳腺囊性增生症鉴别

乳腺囊性增生症是乳腺小叶、小导管及末梢导管高度扩张形成囊肿，同时伴有其他结构不良，它与单纯性增生病的区别在于该病伴有不典型增生。乳腺囊性增生症出现乳头溢液可为单侧或双侧，多为浆液性或浆液血性，纯血性者较少。乳腺囊性增生症常以单侧或双侧乳腺肿块来院就诊，肿块大，有的可累及大部分乳腺，多靠近乳腺边缘，可呈孤立的圆球形或为多发性囊性肿块。乳腺囊性增生症常出现周期性疼痛，疼痛与月经有关，月经前加重，且囊性肿块似有增大；月经后疼痛减轻，肿块亦缩小。辅助检查亦可协助与导管内乳头状瘤鉴别。

四、临床治疗

（一）提高临床疗效的要素

临床疗效与肿瘤在导管内的具体部位（中央型或外周型）、乳头溢液的颜色、溢液导管孔的数目（单孔或多孔）以及肿瘤大小等因素有直接关系。

（二）辨病治疗

乳腺导管内乳头状瘤最有效的治疗方法为手术切除。临床体检能触及肿块者，手术切除病变导管送检即可，待病理回报。临床体检摸不到肿块的患者术前必须对病灶进行定位，如术前靠乳管镜定位可在皮肤上进行标记，必要时还可在乳管镜检查时置入"金属定位线"，为术中引导切除病灶；二是在手术中找到溢液乳管开口放入探针或注入蓝色染料（亚甲蓝），术中利用探针或蓝染的区域引导切除病灶送检。靠手术中定位的患者，术前应嘱其不要挤压乳房，以免溢液排净，导致术中难以定位。对中央型导管内乳头状瘤手术切除范围合理，一般很少复发，但可在同侧乳腺的其他乳管或对侧乳腺再发。对周围型导管内乳头状瘤，若手术切除不彻底，可导致肿瘤复发，手术应切除病变所在的腺叶，术后定期复查。对病变范围较广、病理检查提示伴不典型增生者，如患者年龄较大，也可考虑行乳房单纯切除加即刻乳房重建手术。

五、预防调护

（一）预防

乳腺导管内乳头状瘤病因尚不十分明确，故目前还没有行之有效的预防措施，推荐乳腺自我检查（自查）结合定期体检。

（二）调护

（1）宜进食足量的维持激素代谢和有利于乳腺组织康复的蛋白质，如肉、蛋、玉米、大豆、新鲜蔬菜等。

（2）保持心情舒畅，注意休息。

参考文献

［1］韩晓蓉，王顾，连臻强，等. 乳腺导管内乳头状瘤 663 例临床及诊断特点［J］. 岭南现代临床外科，2013，13（04）：304-307.

［2］孙鹏涛，雷睿，沈嫱，等. 高频彩超诊断乳腺导管内乳头状瘤及术前定位的价值［J］. 广东医学，2012，33（07）：945-946.

［3］屈艳伟，赵娴，李悦，等. 国医大师郭诚杰辨治乳腺导管内乳头状瘤经验［J］. 中医学报，2021，36（08）：1683-1686.

［4］刘延泽，李良. 乳腺导管内乳头状瘤外科治疗现状及乳腺癌预防的新策略与新思路
［J］. 中国实用医药，2023，18（17）：165-168.

［5］杨璟，王森茂，李斌. 乳腺导管内乳头状瘤手术方式的比较及复发因素分析［J］. 中华乳腺病杂志（电子版），2021，15（02）：71-76.

［6］宋倩，刘景萍，冯华梅，等. 超声造影联合乳腺钼靶 X 线对乳腺导管内乳头状瘤的诊断价值［J］. 实用临床医药杂志，2021，25（06）：13-16.

第三节　乳腺错构瘤

乳腺错构瘤是由乳腺小叶、导管、纤维和脂肪组织以不同比例形成的一种少见的良性乳腺肿瘤样病变，该病名由 Arrigoni 等人于 1971 年首次提出。

一、病因病机

乳腺错构瘤与其他部位的错构瘤一样，可能是胚胎期乳腺组织结构错乱，导致乳腺正常结构比例改变，残留的乳腺管胚芽及纤维、脂肪组织出生后异常生长，形成一种良性瘤样增生。肿瘤发展到一定程度，其生长速度会明显减慢或停止。也有学者认为乳腺错构瘤主要发生在分娩后或绝经期，与影响乳腺组织的激素改变有关。

乳腺错构瘤非常少见，曾有报道其发病率约为 0.02%~0.16%，在钼靶片检查中发现率＜0.1%，多见于绝经后女性，常见发病年龄比纤维腺瘤晚约 20 年。乳腺错构瘤由不同组分的腺体组织、脂肪和纤维连接组织构成，最常见的 2 种乳腺错构瘤是腺脂瘤和软骨脂瘤。

二、临床诊断

1.临床表现

乳腺错构瘤常为单发圆形、卵圆形或扁圆形肿物，边界清楚，质软，若周围有纤

维组织包绕，会触之较硬。肿物大小据文献报道为1~20cm，活动度好，与周围无粘连。生长缓慢，无症状，患者常无意中发现。

乳腺错构瘤临床体征较为典型，乳腺多可触及柔软、边界清楚、可活动的肿块。乳腺X线摄影可显示特异性征象，乳腺可见圆形或椭圆形肿块影，中央密度不均，边缘光滑且伴有一圈透明带（脂肪晕）。乳腺超声显示乳腺组织界限较清楚的类圆形肿物，有包膜，内部回声不均。确诊应依据石蜡切片。由于乳腺错构瘤由多种成分构成，切面可与正常乳腺组织、脂肪瘤或纤维瘤相似，本病变的组织学特征是既有导管成分又有小叶成分，而一般纤维腺瘤小叶成分很少或几乎没有。

2. 相关检查

患者乳腺发现无痛性肿物来医院就诊，医生查体是首要检查，还需结合影像学检查，如乳腺X线摄影、乳腺超声等。最终诊断应依据病理组织学检查。

三、临床治疗

（一）提高临床疗效的要素

临床疗效与肿瘤的临床影像学检查方法以及肿瘤本身边界、肿瘤大小有一定的关系，同时也与病理科医师的取材经验和对该病的诊断经验有关。

（二）辨病治疗

乳腺错构瘤应积极进行手术切除，待石蜡切片明确诊断，术后一般无复发，预后好。

四、预防调护

（一）预防

乳腺错构瘤的病因尚不完全清楚，目前还没有确切的预防方法，在此推荐以下三点措施以供读者结合自身情况采用。

（1）掌握乳腺自我检查的方法，养成每月一次的乳腺自查习惯，发现异常及时就诊。

（2）定期去医院体检。

（3）积极参加乳腺癌筛查。

（二）调护

（1）宜进食足量的维持激素代谢和有利于乳腺组织康复的蛋白质，如肉、蛋、玉米、大豆、新鲜蔬菜等。

（2）保持心情舒畅，注意休息。

参考文献

[1] 贾雄，石新霞. 乳腺错构瘤分型在钼靶与病理中相关性研究 [J]. 临床军医杂志，2015，43（11）：848-850.

[2] 陈玮吉，何毅辉，张丽华，等. 乳腺错构瘤分型的超声表现及病理特征研究 [J]. 现代医用影像学，2021，30（05）：853-856.

[3] 吴建萍，李鹍，李卓琳，等. 乳腺错构瘤X线、超声表现与病理11例病例并对照分析 [J]. 昆明医科大学学报，2015，36（03）：95-98.

[4] 崔志英，张桦. 乳腺错构瘤超声表现 [J]. 中国实用医药，2015，10（18）：145-146.

[5] 袁涛，叶新华，林红军，等. 乳腺错构瘤超声误诊分析 [J]. 临床超声医学杂志，2014，16（12）：846-848.

[6] 洪美娟，杨子文. 乳腺错构瘤的超声图像特征和误诊分析 [J]. 中国实用医药，2019，14（14）：61-62.

第四节　乳腺脂肪瘤

乳房内脂肪组织过度增生而形成的良性肿瘤称为乳腺脂肪瘤，可发生于任何年龄，但常见于中、老年女性，常为单发，偶见多发，多位于乳房皮下。肿瘤质地柔软，呈圆形或椭圆形。表面呈分叶状，外层为完整的纤维包膜，活动度好，与周围组织无粘连。肿瘤一般为3~5cm，也可长大至10cm左右。肿瘤生长缓慢，一般无特殊不适。乳腺脂肪瘤极少发生恶变，对于较小、生长缓慢的脂肪瘤可予观察，但对于生长较快、体积较大，并明显压迫周围组织的脂肪瘤，应行手术治疗，术后不再复发。

本病属于中医"肉瘤"的范畴。明代《外科正宗·瘿瘤论》云："肉瘤者，软若棉，硬似馒，皮色不变，不紧不宽，终年只似复肝然。"后世医家多认为本病是脾虚不运，湿痰内生，气血凝滞所致。

乳腺脂肪瘤是以乳房肿块为主要表现的比较常见的良性病变，正确诊断和处理乳腺脂肪瘤，对减轻广大女性的思想负担有现实意义。

一、病因病机

（一）西医学认识

乳腺脂肪瘤是来源于乳腺脂肪组织的一种良性肿瘤，可发生于任何年龄，发病年龄以30~50岁多见，常见于中、老年女性，常为单发，偶见多发，多位于乳房皮下。和常见的乳腺增生有所不同，肿瘤质地柔软，呈圆形或椭圆形。西医认为该肿瘤很少会发生恶变。

西医学认为内分泌紊乱是引起乳腺脂肪瘤的一个最主要原因，并且这个观点在2013年已经被普遍接受，乳腺是雌激素、孕激素和催乳素等激素的靶器官。雌激素可使乳腺导管扩张、延伸，促进细胞蛋白质的合成和糖的利用，增强毛细血管的通透性和促进组织内水钠潴留。孕激素可使已被雌激素激活的腺泡进一步发育成小叶，还能降低毛细血管的通透性和组织内的水钠潴留。女性随年龄增长，卵巢功能会发生改变（部分年轻女性，由于雌激素旺盛，

也可能会有脂肪瘤的存在），雌孕激素水平下降，乳腺腺体萎缩，脂肪组织向腺体生长以取代乳腺实质，增加乳腺脂肪瘤的发生。催乳素对乳腺上皮的生长和发育同样有促进作用。长期过度饮酒，导致体内肝脏负荷过大，降低了脂肪细胞分解代谢的能力，从而使脂类异常堆积，堆积的脂肪组织可能会聚集形成脂肪瘤，所以说饮酒要适量。过度进食肥肉、动物内脏等，吃过多的高胆固醇食物，可能会造成新生脂肪组织过多，不仅会引起肥胖，过多的脂肪细胞异常聚集还可能会形成脂肪瘤。再好吃的食物，也不要过度地吃，适量即可。染色体遗传因素：在临床上多发性脂肪瘤常有家族史，提示脂肪瘤的发病与遗传因素有关。慢性炎症（多发于外伤性损伤）：某些慢性炎症的刺激可能会激活体内的致瘤因子，导致脂肪细胞异常生长，出现脂肪瘤。

（二）中医学认识

中医学认为乳腺脂肪瘤的病因为郁怒伤肝，肝失疏泄，气机不畅，瘀血阻滞，经脉不行，水津、津液运化不畅，气郁痰凝成为肉瘤；或因思虑过度或饮食劳倦伤脾，脾失运化，痰湿内生，脾气不行，津液聚而为痰，肌肉消薄，痰湿、气郁结发为肉瘤。

二、临床诊断

（一）辨病诊断

1.临床表现

本病多见于40~60岁的女性，易发生在脂肪丰富的大乳房内。通常为单发性，肿块质地较软，境界清楚，表面常呈分叶状，生长缓慢，一般直径约3~5cm，病程较长者也能增大到10cm以上，与皮肤无粘连，推之可移动，表面皮色多无明显改变。根据

肿块在乳房内位置的不同可分为：乳房皮下脂肪瘤、乳房内脂肪瘤、乳腺外脂肪瘤。根据肿瘤组织所含的成分不同可分为乳腺单纯性脂肪瘤、乳腺内血管型脂肪瘤、乳腺纤维型脂肪瘤、乳腺腺脂肪瘤。

2. 相关检查

（1）乳腺超声表现　皮下脂肪内者，多发，体积小，呈稍强回声结节，易漏诊。腺体内脂肪瘤呈中等回声，断面肿块内部呈编织纹理状，边界清。

（2）乳腺钼靶　脂肪瘤在 X 线上多表现为卵圆形或分叶状脂肪密度样影，周围围以较纤细而致密的包膜，在透亮影内有时可见纤细的纤维分隔。肿瘤较大时，周围乳腺组织可被推挤移位。

（3）CT　脂肪瘤在 CT 上表现与 X 线表现大致相同。

（4）MRI　通常脂肪瘤在 X 线检查时能够做出诊断，因此不需进行 MRI 检查，一般多由于其他原因行乳腺 MRI 检查而发现。脂肪瘤在 T1WI 和 T2WI 均呈高信号，在脂肪抑制序列上呈低信号，其内无正常的导管、腺体和血管结构，有时可见肿瘤周围的低信号包膜。增强后脂肪瘤无强化。

（二）辨证诊断

1. 脾虚痰湿证

临床证候：瘤体较大，软如绵，基底宽大，无触痛，喜温喜按。伴面色萎黄，精神疲倦，气短懒言。舌淡，苔薄白，脉缓弱。

2. 肝郁痰凝证

临床证候：瘤体小，常为多发性，质地稍硬，轻触痛。常伴精神抑郁，心烦易怒，胸闷，善太息。舌红，苔薄黄，脉弦。

三、鉴别诊断

1. 乳腺癌

乳癌肿块较硬，表面不光滑，境界不清，常与皮肤粘连，患侧腋窝淋巴结肿大。乳腺 X 线检查、病理活检可确诊。

2. 分叶型乳腺纤维腺瘤

分叶型纤维腺瘤瘤体较脂肪瘤大，质地较脂肪瘤略硬，生长较快而分叶状更为明显。为了明确诊断，必要时可做活体组织切检。

四、临床治疗

（一）辨病治疗

瘤体较大者，可行脂肪瘤单纯摘除术。本病预后良好，术后不再复发。

（二）辨证治疗

乳房脂肪瘤是良性肿瘤，较小而生长缓慢，无明显不适者，可用中医辨证治疗。

1. 辨证论治

（1）脾虚痰湿证

治则：健脾宽中，燥湿化痰。

方药：归脾丸合二陈汤加减。

党参 30g，白术 15g，黄芪 20g，当归 15g，炙甘草 6g，茯苓 12g，木香（后下）10g，法半夏 12g，陈皮 8g，青皮 8g，夏枯草 30g。水煎服。

（2）肝郁痰凝证

治则：疏肝行气解郁。

方药：十香流气饮加减。

香附 12g，台乌 6g，青皮 12g，陈皮 8g，茯苓 12g，川芎 10g，当归 12g，白芍 10g，甘草 6g，木香（后下）10g，大枣 8g，山慈菇 30g。水煎服。

2. 外治法

阳和解凝膏掺黑退消外敷。

五、预防调护

（1）中医预防调护　①注意调摄情志，避免郁怒，保持乐观情绪。本病极少恶变，无须忧虑烦恼。②尽量少进生冷、辛辣、厚味饮食，以免损伤脾胃。

（2）西医预防调护 多发性乳腺脂肪瘤的预防，应从日常的饮食入手，及时预防、及时发现、及时治疗才是关键所在。①禁酒及酒精类饮料，少吃辛辣食品，如辣椒、狗肉等，刺激性食物可诱发脂肪瘤生长，所以要少吃此类食品。②饮食要规律，早餐吃每天饭量的 30%、午餐吃每天饭量的 40%、晚餐吃每天饭量的 30% 是比较合理的。③少吃高胆固醇食品，如鸡蛋黄、肥肉、海鲜、无鳞鱼、动物内脏等。④多吃含纤维的食物，各种新鲜水果、蔬菜和低脂肪、低胆固醇食物，如谷类、瘦肉、苹果、香菇、木耳、芹菜、海带、（带鳞）鱼肉等。宜选用植物油，少用动物油。⑤平时可饮用绿茶，也可泡茶时放一些生山楂、银杏等，可清理体内的胆固醇。

六、研究进展

脂肪瘤是由成熟脂肪组织构成的包膜完整的结节状肿物，尽管真性脂肪瘤可以发生在乳腺，但是在乳腺内许多被称为"脂肪瘤"的病变可能是乳腺组织内局灶性无包膜的含脂肪的乳腺组织。腺脂肪瘤是乳腺的一种良性脂肪瘤，其内有陷入的乳腺小叶上皮成分。但是，腺脂肪瘤和伴有明显脂肪间质的乳腺组织常常不易区分。

参考文献

[1]姚玉民，陈启，张伟．实用乳腺外科学［M］．北京：中国工人出版社，2008：134.

[2]罗娅红．乳腺影像诊断学（辽宁省优秀自然科学著作）［M］．沈阳：辽宁科学技术出版社，2016：220-221.

[3]戴峰．专家解答乳腺疾病［M］．上海：上海科学技术文献出版社，2005：05.

[4]韦贵康．脊柱相关疾病与手法治疗［M］．哈尔滨：哈尔滨工业大学出版社，2004：15-16.

[5]黄云超．临床肿瘤外科学（第2版）［M］．昆明：云南科技出版社，2016：302.

[6]刘志民．内分泌外科学［M］．北京：中国医药科技出版社，2004：202-203.

[7]刘永娟．超声医学［M］．长春：吉林科学技术出版社，2016：40-41.

[8]范学顺．肛肠疾病防治100讲［M］．北京：中国中医药出版社，2007：29.

第五节　乳腺神经纤维瘤

乳腺神经纤维瘤是乳房神经组织发生的一种良性肿瘤，临床少见，可分为神经纤维瘤和神经鞘瘤两类，后者又称施万细胞瘤。发生在乳房皮肤或者皮下的神经纤维瘤，大部分是神经纤维瘤病的一部分。乳腺神经纤维瘤生长缓慢，一般不会恶变。

一、病因病机

神经纤维瘤是过去基因缺陷导致神经嵴细胞发育异常引起的，当特定的肿瘤抑制基因发生异位、缺失、重排或点突变时，其肿瘤检查抑制功能丧失而致病。

二、临床诊断

1.临床表现

乳腺神经纤维瘤多发生在女性乳晕区或附近的皮肤或皮下，呈圆形或梭形小结节，或呈局限性脂肪瘤样包块，直径多为 1~2cm，边界清楚，活动度好，带蒂的肿瘤突出于皮肤表面，形成赘生物。早期无症状，仅少数伴有压痛。可单发亦可多发，生长缓慢。多发的患者若数个肿瘤聚集在一起，可出现乳腺皮肤损害。

2.相关检查

本病是发生在乳腺的神经纤维瘤，应注意收集病史并进行相关体检，辅助乳腺超声、乳腺 X 线、乳腺 MRI 检查等，病理学检查是确诊的主要依据。

三、鉴别诊断

1.色素斑（此斑色棕，有如咖啡牛奶色而得名）

多数患者在出生时或婴儿期就能被发现，儿童期后可出现多发的皮肤结节，呈圆形或椭圆形，有的结节隆起形成赘生物，质软硬兼有，多数较软，少则几个，多则数百上千难以计数。神经纤维瘤多发生于躯干，也有的发生于四肢及面部，患者除多发神经纤维瘤外尚伴有周围神经、中枢神经、骨骼、肌肉和内分泌器官的病变。神经纤维瘤病无法彻底治愈，手术切除仅限于那些引起疼痛、影响功能与美容或疑有恶变的患者。

2.皮肤转移性癌

最常见的临床表现为皮肤结节，其色泽可与正常皮肤相同，也可为红色、浅红色或紫红色，质地较硬、韧，可与皮下组织粘连，少有破溃。皮肤转移癌通常出现于原发肿瘤确诊后，多为恶性肿瘤发展到晚期的临床表现，所以对确诊的肿瘤患者乳腺出现皮肤结节应重视，尤其是那些以皮肤转移为首发症状，尚未确定原发肿瘤的患者。故临床上若发现患者有原因不明的无痛性皮肤结节，应及时进行活检，行病理组织学诊断。

3.伴有乳腺肿物的其他乳腺疾病

如乳腺增生、乳腺囊肿、乳腺纤维腺瘤、乳腺癌等，可进行乳腺影像学检查，确诊必须依据病理学诊断。

四、临床治疗

（一）提高临床疗效的要素

临床疗效与是否伴有其他病变（如咖啡牛奶色素斑）、肿瘤生长速度、肿瘤数量、肿瘤部位等有关，同时也与手术是否切除干净、是否有家族史等有关。

（二）辨病治疗

乳腺神经纤维瘤是良性肿瘤，位于乳晕附近皮肤或皮下组织，手术切除并行病理学检查确诊，预后好。

五、预防调护

乳腺神经纤维瘤病因尚不清楚，病例极少见，在此推荐三点措施。

（1）掌握乳腺自我检查的方法，养成每月一次的乳腺自查习惯，若发现原因不明的无痛性皮肤结节，应及时去医院就诊，必要时行结节活检。

（2）定期去医院体检。

（3）积极参加乳腺癌筛查。

参考文献

［1］林毅，唐汉钧. 现代中医乳房病学［M］. 北京：人民卫生出版社，2013：146.

［2］吴凯南. 实用乳腺肿瘤学［M］. 长春：吉林科学技术出版社，2019：189.

［3］李树玲. 李氏乳腺肿瘤学［M］. 北京：科学技术文献出版社，2007：245.

［4］燕在春. 外科疾病诊疗与并发症防治（上）［M］. 长春：吉林科学技术出版社，2016：124.

［5］陈少明. 现代中医肛肠病诊治［M］. 北京：中医古籍出版社，2014：60.

［6］只达石. 实用临床神经外科学［M］. 长春：吉林科学技术出版社，2013：70-71.

［7］张保宁，马祥君，王水. 乳房疾病知识大全［M］. 北京：中国协和医科大学出版社，2014：89.

第十一章　乳腺癌

乳腺癌是女性中较为常见的恶性肿瘤，严重威胁着女性健康。近年来，专家、学者对乳腺癌的研究不断深入，发现乳腺癌是一种分子特征及临床表型高度异质性的恶性肿瘤。不同分子特征的乳腺癌，其流行病学危险因素、疾病自然进程及全身或局部治疗的反应性都不尽相同。与此同时，乳腺癌的治疗理念也发生了翻天覆地的变化，从统一的"乳腺癌改良根治术"治疗模式，到最小创伤的外科处理，并结合化疗、内分泌治疗、靶向治疗、免疫治疗等综合治疗，再到基于疾病复发转移风险的精准治疗模式。随着其治疗理念的改变、治疗模式的优化，以及新药的推陈出新，乳腺癌患者的生存也得到了明显改善。

一、病因病机

（一）西医学认识

乳腺癌的发病原因尚不明确，多数学者认为激素在乳腺癌的发生过程中起着十分重要的作用，雌激素中的雌酮及雌二醇与乳腺癌的发病有直接关系，雌三醇与孕酮被认为有保护作用，而催乳素则在乳腺癌的发展过程中有促进作用，但各种因素间的联系仍未明了。

（二）中医学认识

中医学对乳腺癌早有认识，将其归属于"乳岩"范畴，对其病因、症状、治则、鉴别诊断、预后有较为详尽的描述。《女科玉尺》曰："乳岩者，乳根成隐核，大如棋子，不痒不痛，肉色不变，其人内热夜热，五心烦热，皆由忧郁闷怒，朝夕累积，肝气横逆，脾气消沮而成，至五六年、七八年之久，方成疮陷，以其疮形凹嵌，似岩穴之状，故名。是时虽饮食如常，必洞见五脏而死，盖至此而不可造矣，诚恶证也。"明代陈实功的《外科正宗》记载："初如豆大，渐若棋子，半年、一年、二载、三载，不痛不痒；渐渐而大，始生疼痛，痛则无解，日后肿如堆栗，或如复碗，紫色气秽，渐渐溃烂，深者如岩穴，凸者若泛莲；疼痛连心，出血则臭。"以上两篇所记述的乳岩，即是西医学的乳腺癌。这里详细描述乳癌的病因病机、临床表现、局部症状、病程长短，并强调预后不良，属恶证。又曰："凡犯此者，百人百必死。如此证知觉若早，只可用清肝解郁汤或益气养营汤。再加清心静养，无挂无碍，服药调理，只可苟延岁月。"后世医家通过临床实践，发现乳岩的死亡率非常高，即使发现较早，精心调养，也只能延缓生命而不能彻底治愈。孙文胤的《丹台玉案》曰："久积忧忿，乳内有核，不痒不痛，将成乳岩。"指出忧思忿怒，肝气不舒，情志异常，日久可患乳岩。《医宗金鉴》云："乳岩初结核隐疼……核无红热身寒热……耽延续发如堆栗，坚硬岩彤引腋胸。顶透紫光先腐烂，时流污水日增痛，溃后翻花怒出血，即成败证药不灵。"描述乳岩耽延及腋下和胸部的情况，即西医学乳腺癌腋下淋巴结转移。清代邹岳指出："乳癖……一患经数载者不活，宜节饮食，息恼怒，庶免乳岩之变。"认为乳癖若久治不愈，另加饮食失节，情志所伤，可使"乳癖"一病恶变为"乳岩"。这与西医学中乳腺小叶增生部分恶变是极为吻合的。

二、临床诊断

（一）辨病诊断

乳腺癌的临床分期及病理分化程度与治疗预后有着密切关系。目前国内主要根据临床表现、实验室检查、临床分类分期来诊断此病。

1.临床表现

（1）无痛性肿块　常为首发症状，其特点为肿块呈浸润性生长。即使肿块很小，累及乳腺悬韧带时也可引起皮肤粘连；较大的肿块伴有皮肤水肿、橘皮样变、乳头回缩或凹陷、淋巴结肿大等症状。后期出现皮肤卫星结节溃疡，本病早期应与乳腺良性病变如炎性肿块、乳腺增生及良性肿瘤等相鉴别。

（2）乳头溢液　乳腺癌以乳头溢液为唯一症状者较少见，多数伴有乳房肿块。溢液较多为血性。

（3）乳头改变　当乳腺的纤维组织和导管系统受病灶的浸润而缩短时，牵拉乳头，使乳头偏向肿瘤一侧，病变进一步发展可使乳头扁平、回缩、凹陷，甚至无法看见。有时固有纤维组织挛缩，使整个乳房抬高，临床可见两侧乳头不在同一水平上。乳头糜烂是湿疹样癌（Paget）典型症状。

当肿瘤有远处转移时可出现相应症状。

2.相关检查

（1）X线检查　乳腺癌在X线片上多表现为叶状、圆形、椭圆形或不规则影块，边缘不整，多有毛刺状突起或短粗的角状突起，约有1/3的患者肿块内有细沙状钙化。X线检查的准确率在90%左右。正确摆位是获得高质量乳腺X线片的基础。乳腺X线摄片的常规投照体位为双侧内外MLO位及CC位。一张好的MLO位片显示如下：乳房被推向前上，乳腺实质充分展开，胸大肌可见，较松弛，下缘达乳头水平，乳头在切线位，部分腹壁包括在片中，但与下部乳腺分开，绝大部分乳腺实质显示在片中。一张好的CC位片显示如下：乳房在片子的中央，乳头切线位，小部分胸大肌可见，内侧乳腺组织充分显示，外侧乳腺组织可能不包括在片中。

（2）超声检查　检查时应先对乳腺及周围组织进行全面的常规二维超声检查，然后对发现病灶的区域进行重点的二维超声检查，检查的内容包括病灶的位置、大小或范围的测定、边界、边缘、形状、内部及后方回声、钙化及周围组织包括皮肤、胸肌及韧带等结构的变化等。病灶的大小或范围的测量应该选取其具最长径线的切面进行两条互相垂直的最长径线即第一及第二径线的测量，然后在与此切面垂直的具有最长径线切面上进行第三个径线的测量。测量时，病灶边界清晰时按照边界测量，肿块边界模糊时，应该根据肿块的最大边缘部分或周边的声晕测量。在二维声像图的基础上应辅助彩色及能量多普勒超声检查，观察彩色血流的走向及分布并在多普勒频谱上测量各种血流参数。仪器条件允许的话可采用三维重建成像、弹性成像、造影增强剂。

（3）MRI检查　当乳腺X线摄影或超声检查不能确定病变性质时，可以考虑采用MRI进一步检查。由于MRI对浸润性乳腺癌的高敏感性，有助于发现其他影像学检查所不能发现的多灶病变和多中心病变，有助于显示和评价癌肿对胸肌筋膜、胸大肌、前锯肌以及肋间肌的浸润等。在制定外科手术计划之前，考虑保乳治疗时可进行乳腺增强MRI检查。对于确诊乳腺癌进行新辅助化疗的患者，在化疗前、化疗中及化疗结束时进行MRI检查有助于对病变化疗反应性的评估以及对化疗后残余病变范围的判断。

（4）活组织检查　临床发现乳腺肿块，而性质难以确定时，可做细针穿刺细胞学检查，约90%的病例可获得较为肯定的细胞学诊断。乳头溢液未扪及肿块的病例，可行美兰染色溢液涂片细胞学检查。乳头糜烂疑为早期湿疹样癌时，可做乳头糜烂部位的刮片细胞学检查。如疑为早期乳腺癌，应切除病灶送病理检查，同时做雌激素受体测定。影像学引导下乳腺组织学活检指在乳腺X线、超声和MRI影像引导下进行乳腺组织病理学检查（简称活检），特别适合未扪及乳腺病灶（如肿块、钙化灶、结构扭曲等）者，具体包括影像引导下空芯针穿刺活检（CNB）、真空辅助活检（VAB）和钢丝定位手术活检等。

3.乳腺癌的TNM分期

目前临床上针对乳腺癌分期一般是选择TNM分期，分为临床分期和病理分期，临床分期是指手术之前的分期，病理分期是手术后利用病理结果进行分期。

T（Tumor）：原发肿瘤的范围。

N（Node）：有无区域淋巴结转移及其程度。

M（Metastasis）：有无远处转移。

不同的分期形式、标识如下。

临床TNM分期（cTNM）：为手术治疗提供依据，所有资料都通过原发瘤首诊时的体检、影像学检查和为明确诊断所进行的病理活检获得。

病理TNM分期（pTNM）：用来评估预后和决定是否需要辅助治疗，综合了临床分期和病理学检查结果。

复发瘤TNM分期（rTNM）：当患者无瘤生存一段时间后复发时所收集到的信息，为进一步治疗提供依据。

曾接受新辅助治疗的TNM分期（yTNM）：乳腺癌新辅助治疗后肿瘤缓解程度影响患者预后，所以也会产生ypTNM和ycTNM两种不同的分期系统。

（1）原发肿瘤（T）　T的分期定义，不管基于临床标准还是病理标准，肿瘤大小均应精确到毫米。在进行T分期时，如果肿瘤大小略小于或大于某一临界值，那么建议读数四舍五入精确到毫米。例如，1.1mm应报告为1mm，2.01cm应报告为2.0cm。应注明"c"或"p"来分别表示T分期是以临床（体检或放射影像）或病理指标确定。通常，病理确定T分期优先于临床确定T分期。

TX：原发肿瘤无法确定（或者已经切除）。

T0：无原发肿瘤的证据（未扪及）。

Tis：原位癌。

Tis（DCIS）：导管原位癌。

Tis（LCIS）：小叶原位癌（已删）。

注：第8版分期将LCIS归为良性疾病，从pTis分期中删除。LCIS现在被认为是一种增生性疾病，虽有发展成为乳腺癌的风险，但并不具有致转移的恶性侵袭性。LCIS有多种亚型，其中多形性亚型可有明显的核仁和核分裂象，有时可见中心坏死或钙化。多形性LCIS的病理组织特点部分与导管原位癌（DCIS）重叠，包括有可能通过乳腺钼靶发现钙化灶等。专家小组经过讨论认为，目前的证据还不足以支持将多形性LCIS纳入pTis。如果同时存在DCIS和LCIS，可以归入pTis（DCIS）。

Tis（Paget's）：不伴肿瘤的乳头Paget's病。

注：伴有肿瘤的Paget's病应根据肿瘤的大小进行分期。

T1：肿瘤最大径≤2.0cm。

T1mic：微小浸润癌的最大径≤0.1cm。

T1a：0.1cm＜肿瘤最大径≤0.5cm。

T1b：0.5cm＜肿瘤最大径≤1.0cm。

T1c：1.0cm＜肿瘤最大径≤2.0cm。

T2：2.0cm＜肿瘤最大径≤5.0cm。

T3：肿瘤最大径＞5.0cm。

T4：任何大小的肿瘤，直接侵犯到胸

壁（胸壁包括肋骨、肋间肌、前锯肌，但不包括胸肌）和（或）皮肤（溃疡或皮肤结节）。

T4a：肿瘤已侵犯到胸壁，但不包括胸肌。

T4b：乳房皮肤水肿（包括皮肤橘皮样改变）或溃疡或同侧乳房皮肤的卫星结节。

注：第 7 版分期中，T4b 定义为患侧乳房皮肤水肿（包括橘皮样变）、溃疡或卫星状结节；而在第 8 版分期中，T4b 除了包括患侧乳房皮肤水肿（包括橘皮样变）和溃疡外，经病理证实为侵犯皮肤的卫星状结节需合并溃疡或水肿才能定义为 T4b。

T4c：T4a 和 T4b 并存。

T4d：炎性乳癌。

（2）区域淋巴结（N） 临床分期和病理分期见表 11-1。

表 11-1 区域淋巴结的临床分期和病理分期

临床分期（cN）	病理分期（pN）
Nx：无法评估（例如既往已切除）	pNx：无法评估（例如既往已切除，或切除后未进行病理学检查）
N0：无转移	pN0：无组织学上转移
N1：同侧腋窝淋巴结临床阳性，可活动	pN1mi：0.2mm ＜微小转移 ≤ 2.0mm
N2a：同侧 ALN 临床阳性，融合或固定	pN1a：1~3 个腋下淋巴结阳性
N2b：IMN 临床阳性，但同侧 ALN 阴性	pN1b：内乳淋巴结阳性（sn），无临床证据
N3a：同侧锁骨下淋巴结阳性	pN1c：内乳淋巴结阳性（sn）伴 1~3 个 ALN 阳性
N3b：ALN 临床阳性，并且 IMN 临床阳性	pN2a：4~9 个 ALN 阳性
N3c：同侧锁骨上淋巴结临床阳性	pN2b：IMN 临床阳性，但 ALN 阴性
	pN3a：≥ 10 个 ALN 转移，或锁骨下转移
	pN3b：IMN 临床阳性，并且 ≥ 1 个 ALN 阳性；或 IMN 活检阳性（sn）并且＞ 3 个 ALN 阳性
	pN3c：同侧锁骨上淋巴结转移

注：ALN——腋下淋巴结；IMN——内乳淋巴结；sn——前哨淋巴结活检。

"临床阳性"：影像学检查（淋巴结闪烁扫描除外）或临床体检发现有高度怀疑为恶性转移的特征，或细针穿刺细胞学检查可见大体转移。

pN 分类是基于腋窝淋巴结清扫伴或不伴前哨淋巴结活检。分类如果仅仅基于前哨淋巴结活检，而没有随后的腋窝淋巴结清扫，则前哨淋巴结标示为（sn），如 pN0（sn）。

（3）远处转移（M）

M0：临床及影像学未见远处转移。

cM0（i+）：临床及影像学未见远处转移证据及征象，而组织学或分子技术检测到骨髓、血液或其他器官中 ≤ 0.2mm 的转移灶。

M1：临床及影像学检查发现远处转移，或组织学发现＞ 0.2mm 的转移灶。

注：对侧的颈部淋巴结、内乳淋巴结、腋窝淋巴结转移属于 M1，不属于区域淋巴结范畴。

明确 pM0 非有效分期，所有病例报告为 cM0 或 cM1；经病理学检查证实的 cM1 定义为 pM1。

明确治疗后乳腺和淋巴结病理学检查发现任何浸润癌残留均不能定义为 pCR，若治疗前为 M1（临床或病理学分期），无论治疗反应如何，治疗后分期仍为 M1。

根据上述 TNM 分期结果，可以给出解剖分期 / 预后组别。0 期是指原位癌。导管原位癌又叫导管内癌，这是非常早的乳腺癌，可以认为 0 期乳腺癌是一种癌前病变，治疗上也比较简单，通过局部切除加放疗或全乳房切除，就能够完全达到治愈的目的，也是临床上治疗效果最好的一期乳腺癌。通常所说的早期乳癌是指 0 期、Ⅰ 期、Ⅱa 期、Ⅱb 期；Ⅲa 期、Ⅲb 期、Ⅲc 期通常称为局部晚期；Ⅳ期则是真正意义上的晚期。Ⅳ期乳腺癌是不能治愈的，经过治疗，争取提高患者的生活质量，尽可能延长患者的生存时间。

0 期：TisN0M0。

Ⅰ 期：T1N0M0。

Ⅱa 期：T0N1M0，T1N1M0，T2N0M0。

Ⅱb 期：T2N1M0，T3N0M0。

Ⅲa 期：T0N2M0，T1N2M0，T2N2M0，T3N1M0，T3N2M0。

Ⅲb 期：T4N0M0，T4N1M0，T4N2M0。

Ⅲc 期：任何 T，N3M0。

Ⅳ期：任何 T，任何 N，M1。

4. 乳腺癌的分子分型

乳腺癌的分子分型标准见下表 11-2。

表 11-2　乳腺癌的分子分型标准

分型	ER	PR	Her2	Ki-67
Luminal A 型	+	+，且高表达，PR > 20%	-	低表达，< 14%
Luminal B 型，Her2 阳性型	+	任何	+	任何
Luminal B 型，Her2 阴性型	+	低表达或阴性，PR < 20%	-	高表达，> 14%
Her2 过表达型	-	-	+	任何
三阴型	-	-	-	任何

（二）辨证诊断

乳腺癌属"乳岩"范畴，因其可伴有锁骨上淋巴结肿大，亦可归属于"痰核""瘰疬"。

1. 围手术期（入院到手术后第一次化疗开始的一段时间）

（1）术前

①肝郁痰凝证

临床证候：随月经周期变化的乳房胀痛，精神抑郁或性情急躁，胸闷胁胀；舌淡，苔薄白，脉弦。

②痰瘀互结证

临床证候：乳房肿块坚硬，乳房刺痛，痛处固定，面色晦暗不泽或黧黑；舌质紫暗或有瘀斑，脉涩或弦。

③冲任失调证

临床证候：乳房疼痛无定时，月经失调（推迟或提前超过 7 天）；舌质淡红，苔薄白，脉弦细。

④正虚毒炽证

临床证候：乳房肿块迅速增大，乳房局部皮肤发热或间有红肿，乳房肿块破溃呈翻花样或创面恶臭，溃口难收，乏力，纳差；舌紫或有瘀斑，苔黄，脉弱无力或脉细数。

（2）术后

①脾胃不和证

临床证候：痞满纳呆，食后腹胀或腹痛，恶心欲呕或呕吐，疲倦乏力，大便溏薄或排便无力；舌胖大，边有齿痕，舌质淡，苔腻，脉细弱。

②气血（阴）两虚证

临床证候：神疲懒言，声低气短，活动后上述诸症加重，面白无华或萎黄；舌淡，苔薄白，脉细无力。

2. 围化疗期（化疗开始到化疗结束后 1 周的一段时间）

①脾胃不和证

临床证候：痞满纳呆，食后腹胀或腹

痛，恶心欲呕或呕吐，疲倦乏力，大便溏薄或排便无力；舌胖大，边有齿痕，舌质淡，苔腻，脉细弱。

②气血（阴）两虚证

临床证候：神疲懒言，声低气短，活动后上述诸症加重，面白无华或萎黄；舌淡，苔薄白，脉细无力。

③肝肾亏虚证

临床证候：头晕目眩，耳鸣，口燥咽干，腰膝酸软，五心烦热；舌红，苔少，脉细而数。

④脾肾两虚证

临床证候：食欲不振或食后腹胀，面色㿠白，气短乏力，形寒肢冷，腰膝酸软，小便频数而清或夜尿频，泄泻，完谷不化，粪质清稀；舌质淡胖，苔白滑，脉沉无力。

3. 围放疗期（放疗开始到放疗结束后 1 周的一段时间）

①气阴两虚证

临床证候：神疲懒言，自汗，盗汗，潮热颧红，口燥咽干；舌红少津，少苔。

②阴津亏虚证

临床证候：放射灶皮肤干燥、瘙痒、脱皮毛，咽喉疼痛，口干舌燥喜饮，小便短赤，大便秘结；舌质红，无苔或少苔，脉细数。

③阴虚火毒证

临床证候：放射灶皮肤潮红、皲裂或溃疡、疼痛，咽喉疼痛，牙龈肿胀，虚烦难眠，口干舌燥喜饮，小便短赤，大便秘结；舌质红，无苔或少苔，脉细数。

4. 康复巩固期［手术后化疗和（或）放疗结束 1 周后开始以后的 5 年时间］

①气血两虚证

临床证候：神疲懒言，声低气短，活动后上述诸症加重，面白无华或萎黄；舌淡，苔薄白，脉细无力。

②脾肾两虚证

临床证候：食欲不振或食后腹胀，面色㿠白，气短乏力，形寒肢冷，腰膝酸软，

脱发，头晕目眩，小便频数而清或夜尿频，泄泻，完谷不化；舌质淡胖，苔白滑，脉沉无力。

③冲任失调证

临床证候：月经失调（推迟或提前超过 7 天），腰膝酸痛，潮热盗汗，夜尿多；舌质淡红或淡暗有瘀，或舌下脉络青紫迂曲，苔薄白，脉弦细。

5. 复发转移期（出现局部复发或发生肺、肝、骨、脑、淋巴结等部位转移及之后的时间）

乳腺癌复发转移是因虚致实、因实更虚、虚实夹杂的复杂病理过程。其"虚"主要在于脾肾亏虚，其"实"以气滞、血瘀、痰浊、癌毒为多。正气不足是乳腺癌复发转移的前提，余毒未清是复发转移的关键，痰瘀内阻是致病条件。虚、痰、瘀、毒合而作用于机体是晚期乳腺癌发生发展的主要机制。

骨转移归属中医学"骨瘤""骨蚀""骨痹"等范畴，多因肝郁肾虚、气滞血瘀、瘀毒结于筋骨。肺及胸膜转移者，系脾气虚弱、土不生金、阴虚肺燥所致。肝转移者，病位在脾，"虚、瘀、毒"是基本病机，气机不利、脾肾亏虚、瘀毒内结互为因果，出现面目俱黄、胁痛腹胀、纳少、大便秘结或溏泄，伴腹水及恶病质等。脑转移出现头痛呕吐、视物模糊、神昏抽搐，甚至昏迷者，多系肝阴亏虚、肾虚髓空、毒入巅顶、清阳受扰。

三、鉴别诊断

（一）西医学鉴别诊断

1. 外伤性脂肪坏死

外伤性脂肪坏死常发生在肥大的乳房，亦为无痛的局限性硬块，往往与皮肤粘连，多在挫伤后数月形成。

2. 乳房结核

乳房结核初期为一个或数个结节状肿块，触之不甚疼痛，与周围正常组织分界不清，逐渐与皮肤发生粘连，数月后肿块软化，形成寒性脓肿，脓肿溃破后出现一个或数个窦道式溃疡，排出混有豆渣样稀薄脓液。早期不易与乳腺癌相鉴别，需做活组织检查，晚期窦道形成后，脓液中可找到结核杆菌，诊断并不困难。

3. 乳腺增生

乳腺增生是最常见于女性的慢性乳腺良性增生性疾病，与内分泌功能紊乱有关，常在月经前一周左右出现乳腺胀痛，月经来潮后胀痛消失且肿物缩小。检查可见弥漫乳腺腺体增厚，呈片状或细颗粒结节状，无明确肿块，增厚的腺体与周围组织分界不明显。单纯乳腺增生症多数可以自愈，而伴非典型增生症的乳腺良性病变发生乳腺癌的危险性大大升高，大约是正常人群的 3.5~5 倍，因此必须进行手术切除治疗。

4. 乳腺导管内乳头状瘤

乳腺导管内乳头状瘤主要表现为乳头浆液性或血性溢液，多数不能触及肿块，由于大约 1/6 的导管乳头状瘤可以癌变，故乳头溢液脱落细胞学检查，尤其是血性溢液，对于鉴别是否癌性溢液具有重要意义，手术是唯一的治疗方法。

（二）中医学鉴别诊断

1. 乳癖

乳癖好发于 30~45 岁女性，与月经周期相关，月经期前乳房胀痛明显，经后疼痛减轻，有大小不等的结节状或片块状肿块，边界不清，质地柔韧，常为双侧性，肿块和皮肤不粘连。

2. 乳核

乳核多见于 20~30 岁女性，乳房肿块形如丸卵，表面坚实光滑，皮核不相亲，推之可移。病程进展缓慢。

3. 乳痨

乳痨好发于 20~40 岁女性，肿块可呈一个或数个，质地坚实，边界不清，多与皮肤粘连，肿块成脓时变软，脓液稀薄，溃破后形成瘘管，经久不愈。

四、临床治疗

（一）辨病治疗

1. 早期可手术的乳腺癌

（1）保留乳房的乳腺癌手术　随着循证医学的发展以及"乳腺癌属于全身性疾病"临床理念的提出，医家、学者对乳腺癌的认识逐渐加深，对乳腺癌的研究不断深入，相应的临床治疗手段也不断提升，乳腺癌的治疗模式从以往的单纯依靠外科手术治疗转变为多学科的综合治疗，即包括手术、化疗、放疗、内分泌、靶向、生物等综合治疗，也由局部治疗转变为全身治疗，从最大耐受性治疗转变为最小有效治疗，这是乳腺癌综合治疗的时代发展和医学进步。其中，乳腺癌手术治疗由最早的扩大根治术缩小至近代的保留乳房手术，腋窝淋巴结清扫术缩小至现代的前哨淋巴结活检术，手术范围越做越小，其意义在于达到肿瘤根治的同时尽可能保留乳房的美学效果和生理功能。循证医学证据已证实，早期乳腺癌手术切除范围的大小对患者局部复发和远期预后影响不大，具有适应证的早期乳腺癌患者接受保留乳房手术具有同样的安全性和有效性，这一观点早已被临床医师认可和接受，早期乳腺癌保乳手术联合放化疗的综合治疗与传统的乳腺癌根治术或改良根治术，在局部复发率以及远期生存率方面统计学无明显差异。因此，乳腺癌的综合治疗和保乳手术已成为早期乳腺癌的主要治疗手段，且乳腺癌保乳手术已成为早期乳腺癌患者首选的手术方式之一。保乳手术具体方法是完整切除患者体内的恶性肿瘤病灶后，通过肿瘤整形技术，使其乳房变形得以修复，从而达到根治肿瘤、保留部分乳腺功能、恢复乳房美学的治疗效果，该方法具有创伤小、痛苦轻、恢复快、外形美等众多优势，当今已被广大患者所接受，尤其受年轻患者的青睐。

只要符合保乳手术条件，行手术治疗或新辅助化疗后手术治疗的患者可获得与全乳房切除术同等疗效甚至更好的效果，乳腺癌外科治疗已进入以乳腺癌生物学特性指导的、局部治疗和全身治疗并重的乳腺癌治疗新模式时代，逐渐缩小乳房手术范围成为当今乳腺癌手术治疗的发展趋势。

①乳腺癌保乳术的适应证：乳腺癌保乳手术治疗成功的关键在于严格掌握其保乳手术的适应证及禁忌证，选择合适病例，既可提高临床疗效，也可提高术后患者美容效果及乳癌根治效果。中华医学会外科学分会乳腺外科学组制定的《早期乳腺癌保留乳房手术中国专家共识（2019 版）》中指出，保留乳房手术的适应证：早期乳腺癌，且有保留乳房需求的患者；临床Ⅰ期、Ⅱ期，肿瘤最大径≤ 3cm，且术后能够保留适宜的乳房体积和良好的乳房外形的患者；同一个象限有多个病灶（假定为同一个肿瘤来源）的患者也可以接受保留乳房手术；临床Ⅲ期（炎性乳腺癌除外）经新辅助化疗降期达到保留乳房标准的患者亦可慎重考虑。

②保留乳房手术的禁忌证

A. 绝对禁忌证：妊娠期并需要接受放疗的患者；有多中心性病灶且病灶相隔较远，无法在一个区段内完整切除的患者；存在大范围或弥漫性可疑微钙化病灶的患者；炎性乳腺癌患者；多次切除仍持续切缘阳性的患者；拒绝接受保留乳房手术的患者。

B. 相对禁忌证：活动性结缔组织病患者，如硬皮病、系统性红斑狼疮或胶原血管疾病；同侧乳房既往接受过乳腺或胸壁放疗的患者；肿瘤最大径＞ 5cm 的患者；乳腺癌遗传易感性强的患者，如有明确家族史和（或）BRCA1 或 BRCA2 基因突变。

③不同象限的乳腺癌保乳术：保乳手术的方式主要有局部肿块切除、腺段切除和象限切除。根据肿瘤所在位置不同可细分为中央区保乳、外象限保乳、内象限保乳、下象限保乳、上象限保乳。不同位置、不同大小肿瘤的保乳手术所采用的手术方法也有一定的区别，对于小肿瘤来说，采用肿块扩大切除直接缝合技术或残腔旷置法即可；而对于大肿瘤来说，肿瘤切除后常需联合肿瘤整形技术修复，常用的修复方法有坐位怒拢法、容积移位法、容积替代法、皮瓣转移、脂肪移植等。保乳手术后美观效果和复发率是权衡的关键，既要兼顾乳房美观性，又要考虑肿瘤安全性，两者相辅相成，如肿瘤组织切除过少，增加了切缘阳性的可能性；如乳房组织切除过多，乳房易出现严重变形，术后美容效果差。因此，手术把握的原则是在完整切除肿瘤的同时尽量保留正常乳腺组织。

A. 中央区保乳术：指肿瘤位于乳头后方或乳头溢血者，该部位肿瘤易侵犯乳头，常需要进行切除乳头的保乳术。常用的手术切口有横向梭形切口和圆形环状切口。采用的手术方法有直接怒拢法、临近皮瓣转移法、局部皮瓣旋转法、带蒂背阔肌肌皮瓣修补法、带蒂大网膜组织填补法、胸外侧皮瓣修补法、小硅胶假体植入法等。国内李德全等人采用局部皮下蒂组织瓣旋转修复乳腺中央区保乳术缺损，术后随访观察并发症情况，评估术后 1 年患侧乳房的美容效果、患者满意度、患者舒适度及术后 2 年局部肿瘤复发、转移情况，结果显示该手术方法术后并发症少，乳房美容效果良好，术后患者满意度好，中度舒适，肿瘤学安全性好，未见复发转移。刘君等人采用转移的背阔肌皮瓣修复部分乳房切除术后的较大缺损的保乳可获得满意的治疗效果和美容效果，对存在导管内癌、新辅助化疗后、乳房中央区（乳头乳晕区）及较大肿瘤（＞3cm）等保乳手术相对或绝对禁忌的患者可行保乳手术，扩大了保乳手术的适应证。作者在临床工作中采用外侧临近圆形皮肤腺体瓣移位修复中央区缺损取得了较为满意的保乳效果，具体操作为：先取中央区圆形环乳晕切口，切除乳头乳晕及深部肿瘤组织，确保切缘阴性后，于切口外侧临近皮肤处取平行的等圆大小的皮岛，游离皮岛四周的皮下组织，使其有足够的活动度后，将其圆形皮岛所在的腺体瓣组织直接移位至中央缺损区进行填充，其皮岛与中央区切口皮肤四周缝合，形成新的乳晕样形态，供区直接拉拢缝合关闭，二期再配合进行乳头再造术和乳晕文身术，会取得更完美的效果。

B. 外象限保乳术：指肿瘤位于乳房外象限内，包括外上象限和外下象限，该部位肿瘤在临床上最为常见，尤其多见外上象限肿瘤。目前，临床上常用的修复外象限手术的方法有乳腺腺体组织瓣转移术、残存组织直接缝合术、乳房邻位组织瓣替代术、自体肌皮瓣转移术等。孙洁等学者认为，对于外象限较大肿瘤的缺损修复，胸壁脂肪筋膜肌肉皮瓣转移和背阔肌肌皮瓣转移是首选的保乳修复方案。侧胸壁脂肪筋膜肌肉瓣相对瘦薄，具有血供丰富、位置隐秘、取材方便的优势，而背阔肌肌皮瓣手术过程中患者需进行体位调整，手术难度较大，手术时间较长，但血供较为可靠。这两种皮瓣转移技术应用于外象限乳腺癌保乳术中的临床效果无明显差异，二者均安全可靠，既能保证肿瘤病灶的彻底切除，又能重塑患者乳房外观，维持患者的完美形象。林胡强等人研究认为，胸

背动脉穿支皮瓣在外象限乳腺癌保乳中的应用也具有良好的效果，不仅能够有效降低并发症发生率与复发率，同时能够有效提升皮瓣成活率、外形恢复效果与临床治疗总有效率，也可作为首选的治疗方式。

C. 内象限保乳术：临床上乳房内象限肿瘤的发生率相对较少，目前对于内侧象限乳腺癌患者整形保乳的研究甚少。乳房内象限腺体组织较少，该部位临近胸骨正中线，为乳房较为薄弱的区域，一旦该区域肿瘤切除后，局部组织缺损明显，临床上修复较为困难。因此，对于内象限保乳缺损的修复一直是外科医生面临的难题。屈洪波等人报道，采用旋转筋膜组织瓣技术修复乳房内象限缺损具有明显优势，不仅可获得更大的肿瘤安全切缘，同时操作简单，并发症少且美容效果好。该方法是取乳房内侧及下皱襞的"镰刀型"切口，即在切口两端分别预构两个大小不等的"等腰三角形"，根据大三角形底边长度决定乳房下皱襞弧形切口长度及小三角形底边长度，将肿块所在"大等腰三角形"病变区域切除，游离筋膜组织瓣前缘直达深筋膜层，将皮下组织及深筋膜脂肪组织整块游离并向内旋转填充局部缺损，再于皮瓣远端取一"小等腰三角形"，避免远端形成猫耳征。国内林正权等人报道，内上象限乳腺保乳术中利用邻近皮瓣转移即刻修复乳房缺损的临床效果显著，通过邻近侧胸壁脂肪瓣对乳房缺损进行修复，能有效提高术后乳腺美容效果，改善患者生活质量，降低术后局部复发及远处转移风险，具有操作简便、治疗费用低、术后并发症少等优势。

D. 下象限保乳术：由于乳房下方象限组织相对上方较少，当肿瘤位于乳房下象限时，在保证切缘阴性的前提下，如果手术处理不当，可由于皮肤皱缩和乳头乳晕的下移形成"鸟嘴样"畸形，保乳术后乳

房外形往往较差。据报道，Clough 等人采用倒 "T" 缩乳成形术用于乳房下象限缺损的修复，该方法塑形后乳房曲线弧度自然，NAC 向上转移容易，形态效果良好，同时避免损伤深部血管及神经，由此加强 NAC 的血供，也有利于其感觉的恢复等，特别适合于巨乳症、大中乳房和乳房下垂的患者，但术后出现较明显的倒 "T" 瘢痕是本手术的缺陷，也是多数患者不满意的原因。国外医学研究显示，针对肿瘤处于乳房下象限的保乳治疗多是在缩乳术情况下将局部病灶切除，并对健侧乳房实施同样手术方法处理，进而达到双侧乳房对称效果，此缩乳手术仅适用于下垂型大乳房。国内卓睿、樊文强等人采用乳房皱襞下带蒂脂肪瓣修复位于乳房下方象限肿瘤保乳术后的局部缺损，取得良好的术后乳房外观，相较于背阔肌瓣、大网膜、腹直肌皮瓣等整形手术方式，该方法操作简单，创伤小，并发症少，是一种简单、微创、安全、有效的修复方式。该手术具体操作方法是取患侧乳房下皱襞弧度的梭形切口，切口区域去除表皮，向四周游离皮瓣，上至乳房残腔，下不超过肋弓处，以术侧锁骨中线为中心，向两侧对称游离，依据术前评估及术中残腔大小决定游离脂肪瓣大小，游离深部筋膜，内侧面沿腹直肌肌鞘表面游离至脂肪瓣蒂部，尽量保留至少 3 支穿支血管，将脂肪瓣向上翻转至乳房缺损处，注意保护滋养脂肪瓣的分支血管，依据对侧乳房塑形，缝合脂肪瓣与残腔切缘，在乳房下皱襞处将脂肪瓣固定于胸壁，重塑乳房下皱襞。

E. 上象限保乳术：由于重力的作用，正常乳房外形呈水滴形状，上象限组织较下象限组织平坦。对上象限肿瘤切除后如直接上下对拢缝合创面，容易导致乳头位置上移，出现双侧乳头明显不对称。临床上对于上象限缺损修复往往需要采用肿瘤

整形技术，通过一定的技术手段将其缺损修复至较为满意的外观形态。Benelli 提出通过双环缩乳成形术修复病变位于乳房上象限者，其方法为做以乳头乳晕为中心的两个环状切口，环状间皮肤去表皮，于外环皮下组织层沿腺体表面充分游离腺体，全层切除肿瘤所在区域的相应组织，游离缺损两侧腺体并间断缝合，重塑乳头乳晕的位置，缝合乳晕周围环形切口，此法优点是保留了 NAC 中央腺体瓣的血运。广泛的皮瓣剥离是该手术成功的关键，如果切除腺体过多，可行即刻或延迟对侧双环缩乳术以保证术后双侧乳房的对称性，该方法适用于乳房中等及中等以上大小者。应用邻近皮瓣转移即刻修复乳房上象限保乳缺损，可以显著改善患者的心理健康和生理功能，维护乳房美观，提高患者的治疗满意度，同时对手术及术后不良事件无显著影响。康骅等人报道，采用乳腺组织腺蒂瓣移位法修复和整形乳房上象限缺损取得了满意的临床效果。另有刘鹏熙等人报道，采用带蒂的背阔肌微肌瓣转移修复乳房外上、内上象限缺损，也取得了非常满意的手术效果，他们指出，如肿瘤在外上象限，只需将背阔肌外侧束上端在腋静脉水平下方离断，带血管、神经和肌蒂，将肌肉断端缝合到腺体断端；如为内上或外下象限距腋窝较远的肿瘤，则需将该束肌肉上、下端均离断，带血管、神经蒂岛状缝合于腺体缺损处。该方法的优点是可以在保乳术后耐受乳房放疗，因此不影响乳腺癌的综合治疗。

④保乳缺损修复的时机问题：临床上，根据保乳修复缺损的时机大致可分为即刻修复和延期修复。即刻修复是指在保乳手术过程中的同时进行修复，而延期修复是指初次保乳手术时将其乳房缺损旷置，待术后辅助治疗结束后或病情恢复后再通过第二次手术进行整形修复缺损。延期修复

可于保乳术后任何时间进行。据调查，许多乳腺外科医师过于担心乳腺癌的局部复发和远处转移，不敢贸然进行术中即刻乳房修复，认为需术后观察随访 1~2 年，确定没有局部复发的风险后再行延期修复，并认为进行延期修复一方面可减少乳腺癌复发的机会，另一方面，患者在乳房畸形的情况下生活并适应了多年，心理上会产生一定的痛苦，这时再对乳房进行修复，患者容易得到满足。但许多学者认为这种观点已经过时，不适应新的时代和新的潮流。也有学者研究指出，和延迟修复相比，即刻修复的患者局部肿瘤复发率和远处转移率没有统计学显著性差异，即刻修复还可以减少术后并发症，提高术后患者生存质量和美容效果。同时，即刻修复使得肿瘤切除与缺损修复一次性完成，节约了医疗费用，缩短了恢复时间，患者不必经历乳房畸形带来的心理痛苦，这也是目前越来越多的外科医师选择即刻修复的原因之一。

（2）乳房切除术　乳房切除术是指完整地切除乳房，临床淋巴结阴性的患者可通过前哨淋巴结活检进行腋窝分期，或对临床可疑阳性淋巴结针吸活检。但腋窝处理与乳房切除是相互独立的。从长期预后和复发角度考虑，由于乳房全切术并不优于保乳手术，故对于适合保乳的患者而言此手术方式并不是最优选择。

①乳房切除术的适应证：乳房切除术式适用于不能接受保乳手术的病例。对于有保乳禁忌证，如乳腺多中心病灶或弥漫性细小恶性钙化灶、无法达到切缘阴性、乳房区域以前接受过放疗和早期妊娠等患者均建议行乳房切除术。

②乳房切除术的禁忌证：炎性乳腺癌，皮肤卫星结节，广泛的乳房皮肤水肿、溃疡，及肿瘤与胸壁固定，同侧上肢水肿，腋窝淋巴结固定和锁骨上淋巴结转移都属于无法手术的范畴。除因肿瘤表浅而出现

小面积皮肤溃疡的乳腺癌，肿瘤侵及胸大肌不是无法手术的指征的患者可进行手术治疗外，这类患者均应该先接受新辅助治疗。

③乳房切除术的方法步骤：全乳切除手术的范围，是要上至锁骨、下至腹直肌前鞘、内至胸骨旁、外至背阔肌前缘，沿着胸大肌筋膜完整切除乳腺组织及乳头乳晕复合体。多数女性乳房外上方存在一狭长的乳腺组织，突出并伸向腋窝，称为乳房的腋尾部或角部，乳房切除术应一并切除乳房的腋尾部。手术时患者体位、切口设计及皮瓣剥离范围均可参考乳腺改良根治术。手术要求切除全部乳腺及胸肌筋膜。横切口由下方开始解剖，纵切口由内侧开始解剖。遇有胸壁穿出的血管时，应结扎切断。当腋窝不进行清扫时，切除乳房时尤其在乳尾部要注意沿着胸小肌和背阔肌解剖至腋筋膜或前哨淋巴结活检所致腔洞。

皮瓣的剥离可选择皮下注射液体引起水肿，再用手术刀或者剪刀剥离，或者直接使用电刀分离皮瓣。前种方法有助于分离皮瓣并减少电刀分离引起的热灼伤。皮瓣的厚度主要取决于外科医生的喜好和技术。但如果皮瓣厚度超过 5mm，就可能明显残留乳腺腺体组织，增加局部复发风险。

具体的手术步骤如下。

A. 切口：作棱形切口，上起腋前缘与锁骨正中连线的中点，下抵肋弓。棱形切口两边距肿瘤边缘约 5cm。

B. 切开皮肤及剥离皮瓣：切开皮肤后，用数把组织钳提起外侧皮缘，使其成一平面，沿脂肪浅层进行锐性剥离，使皮瓣上不保留脂肪组织。将皮瓣剥离至 4~5mm 之后，可少保脂肪，剥离接近终点时，皮瓣上即可逐渐保留全层脂肪组织。腋窝部皮瓣不保留脂肪。边剥离边结扎止血。用同法剥离内侧皮瓣。剥离范围，上至锁骨，下抵肋弓，内到胸骨中线，外达背阔肌

前缘。

C.以温生理盐水冲洗创面，对清洗后所见到的出血点应严密止血。

D.放置引流管，缝合皮肤：取直径0.6~0.8cm的乳胶管或硅胶管，剪2~3个侧孔，于下皱襞皮肤另切小口引出，置引流管在胸壁创面的下缘，将引流管缝合固定于皮肤上。皮肤对位缝合。如皮肤稍有张力，可行减张缝合；如张力过大，不应勉强缝合，可行中厚皮片游离植皮。放置厚棉垫及纱布，并用绷带加压包扎。

④乳房切除术的并发症：除了切口感染、出血等常见的手术并发症外，皮下积液和皮瓣坏死也是此类手术较为常见的并发症。皮下积液可由创面渗血渗液、引流不畅或无效引流、术中淋巴管结扎不彻底或者淋巴管损伤未及时处理、继发感染等因素所致。大多数皮瓣坏死与皮瓣厚度有关，多发生在切口附近。可以通过避免过度切除皮下脂肪、减少皮瓣张力等方法降低皮肤坏死风险，使皮肤血供增加。大约25%的女性在乳房切除术后产生幻觉。大多数研究认为年轻是术后疼痛综合征的高危因素。尽管总体上并发症发生率较低，但是术前还是应该充分地和患者讨论与手术相关的风险。

（3）前哨淋巴结活检术　前哨淋巴结活检术（SLNB）的概念，最早于1977年由Cabance提出，通过检测前哨淋巴结（SLN）的存在，来预测乳腺癌是否发生远处转移。随后十多年来，一系列临床试验证明了SLNB对腋窝淋巴结状态的预测评估价值，及其在早期乳腺癌治疗中的可行性。NSABP B-32、ACOSOGZ0011试验等一系列前瞻性临床研究证明了前哨淋巴结活检术的安全性，其逐渐取代了腋窝淋巴结清扫术（ALND），减少了后者可能给患者带来的患肢淋巴回流障碍、患肢肿胀疼痛、肩关节活动受限、肌力下降等并发症

的发生，提高了患者术后的生活质量，并成为早期乳腺癌临床腋窝淋巴结阴性患者评估腋窝淋巴结状态及乳腺癌分期的重要手段，是乳腺外科的标准手术之一。

①前哨淋巴结活检术的适应证

A.早期可手术浸润性乳腺癌，临床评估腋窝淋巴结阴性者，或虽临床查体、影像学检查评估腋窝淋巴结异常，但穿刺病理未发现明确阳性淋巴结者。

B.穿刺病理提示导管内癌，接受乳房切除术者。

C.临床腋窝淋巴结阴性，新辅助治疗后仍为阴性者。

D.穿刺病理证实腋窝淋巴结阳性，新辅助治疗后临床检查淋巴结阴性的病例，可考虑行前哨淋巴结活检术。这一观点由2022版NCCN指南提出，需符合新辅助治疗前穿刺阳性淋巴结放置标记夹标记、手术活检采用双示踪方式，以及活检到包括标记淋巴结在内的≥3枚淋巴结等条件，以改善术前新辅助治疗前后淋巴结状态由阳性转阴性而行前哨淋巴结活检术可能出现的＞10%假阴性率，但国内专家团投票认同率低。

②前哨淋巴结活检术的禁忌证

A.临床诊断为炎性乳腺癌病例。

B.临床查体腋窝淋巴结阳性，并经穿刺病理证实者。

C.临床腋窝淋巴结阳性，新辅助治疗后仍为阳性者。

D.cN2-3，新辅助治疗后腋窝淋巴结阴性者。

③前哨淋巴结示踪

A.目前国内常用的前哨淋巴结示踪剂：a.染料示踪剂。常见以亚甲蓝溶液作为示踪剂，该示踪剂具有较好的可视性，且价格低廉，但靶向性较差，易将次级淋巴结染色，影响手术活检的准确性。另一新型染料示踪剂——纳米碳，它作为示踪剂在

乳腺癌前哨淋巴结活检术的准确率、假阴性率分别为96.4%、11.1%，具有淋巴系统趋向性，注射后可迅速进入淋巴管，使淋巴结染色，但淋巴管墨染较浅，导致可视性较差，且价格较高，缺乏大样本的前瞻研究，故目前不推荐其作为临床常规应用的示踪剂。b.核素示踪剂。通常以99mTc标记在各类胶体上，国内常用硫胶体作为核素载体，针对其粒径大小进行质控，可避免次级淋巴结显像，提高手术活检的准确性。同时，核素示踪剂具有良好的靶向性和可视性，操作便捷，有循证医学证据支持，价格适中，适合临床推广应用，但需要严格质控，且存在医源性核素污染问题。c.荧光示踪剂。常用的荧光示踪剂为吲哚菁绿。以其荧光特性用于前哨淋巴结活检术的示踪，检出率为81.9%，假阴性率为34.7%，其中超重（体重指数＞25）或前哨淋巴结宏转移（＞2mm）与吲哚菁绿的低检出率相关。目前吲哚菁绿用于前哨淋巴结活检术的最佳浓度与剂量仍需前瞻临床研究数据支持。该技术的主要缺点是其穿透力有限（＜1cm），深部的淋巴管及淋巴结不易显像，且缺乏靶向性；示踪需要特殊设备，增加了费用支出。d.超声造影剂、超顺磁示踪剂等。

B.前哨淋巴结示踪方式的选择：对于早期乳腺癌患者而言，SLNB失败意味着必须接受ALND及其并发症，SLNB的假阴性则意味着术后随之增加的腋窝复发风险。针对单用蓝染料法进行SLNB易出现较高的假阴性率，国际及国内指南均推荐联合使用蓝染料和核素进行乳腺癌SLNB，利用染料肉眼可视、核素准确定位的特点，可获得高于90%的准确性和低至7.3%的假阴性率。

C.示踪剂注射部位的选择：目前示踪剂注射部位通常有皮内注射、腺体内注射及乳晕下注射三种。一项前瞻性随机研究比较了上述部位注射示踪剂的差异，发现皮内注射SLNB的成功率更高，染料弥散更迅速，可以缩短手术时间。但皮内注射染料示踪剂，易造成局部皮肤蓝染，术后影响外观，故推荐皮下注射染料示踪剂。另一项多中心随机研究比较了乳晕周围注射与肿瘤肿物注射染料示踪剂、核素示踪剂的差异，两种示踪法的手术成功率相似，两种方式注射于乳晕周围时，成功率稍高，但没有统计学差异。为减少染料示踪剂弥散范围对腋窝手术视野的影响，避免核素示踪剂注射部位距离腋窝近导致放射值计数过高而影响SLN的探测，通常推荐于患侧乳晕周围3点、6点、9点、12点时钟方向注射示踪剂。而针对乳房内象限肿瘤，可选择于肿瘤周围3点、6点、9点、12点时钟方向注射示踪剂。

④前哨淋巴结活检术的方法步骤

A.前哨淋巴结示踪：示踪剂、示踪部位的选择，需结合手术团队医生的经验、临床科室的医疗条件及肿瘤所在部位等因素综合考虑，选择合适的示踪剂及注射部位。本文所述前哨淋巴结示踪选择染料示踪剂（亚甲蓝溶液）联合核素示踪剂示踪。注射部位选择患侧乳晕周围皮下注射。注射时间：染料示踪剂宜在术前5~10分钟左右注射，注射后进行局部按摩以助SLN对染料的摄取；核素示踪剂宜在术前3~24小时注射。

B.SLNB现有开放和腔镜手术两种方式可选择，其中以开放手术居多。开放性手术切口选择：行保乳手术的，可在患侧腋窝腋毛线最低位沿皮纹取切口，切口起始点宜在腋前线之后，减少乳房正面观可视手术瘢痕；切口长度以2~3cm为宜。对于乳房外上象限近腋窝部的肿瘤行保乳手术者，腋窝手术切口可与乳房手术切口相连，或于乳房同一切口进行腋窝手术。行全乳切除手术的，则选择与乳房同一切口进行

SLNB。

C. 选好切口后，切开皮肤，沿胸大肌外缘分离皮下组织，利用手持式 γ 探测仪于腋窝处进行探测，探及放射性计数值最高的淋巴结，并依据蓝染淋巴管示踪寻找蓝染淋巴结，将其切除。通常放射性计数最高的淋巴结亦为染料示踪剂蓝染淋巴结。

D. 以放射性计数最高的 SLN 值的 1/10 作为背景，继续以手持式 γ 探测仪，结合肉眼直视下寻找蓝染示踪淋巴管，寻找高于背景值的 SLN，将其切除。当放射性计数低于背景值的 1/10 时，不需要再去除淋巴结。

E. SLN 的活检数量通常不超过 5 枚。临床的腋窝触诊对避免遗漏阳性淋巴结很重要，这些淋巴结可能由于淋巴管的堵塞并不蓝染或没有核素聚集。故无论采用何种方式进行 SLN 示踪，SLNB 术中要切除所有触诊可疑的淋巴结。

⑤前哨淋巴结不同结果的处理

A. 前哨淋巴结活检阴性，可免于腋窝淋巴结清扫：NSABP B-32 研究确立了前哨淋巴结活检阴性的患者避免腋窝淋巴结清扫的标准。该研究选取 cN0 可手术的乳腺癌患者为入组对象，对 SLNB 阴性的患者，随机接受进一步 ALND 或不清扫，结果显示两组腋窝复发率、DFS、OS 均无显著差异。

B. 对于未接受过新辅助治疗的 cT1-2 期、cN0、病理检查 1~2 枚 SLN 宏转移或微转移，且后续会接受进一步全乳放疗与全身系统治疗的保乳患者，可免除 ALND。这一结果源自 ASCSOG Z0011、AMAROS 及 IBCSG23-01 临 床 试 验。ASCSOG Z0011、AMAROS 试验均表明对于 1~2 枚 SLN 宏转移的早期乳腺癌患者，腋窝放疗是可替代 ALND 的最佳选择，可以在不影响 DFS 和 OS 的前提下提高患者的生活质量。IBCSG23-01 试验则证明对于仅有 1 或多个 SLN 微转移的早期乳腺癌患者，免除 ALND 没有产生不良结局。

C. 对于未接受过新辅助治疗的 cT1-2 期、病理检查 1~2 枚 SLN 宏转移或微转移，接受全乳切除的早期乳腺癌患者，推荐行 ALND，术后辅助腋窝放疗。而 NCCN（2002 年版）指南指出，对于接受全乳切除、SLNB 阳性的患者，符合以下所有标准：a.cT1-T2、cN0；b. 未行术前新辅助化疗；c.1~2 个阳性 SLN；d. 已计划进行辅助放疗，并有意纳入存在风险的未清扫腋窝部位，可无须进一步行腋窝手术，而对胸壁的放疗应包含存在风险的未清扫腋窝部位 ±RNI。

D. 新辅助治疗前 cN0 患者，SLNB 时机推荐在新辅助治疗后，也可考虑在新辅助治疗前。这类患者新辅助治疗后仍为 cN0，SLNB 无论是宏转移还是微转移，均推荐行 ALND；而对于 SLNB ITC（孤立性肿瘤细胞）患者，可考虑豁免 ALND，行腋窝放疗。如新辅助治疗后为 cN+，推荐行 ALND。

E. 新辅助治疗前 cN1、治疗后 cN0 患者，SLNB 建议采用双示踪、活检淋巴结数目 ≥ 3 枚等策略，才能保证较低的假阴性率。SLNB 结果为 yPN0 者，可考虑豁免 ALND，行腋窝放疗；结果为 ITC、宏转移或微转移，均推荐行 ALND。

F. 新辅助治疗前 cN1、治疗后 cN+，以及新辅助治疗前 cN2-N3 患者，腋窝处理方式均推荐 ALND。

⑥前哨淋巴结活检术的并发症

A. 染料示踪剂所致的并发症：蓝染料的不良反应包括急性荨麻疹和过敏反应，但发生率极低。NSABP B-32 研究中，出现 1 级、2 级过敏反应的占 0.4%，出现 3 级和 4 级过敏反应的占 0.2%，没有出现死亡病例。亚甲蓝可引起皮肤红斑、浅表溃疡以及注射部分组织坏死。部分的皮肤坏死一般用磺胺嘧啶银处理，而无须行清创术。

B. 外科并发症：与 ALND 相比，单独的 SLNB 引起的疼痛、对上肢运动的限制，以及引起神经系统后遗症等并发症均更少。SLNB 可减少腋窝引流，减少淋巴水肿和神经血管损伤的发生。

（4）腋窝淋巴结清扫术　腋窝淋巴结状态是乳腺癌患者的一个重要预后指标。腋窝清扫术的主要目的是对腋窝进行分期从而指导全身治疗，次要目的是实现对腋窝局部的控制以及较小的生存率获益。近年来前哨淋巴结活检技术的开展，对于部分患者同样可以达到腋窝分期的目的，同时对于前哨淋巴结阴性的患者可豁免腋窝淋巴结清扫，缩小乳腺癌手术范围，减少了手术带来的创伤及对患者手功能的影响，提高了术后的生活质量，同时也缩短了手术后的治疗时间，降低了医疗成本，对于早期乳腺癌患者具有重大意义。尽管腋窝淋巴结清扫的地位不断下降，但也没有完全被抛弃。

①腋窝淋巴结清扫术的适应证

A. 腋窝淋巴结细针穿刺或者空心针穿刺提示为阳性淋巴结。

B. 先前不充分的腋窝淋巴结清扫。

C. 前哨淋巴结活检提示阳性淋巴结，且不符合 ACOSOG Z0011 试验入组标准。

D. 炎性乳腺癌新辅助化疗后。

E. 不能施行前哨淋巴结活检或者术中无法探测出前哨淋巴结。

F. 局部晚期乳腺癌患者。

G. 前哨淋巴结活检术后单独的局部区域复发。

②腋窝淋巴结清扫术的方法步骤：腋窝被分为三个水平，Ⅰ水平位于背阔肌前缘至胸小肌外侧缘，Ⅱ水平位于胸小肌下方，Ⅲ水平位于胸小肌内侧。Ⅰ水平包含了最大的腋窝组织和约 2/3 的淋巴结，其余的大部分在Ⅱ水平，Ⅲ水平的淋巴结占整个腋窝淋巴结的 10% 以下。清扫腋窝淋巴结的数目要求在 10 个以上，以保证能真实地反映腋窝淋巴结的状况。

腋窝淋巴结清扫需充分游离皮瓣，上至腋静脉、前锯肌，内至胸大肌，外至背阔肌前缘。在腋静脉的前方、胸小肌的外侧切口胸锁筋膜，充分暴露上方的腋静脉以及走行于肌肉外侧的胸内血管神经束，将上肢内收，有利于Ⅱ水平淋巴结的暴露，可将胸小肌喙突切断，充分暴露Ⅲ水平。将腋窝的淋巴脂肪组织从胸壁上向外侧游离，结扎腋静脉的小分支。保留胸长和胸背神经。沿着胸背血管神经束切除标本，完成手术。

具体的手术步骤如下。

A. 切口：作腋下皮纹弧形切口。

B. 切开皮肤及剥离皮瓣：切开皮肤后，用数把组织钳提起外侧皮缘，使其成一平面，沿脂肪浅层进行锐性剥离，使皮瓣上不保留脂肪组织。边剥离边结扎止血。剥离范围为腋静脉上方、胸大肌内侧、前锯肌上方和背阔肌外侧。

C. 腋窝、锁骨下扩清：剪开喙锁筋膜显露腋血管臂丛神经。准确地剪开包绕血管的鞘膜，将其连同周围的脂肪淋巴组织一并钝性剥离。剥至腋血管下方时，将其连同周围的脂肪淋巴组织一并钝性剥离。剥至血管下方时，将所有向胸壁的分支靠主干处分别用游离钳夹切断结扎并仔细向下清除血管及神经周围的淋巴结脂肪及筋膜。腋窝顶部的脂肪组织及淋巴结可用止血钳向下分离，此后再切断结扎胸外侧血管及肩胛下血管。沿着胸背血管神经束切除标本。注意，此时勿伤及胸长神经及胸背神经胸内动脉插管。

D. 以温生理盐水冲洗创面，对清洗后所见到的出血点应严密止血。此时，腋窝仅留有腋动静脉主干、臂丛神经、胸长及胸背神经。

E.放置引流管，缝合皮肤：取直径0.6~0.8cm的乳胶管或硅胶管，剪2~3个侧孔，于腋窝下方皮肤另切小口引出，置引流管直达腋窝顶部，将引流管缝合固定于皮肤上。皮肤对位缝合。如皮肤稍有张力，可行减张缝合；如张力过大，不应勉强缝合，可行中厚皮片游离植皮。腋窝、锁骨下放置厚棉垫及纱布，并用绷带加压包扎。

③腋窝淋巴结清扫术的并发症：淋巴结水肿是此腋窝淋巴结清扫术最常见的并发症。预防出现淋巴水肿的建议包括避免损伤、感染、上肢受压、提重物或者上肢运动过度。淋巴水肿不能被治愈，但可以被治疗，具体的治疗方法包括弹力绷带加压包扎、上肢淋巴回流按摩、物理仪器治疗等。

腋窝脉络综合征一般在术后1~8周出现，表现为起始于腋窝外侧沿上肢内侧向下走行的皮下质韧条索，与患者上肢疼痛及活动受限相关。

肩部功能活动范围受限也是腋窝淋巴结清扫术的并发症，术后早期给患者一个肩部锻炼的方案，并立刻开始功能锻炼，鼓励患者尽可能早地正常活动上肢，可减轻肩部功能活动受限范围。

（5）乳腺癌改良根治术 乳腺癌手术方式由乳房处理和腋窝处理两部分组成，保留胸大肌、胸小肌的全乳切除＋同侧腋窝淋巴结清扫，即为改良根治术。该手术方式自20世纪70年代以来，逐渐成为乳腺癌外科治疗的标准术式。对比乳腺癌标准根治术，改良根治术有效地将手术范围缩小，保留了胸大肌的完整性，避免锁骨以下外形下凹，同时保证患侧上肢的正常功能，有效地提升了患者术后的生存质量。传统的改良根治术有两种术式，即保留胸大肌、切除胸小肌的Patey Dyson手术和保留胸大肌、胸小肌的Auchincloss手术。本文所述改良根治术是针对保留胸大肌、胸小肌的Auchincloss手术而言。

①改良根治术的适应证：临床Ⅰ、Ⅱ期乳腺癌，肿瘤未累及胸肌筋膜者。

②改良根治术的方法步骤

A.切口选择：改良根治术针对乳房处理及腋窝处理，通常选择同一切口进行，横梭形、纵梭形或斜梭形切口均可，不宜切至腋窝中部或上臂，以免瘢痕限制上肢活动。如考虑Ⅱ期乳房重建，切口多采用横梭形或斜梭形切口。切口长度一般为15~20cm，具体视乳房的大小、形态及肿瘤的位置而定。切缘应距肿瘤边缘＞2cm。

B.分离皮瓣：切开皮肤后，用数把组织钳提起外侧皮缘，使其成一平面，沿脂肪浅层进行皮瓣分离。皮瓣厚度主要取决于手术医生的喜好及技术，但应是切除所有乳腺组织后，留下皮下脂肪及表面血管，以减少皮瓣坏死的风险。如果皮瓣厚度超过5mm，可能明显残留乳腺腺体组织。分离范围：上至锁骨下缘，下抵肋弓上缘，内到近胸骨中线，外达背阔肌前缘，将乳腺从胸大肌筋膜浅面分离。

C.腋窝淋巴结清扫：手术范围前方为胸大肌、胸小肌，内侧为前锯肌，上方为腋静脉，后方为肩胛下肌，外侧为背阔肌。手术体位选取仰卧位，患侧上肢外展约90度。a.沿胸大肌、胸小肌边缘分离内侧淋巴脂肪组织，直达胸壁，注意保护胸前神经的外侧支。b.分离下限无明确的解剖学标志，一般将第5或第6肋间作为向下分离的下限，并于该水平显露前锯肌。c.用拉钩将胸大肌、胸小肌向上、向内牵拉开，切开胸锁筋膜，显露胸小肌内缘至背阔肌前缘段的腋静脉，准确地切开包绕血管的鞘膜，仔细解剖腋静脉，将其前、后、下方的淋巴脂肪组织完全清除。过程中避免解剖臂丛神经，以免术后产生永久性疼痛；避免损伤并保留胸长神经，不应用血管钳夹胸长神经，以免引起不可逆的损伤，亦应避免切断胸长神经导致术后"翼状肩胛"。在处理肩胛下血管神经束时，应予保留该血管神经束，即保留肩胛下动脉、肩胛下静脉、胸背神经。若肩胛下群或中央群淋巴结明显肿大，并累及肩胛下动脉，应放弃保留该血管神经束。胸背神经切断后可引起所支配的背阔肌瘫痪，导致上肢的内收和外旋力量减弱，但通过肩胛带其他肌肉的代偿，背阔肌瘫痪所造成的功能障碍并不明显。在沿胸背血管神经束向下分离腋窝淋巴脂肪组织时，需切断并结扎2~3支肩胛下血管的上行支，方可游离标本。该范围内的肋间臂神经，在腋静脉下方约2~3cm处，与腋静脉平行走向，横行通过腋窝定位，手术过程中应由内向外仔细分离其周围的淋巴脂肪组织，切断肋间臂神经会造成术后上臂内侧皮肤的感觉障碍。d.针对Ⅲ级腋窝淋巴结清扫，2002版NCCN指南指出，仅在Ⅱ级和/或Ⅲ级腋窝淋巴结存在肉眼可见转移的病例，才考虑施行范围达胸廓入口的Ⅲ级腋窝淋巴结清扫。术中用拉钩将胸小肌向内侧牵拉，用电刀或止血钳将腋窝顶部的淋巴脂肪组织仔细地由上向下分离。e.外侧淋巴脂肪组织沿背阔肌前缘分离，术中注意背阔肌的走向，避免过度分离。将上述分离的淋巴脂肪组织与乳房连成一大Ⅲ级腋窝淋巴结块切除。

D.胸肌间淋巴结的处理：胸肌间淋巴结位于胸大肌背面、血管神经丛周围的脂肪结缔组织中，通常不能扪及。术中可用拉钩将胸大肌向上提起，于胸大肌、胸小肌之间探查，如可触及质地变硬的淋巴结，应进行摘除，摘除时避免损伤周围的血管神经丛。

E.术腔冲洗、止血：大块组织切除后，以温生理盐水冲洗创面，对冲洗后所见到的出血点应严密止血。此时，腋窝仅留有腋动静脉主干、臂丛神经、肩胛下血管、胸长及胸背神经。

F.放置引流管，缝合皮肤：取带有侧孔的硅胶引流管，分别置于胸壁前方及腋下，于手术范围最低点、腋前线后方皮下穿出引流管，将其缝合固定于皮肤上。腋下引流管的放置应避免与腋静脉的紧密接触。皮肤对位缝合。如皮肤稍有张力，可行减张缝合；如张力过大，不应勉强缝合，可行中厚皮片游离植皮。腋窝、锁骨下放置厚棉垫及纱布，并用绷带加压包扎。

③改良根治术的术后处理

A.术后绷带适当加压包扎，患侧上臂避免过度内收、外展，可用丝巾将患侧上臂悬吊于胸前。

B.引流管应稳妥固定并保持负压，注意保持引流通畅使皮下无残腔，及时排出引流管内的凝血块，记录24小时引流量。

C.注意观察引流液的颜色、性状及引流量。通常引流管内仅有少量血清样渗液，24小时引流量＜20ml，可予拔除引流管。

D.注意指导患肢的功能锻炼。通常拔除引流管前患肢活动以前臂活动为主，包括手部、手腕及肘关节的活动，适当限制肩关节的活动。拔除引流管后逐步增加患侧肩部的活动并逐渐增加活动幅度。

E.术后根据肿瘤的分期、分子分型，结合患者的年龄、全身状况，制定全身治疗方案，包括化疗、放疗、分子靶向治疗、内分泌治疗等。

④改良根治术的常见并发症及处理

A.皮下积液：皮下积液多发生在拔除引流管后，积液部位常位于分离皮瓣腔隙的最低部及腋下。积液原因多与皮瓣厚度厚薄不一、引流不畅、患肢活动不当有关。少量皮下积液（＜50ml）可通过穿刺抽液＋局部加压包扎解决；部分反复积液者可在穿刺抽液的同时，于积液腔内注入与积液量相同容积的浓葡萄糖注射液，留置数分钟后再完全抽出，以达到黏合皮肤与板胸壁的效果。大量积液（＞50ml）可考虑重新留置引流管并负压引流，待引流量减少后再予拔除引流管。若皮下积液时间过长，反复穿刺抽液或引流效果不满意，需考虑切开清除纤维化组织，重新放置引流管并负压引流。

B. 皮瓣坏死：文献报道改良根治术后皮瓣坏死的发生率为 10%~60%。术中、术后注意以下操作细节可减少皮瓣坏死的发生。a. 切口设计：胸壁的血管神经多沿肋间横向走行，选择横行切口不易切断皮肤细小的血管神经，切口上、下方皮瓣的血供亦由于有完整的血管网得以保证。适合的切口设计使两面皮瓣宽度一致、皮缘长度一致、皮肤张力适当，有利于皮瓣的存活与感觉。b. 皮瓣厚度：真皮下血管网的完整性被破坏是术后皮瓣坏死的主要原因之一，因此游离皮瓣时保留完整的真皮下血管网是关键。术中找准真皮下血管网和浅筋膜浅层之间的间隙进行分离，不仅分离快，而且出血少，术后皮瓣坏死率低。c. 术后加压包扎松紧适宜，注意定期观察皮瓣的颜色有无改变。若皮瓣颜色出现局部暗红色、苍白色或局部表皮水疱，配合使用活血化瘀中药制剂可改善皮瓣缺血状况。

C. 患侧上肢淋巴水肿：术后患侧上肢淋巴水肿的危险因素包括腋窝手术的范围、放疗、肿瘤复发转移等，导致淋巴管破坏、阻塞，淋巴泵或淋巴瓣膜功能失常。术后抬高患侧上肢，主动进行患侧上肢屈伸等功能锻炼，辅助局部按摩，可预防并减少淋巴水肿的发生。

（6）术后辅助化疗　局部区域淋巴及远处脏器的亚临床微小转移灶，可以被乳腺癌的术后辅助化疗杀灭，从而降低或推迟局部复发及减少远处转移，以达到延长生存期、提高患者生存率的目的。

①治疗原则

A. 近年，对乳腺癌的治疗多采用综合治疗。在综合治疗中，化学治疗的作用日

趋重要，这是由于术前化疗可提高手术的切除率，故临床上Ⅲ期乳腺癌术前多行化疗，对手术无法治愈的Ⅲ期和Ⅳ期患者，则以化疗或内分泌治疗为主。在用药方面，联合化疗优于单一用药，足量给药胜于低剂量用药。

B. 肿瘤＞ 2cm。

C. 淋巴结阳性。

D. 激素受体阴性。

E. HER-2 阳性（对 T1a 以下患者目前无明确证据推荐使用辅助化疗）。

F. 组织学分级为 3 级。

辅助化疗方案的制定需考虑患者多方面的因素、肿瘤的临床病理学特征、化疗可能的获益和由之带来的不良反应等。免疫组化常规有 ER、PR、HER-2 和 Ki-67 等值。

②术后辅助化疗的禁忌证

A. 未经组织病理学确诊的乳腺癌。

B. 年老体弱，伴有严重心、肺等器质性病变，预期无法耐受者。

C. 妊娠早期女性、妊娠中期患者应慎重选择化疗。

③化疗方案的选择

A. 蒽环类为主的方案，例如 CAF、A（E）C、FE100C 方案〔C：环磷酰胺（CTX），A：多柔比星（ADM），E：表柔比星（EPI），F：氟尿嘧啶（5-FU）〕。虽然吡柔比星（THP）在欧美少有大组的循证医学资料，但在我国用吡柔比星代替多柔比星也是可行的。THP 推荐剂量为 40~50mg/m^2。新药当中的脂质体多柔比星也已广泛应用于临床。

B. 蒽环类与紫杉类相结合的方案，例如 TAC〔T：多西他赛（DOC）〕。

C. 蒽环类与紫杉类的顺序治疗方案，例如 AC → T/P（P：紫杉醇）或 FEC → T。

D. 不含蒽环类的联合化疗方案，适用于老年、低风险、蒽环类禁忌或不能耐受

的患者，常用的有 TC 方案及 CMF 方案（C：环磷酰胺，M：甲氨蝶呤，F：氟尿嘧啶）。

一般不建议减少既定方案当中的化疗周期数。辅助化疗一般不与内分泌治疗或放疗同时进行，化疗结束后再开始内分泌治疗，从目前的研究来看放疗与内分泌治疗可先后或同时进行。化疗时应注意化疗药物的给药顺序、输注时间和剂量强度，需严格按照药品说明和配伍禁忌使用。

蒽环类药物有心脏毒性，使用时须先评估 LVEF，至少每 3 个月 1 次，特别是在蒽环类药物联合靶向药物治疗时，更应重视检测。若患者在使用蒽环类药物期间发生有临床症状的心脏毒性，或无症状但 LVEF < 45% 抑或较基线下降幅度超过 15% 的情况，可考虑检测肌钙蛋白 cTnT，必要时应先停药并再次充分评估患者的心脏功能情况，后续治疗应慎重。

④注意事项

A. 辅助化疗方案与新辅助治疗方案有交叉相同之处，应同时包括紫杉类和蒽环类药物，HER-2 阳性者应同时应用抗 HER-2 的药物。

B. CALGB 97410 临床研究对比了剂量密度方案与常规剂量方案辅助治疗乳腺癌的疗效，其采用了剂量密集化疗的理念，通过 4 年的随访研究，结果显示，剂量密集方案在降低复发风险、改善患者生存方面显著优于常规辅助化疗方案。

C. 对于 pT1c 以上及 pN+，HR 阳性患者建议蒽环联合紫杉，当存在蒽环禁忌时，可考虑紫杉联合铂类方案。

D. 三阴性乳腺癌在新辅助后 Non -pcr 患者辅助强化卡培他滨化疗，优选用法为节拍用法或标准用法，用药时长为 6~12 个月。

E. pT ≥ 2cm，按照 OlympiA 研究是应用辅助奥拉帕尼的入组标准。

F. 应在门诊病历和住院病史中规范地记录患者当时的身高、体重以及体表面积，并注意给出药物的每平方米体表面积的剂量强度。一般推荐首次给药剂量不得低于推荐剂量的 85%，后续给药剂量应根据患者的情况和初始治疗后的不良反应，可以 1 次下调 20%~25%。

G. 需要调整每个手术后的辅助化疗方案时，仅允许在标准剂量下调 2 次。

（7）术后内分泌治疗　乳腺癌的治疗中，内分泌治疗拥有十分重要的地位。乳腺癌内分泌治疗在近年来的研究中有较大进展，激素受体的测定可以使人们较准确地预测治疗效果，并认为此疗法仅适用于激素依赖性乳腺癌患者，对 ER、PR 均阴性者疗效欠佳。

绝经后患者的内分泌药物：芳香化酶抑制剂包括非甾体类（阿那曲唑和来曲唑）和甾体类（依西美坦），雌激素受体有调变剂（他莫昔芬和托瑞米芬）与下调剂（氟维司群）、孕酮类药物（甲地孕酮）、雄激素（氟甲睾酮）、大剂量雌激素（乙炔基雌二醇）。绝经后激素受体强阳性的患者推荐单用芳香化酶抑制剂内分泌治疗。高危人群推荐在标准内分泌的同时，加用阿贝西利（CDK4/6 抑制剂）2 年的治疗。考虑延长内分泌治疗的条件为初始辅助 AI 治疗已满 5 年且耐受性良好，符合以下条件之一者：a. 淋巴结阳性；b.G3；c. 其他复发危险因素（如肿瘤大、高 Ki67 指数、多基因检测高风险等）。

处于绝经前的患者，内分泌药物选择包括他莫昔芬、芳香化酶抑制剂［非甾体类（阿那曲唑和来曲唑）和甾体类（依西美坦）］（使用时必须使卵巢处于不能排卵的状态）、LHRH 类似物（戈舍瑞林和亮丙瑞林）、孕酮类药物（甲地孕酮）、雄激素（氟甲睾酮）和大剂量雌激素（乙炔基雌二醇），还可以外科手术去势。高危人群同样推荐使用标准内分泌＋阿贝西利2年的治疗。

内分泌一线治疗的选择和注意事项如下。

A. 导管原位癌（DCIS）保乳术后使用AI主要基于阿那曲唑证据，但三种AI可考虑通用；AI相对他莫昔芬的优势主要体现在＜60岁的绝经后人群中。对ER阳性DCIS使用OFS，尚无任何循证医学证据。

B. 对于中危且pN0患者，是否应用初始OFS，需综合考虑年龄（如＜35岁）、组织学（G3）、脉管癌栓（阳性）、肿瘤大小（pT3）等因素。临床实践中，优先根据临床病理数据进行判断；不确定时可借助STEPP工具。但STEPP分析不是必需的，STEPP分析通过SOFT/TEXT临床试验的回顾性数据开发，但未经前瞻性验证，模型本身仍需不断完善，其结果仅作参考。

C. 对于中危且pN0患者，是否延长内分泌治疗，需充分考虑患者的远期复发风险、延长治疗获益、治疗敏感性、前期治疗充分性，以及耐受性。不确定时可借助于CTS5等远期风险的预测模型。CTS5通过ATAC、BIG1-98等临床试验数据开发，但未经前瞻性验证。

D. 根据风险评估表，Ki67不是pN1时界定高危的指标，有专家组也认为单个Ki67不能区分高危Luminal型患者。但是在CDK4/6i治疗相关性研究中，高Ki67可能是一个界定使用CDK4/6i的标志。

E. 内分泌敏感性是一个非常重要的内分泌用药考量指标，当敏感性低（如ER 1%~10%低表达）时，内分泌强化或延长的证据尚不充分。

（8）术后放射治疗

①治疗原则：放射治疗是乳腺癌的主要治疗手段之一，是用特定射线照射病变部位以达到杀灭癌细胞的一种方法，以往在治疗中，常采用正常组织可耐受剂量进行照射，治愈率较低。近年，有人在放射治疗的同时给予放射增敏剂，用同等剂量照射，治愈率可明显提高。

②适应证：全乳切除术后放疗可以使腋窝淋巴结阳性的患者5年局部－区域复发率降低到原来的1/4左右。全乳切除术后，具有下列预后因素之一，则符合高危复发，具有术后放疗指征，该放疗指征与全乳切除的具体手术方式无关。

A. 原发肿瘤最大直径≥5cm，或肿瘤侵及乳腺皮肤、胸壁。

B. 腋窝淋巴结转移≥4枚。

C. 淋巴结转移1~3枚的T1/T2，目前的资料也支持术后放疗的价值。其中包含至少下列一项因素的患者可能复发风险更高，术后放疗更有意义：年龄≤40岁，腋窝淋巴结清扫数目＜10枚时转移比例＞20%，激素受体阴性，HER-2/neu过表达等。

③与全身治疗的时序配合：具有全乳切除术后放疗指征的患者一般都具有辅助化疗适应证，所以术后放疗应在完成末次化疗后2~4周内开始。个别有辅助化疗禁忌证的患者可以在术后切口愈合，上肢功能恢复后开始术后放疗。内分泌治疗与放疗的时序配合目前没有一致意见，可以同期或放疗后开展。曲妥珠单抗治疗患者只要开始放疗前心功能正常可以与放疗同时使用，但这些患者不宜照射内乳区；其次，左侧患者尽可能采用三维治疗技术，降低心脏照射体积，评估心脏照射平均剂量至少低于8Gy。

④照射靶区：胸壁和锁骨上是最常见的复发部位，约占所有复发部位的80%，所以这两个区域是术后放疗的主要靶区，但T3N0患者可以考虑单纯胸壁照射。由于内乳淋巴结复发的比例相对低，内乳野照射的意义现在尚不明确，对于治疗前影像学诊断内乳淋巴结转移可能较大或者经术中活检证实为内乳淋巴结转移的患者，需

考虑内乳野照射。原发肿瘤位于内侧象限同时腋窝淋巴结有转移的患者或其他内乳淋巴结转移概率较高的患者，在三维治疗计划系统上评估心脏剂量的安全性后可谨慎考虑内乳野照射。原则上 HER-2 过表达的患者为避免抗 HER-2 治疗和内乳照射心脏毒性的叠加，决定内乳野照射时宜慎重。

⑤照射技术和照射剂量：所有术后放疗靶区原则上给予共 50Gy（5 周，25 次）的剂量，对于影像学（包括功能性影像）上高度怀疑有残留或复发病灶的区域可局部加量至 60Gy 或以上。

⑥常规照射技术

A. 锁骨上 / 下野：上界为环甲膜水平，下界位于锁骨头下 1cm 与胸壁野上界相接，内界为胸骨切迹中点沿胸锁乳突肌内缘向上，外界与肱骨头相接，照射野需包括完整的锁骨。可采用 X 线和电子线混合照射以减少肺尖的照射剂量。治疗时为头部偏向健侧以减少喉照射，机架角向健侧偏斜 10°~15° 以保护气管、食管和脊髓。内上射野必要时沿胸锁乳突肌走向作铅挡保护喉和脊髓。

B. 胸壁切线野：上界与锁骨上野衔接，如单纯胸壁照射上界可达锁骨头下缘，下界为对侧乳腺皮肤皱折下 1cm。内界一般过体中线，外界为腋中线或腋后线，参照对侧腺体附着位置。同保乳术后的全乳照射，各边界也需要根据原发肿瘤的部位进行微调，保证原肿瘤部位处于剂量充分的区域，同时需要包括手术瘢痕。

胸壁照射如果采用电子线照射，各设野边界可参照切线野。无论采用 X 线或电子线照射，都需要给予胸壁组织等效填充物以提高皮肤剂量至足量。

C. 腋窝照射：锁骨上和腋窝联合野，照射范围包括锁骨上 / 下和腋窝，与胸壁野衔接。腋锁联合野的上界和内界都同锁骨上野，下界在第二肋间，外界包括肱骨颈，需保证射野的外下角开放。采用 6MV X 线，锁骨上 / 下区深度以皮下 3~4cm 计算，达到锁骨上区肿瘤量 50Gy（5 周，25 次）的剂量后，腋窝深度根据实际测量结果计算，欠缺的剂量采用腋后野补量至 DT 50Gy，同时锁骨上区缩野至常规锁骨上野范围，采用电子线追加剂量至 50Gy。

腋后野：作为腋锁联合野的补充，采用 6MV X 线，上界平锁骨下缘，内界位于肋缘内 1.5cm，下界同腋 - 锁骨联合野的下界，外界与前野肱骨头铅挡相接，一般包括约 1cm 肱骨头。光栏转动以使射野各界符合条件。

D. 内乳野：常规定位的内乳野需包括第一至第三肋间，上界与锁骨上野衔接，内界过体中线 0.5~1cm，宽度一般为 5cm，原则上 2/3 及以上剂量需采用电子线以减少心脏的照射剂量。

⑦三维适形照射技术：与二维治疗相比，基于 CT 定位的三维治疗计划可以显著提高靶区剂量均匀性和减少正常组织不必要的照射，提高射野衔接处剂量的合理性，所以即使采用常规定位，也建议在三维治疗计划系统上进行剂量参考点的优化、楔形滤片角度的选择和正常组织体积剂量的评估等，以更好地达到靶区剂量的完整覆盖和放射损伤的降低。胸壁和区域淋巴结靶区勾画可以参照 RTOG 标准或其他勾画指南。如果采用逆向优化计划，一定要严格控制照射野的角度，避免对侧乳腺和其他不必要的正常组织照射。

⑧乳腺癌改良根治术后放射治疗：对于有辅助化疗指征的患者，术后放疗应该在完成辅助化疗后开展；如果无辅助化疗指征，在切口愈合良好、上肢功能恢复的前提下，术后放疗建议在术后 8 周内开始。与靶向治疗和内分泌治疗的时间配合同保乳治疗或无新辅助化疗的改良根治术后放疗。

⑨乳房重建术与术后放疗：原则上无论采用哪种手术方式，乳房重建患者的术后放疗都需遵循同期别的乳房切除术后患者的指征。无论是自体组织或假体重建术，都不是放射治疗的禁忌证。但是从最佳的肿瘤控制和美容兼顾的角度考虑，如采用自体组织重建，有条件的单位可以将重建延迟至术后放疗结束，期间可考虑采用扩张器保持皮瓣的空间，这样在一定程度上比Ⅰ期重建后放疗提高了美容效果。当采用假体重建时，由于放疗以后组织的血供和顺应性下降，Ⅱ期进行假体植入会带来更多的并发症，包括假体移位、挛缩等，所以考虑有术后放疗指征，又需采用假体的患者建议采用Ⅰ期重建。

乳房重建以后放疗的技术可以参照保乳术后的全乳放疗。由于重建的乳房后期美容效果在很大程度上取决于照射剂量，而重建后放疗的患者一般都有淋巴引流区的照射指征，所以尽可能提高靶区剂量均匀性，避免照射野衔接处的热点，是减少后期并发症的关键。在这个前提下，建议采用三维治疗技术，尽可能将淋巴引流区的照射整合到三维治疗计划中。

【术前放疗】

方法：T3N0病例，行患侧全乳切线照射，肿瘤量30~40Gy/3~4周。一般在放疗后2周手术。

皮肤受侵或腋下转移的Ⅱ、Ⅲ期病例，行患侧全乳切线照射，根据病情设或不设腋下照射野。剂量同前。炎性乳腺癌一般采用快速低量法，即每次4Gy，每周5次，总量20Gy，1周内完成。上法主要用于T3病变，临床无腋下淋巴结转移者；临床Ⅱ、Ⅲ期，局部皮肤受侵或腋淋巴结有明显转移征象者；争取手术切除的炎性乳腺癌患者。

【组织间照射】

方法：可用192Ir后装组织间插植术对残留病灶进行补量照射。

主要用于治疗早期乳腺癌，单发病灶直径≤3cm，位于乳晕以外的部位，腋窝无肿大淋巴结或有小而活动的淋巴结，愿意做保守手术者；局部晚期乳腺癌患者经高剂量体外照射后，乳腺原发灶有明显缩小但有残留者。此法可使局部复发率降低，放疗后晚期反应小，美容效果好，更易被患者接受。

【复发与转移的处理】

局部和区域淋巴结复发：对以往未做过放疗的患者，照射范围应包括胸壁及区域淋巴引流区。剂量为45~50Gy，然后对病灶区小叶加照15~20Gy。以往做过辅助性放疗者照射范围以局部野为宜。放疗后应进行全身化疗。

远处转移：对骨转移和脑转移者，以放疗为首选治疗手段。对孤立的骨转移，局部给予肿瘤量40~50Gy/4~5周。对脑转移者，一般给予全脑二侧野对穿放疗，肿瘤量30~49Gy/2~3周。对单发转移灶缩野追加剂量15~20Gy/1.5~2周。放疗期间同时使用激素及利尿剂。

（9）术后使用的多基因检测　既往早期乳腺癌患者辅助治疗策略多依赖肿瘤分期、复发转移临床风险度和肿瘤分子分型而制定。在内分泌治疗保驾护航下，早期患者辅助治疗策略的制定更加精准，多基因检测工作得以实现精准筛选免化疗的人群，避免过度治疗，对于平衡辅助治疗所带来的疗效与不利更为有利。目前国内较常应用的多基因检测工具主要包括21基因、70基因和28基因。

NSABP B-14、TAILORx、SWOG S8814三大国际临床研究奠定了21基因检测的基础地位。尤其是TAILORx研究纳入了过万例样本，并论证了TI-2N0M0雌激素受体阳性HER2阴性乳腺癌进行21基因表达测定时，约70%患者复发评分为

11~25 可以免除化疗。

RASTER 以及 MINDACT 研究也奠定了 70 基因检测的基础地位。STO-5 研究 70 基因检测结果可能更多是为了迎合现在的治疗理念而进行的回顾分析，样本量不大，结果不太符合现有的认知，也不如前瞻研究的说服力强，但是我们跳出研究本身可以看到生物样本保存的重要性。STO-5 研究肿瘤样本经过长达 20 年的储存，仍然能够达到基因测序对样本的质量控制要求，获得满意的测序结果，这确是该研究值得我们借鉴之处。

28 基因检测是当前唯一基于亚洲人群肿瘤样本，可用于临床的多基因检测工具，且已通过一定规模的临床验证。28 基因的核心基因模型研究结果提示可以准确预测 I~II 期不同亚型乳腺癌的 5 年局部区域复发风险。

准确的多基因检测有助于在临床和病理以外提供预测生存的有效信息从而帮助进行治疗决策。目前，国外指南推荐将多基因表达谱测定作为部分激素受体阳性 HER2 阴性乳腺癌患者选择辅助化疗的重要依据。但是在我国，多基因检测在早期乳腺癌中的临床应用才刚刚起步，依然还面临在检测质量控制、一致性评价、临床适应证等方面的诸多实际问题。因此，虽然基于多基因检测结果的辅助治疗依然是一种临床决策，但是仍然应该重视适时多学科讨论的必要性。

STO-5 研究带来了 20 年的随访数据，而回望 20 年激素受体阳性早期乳腺癌绝经前辅助内分泌治疗的研究历程，从没有内分泌治疗作为对照组的研究设计，到今天我们再不太可能去设计没有内分泌治疗的临床研究，而是早已将重点放在了对时长和搭档的进一步探索。我们也期待着未来有更多完整的长期随访数据呈现，可以帮助临床更好地评定早期辅助内分泌治疗决策的获益。

（10）女性患者的生育保护　乳腺癌的患病率目前位居中国女性恶性肿瘤第一位，且 60% 以上患者发生在绝经前的育龄期。随着女性生育年龄的推迟、辅助生殖技术的广泛应用及肿瘤患者的年轻化，妊娠期乳腺癌（breast cancer occurs during pregnancy，PrBC）的患病率逐渐增加。随着国内"二孩政策"和"三孩政策"相继放开，妊娠及生育次数的增加、女性生育年龄的推迟使得 PrBC 在临床上并不少见，应该注意 PrBC 患者的生育力保护。

中国年轻女性乳腺组织腺体大多致密，应选择合适的影像学检查，同时诊断报告需遵循乳腺疾病诊断分类评价系统（breast imaging reporting and data system，BI-RADS）。一线检查推荐采用乳腺超声进行乳腺及局部淋巴结情况的评估以确定疾病的范围及程度。超声无辐射，可重复评估，并可行超声下组织活检。PrBC 超声检查几乎可发现 100% 的异常表现。

乳腺 X 线检查的辐射剂量约 0.004Gy，远低于胎儿致畸性辐射暴露阈值（0.1Gy）。在必要情况下妊娠期进行乳腺 X 线摄片并非禁忌，乳腺 X 线在腹部屏蔽下可安全进行，准确率高达 80%。但因妊娠期乳腺密度增高，X 线诊断敏感性可能会降低，故不推荐乳腺 X 线作为首选。乳腺 MRI 平扫对疾病诊断价值低，而增强 MRI 的造影剂可穿过血 - 胎盘屏障，可能对胎儿产生致畸作用，因此不推荐。其余涉及辐射性检查时注意腹部屏蔽，严禁应用全身骨扫描和 PET-CT 核医学检查，但需告知患者可能存在评估不全面的风险。

①治疗原则：尽早给予患者治疗以最大限度地提高患者生存率，同时尽量减少对胎儿的危害。PrBC 的治疗应尽可能参照年轻非妊娠患者的一般指南，并考虑胎儿的安全性，依据胎龄进行个体化处理。

对于妊娠< 13 周的患者，应与患者讨论是否终止妊娠，充分告知患者癌症治疗和胎儿健康之间的平衡。如果患者有继续妊娠意愿，应密切监测肿瘤进展。有研究表明，终止妊娠不能改善患者的预后。一旦发生妊娠，引产对产妇预后没有影响，因此强烈反对为了肿瘤存活率而流产。然而，如果处于疾病晚期阶段（Ⅲ期或Ⅳ期）或对于在妊娠早期诊断出的高级别或侵袭性原发性肿瘤，可以考虑终止妊娠，因为在妊娠早期开始化疗有致畸风险。在尽可能保证母胎安全的前提下，妊娠期的有效治疗可使患者获益。与产后再行评估与治疗相比，妊娠期接受治疗的患者总生存率为 78.7%，而没有接受治疗的患者总生存率为 44.7%。对孕 13~28 周进行化疗的患者，尽可能在孕 ≥ 34 周后选择顺产或剖宫产。如需提前分娩，应注意促胎肺成熟。孕 28~34 周患者需进行多学科会诊，由乳腺科、产科、新生儿科、肿瘤科、麻醉科综合评估病情及胎儿生长发育情况，可酌情选择促胎肺成熟、终止妊娠后再化疗。为防止一过性新生儿骨髓抑制及可能的新生儿脓毒症，尽可能避免在计划分娩前 3~4 周化疗。建议 PrBC 患者确诊时，孕周 ≥ 34 周的患者在分娩后再完善乳腺癌评估并进行规范治疗。在讨论是否终止妊娠时应评估治疗方案的可能风险和获益。

PrBC 患者属于妊娠高风险红色预警，一旦确诊，需转诊至三级医疗机构诊治，并接受专人专册专案的高风险孕产妇管理。

妊娠早期化疗易导致胎儿畸形和早产，同时也增加胎盘源性并发症如子痫前期和宫内胎儿生长受限等风险。因此，辅助化疗或新辅助化疗应在孕 ≥ 13 周进行。蒽环类药物（主要是阿霉素、表柔比星）在 PrBC 患者中广泛应用，其中阿霉素在羊水中几乎检测不到因而较安全，仅有少量的短期副作用；紫杉烷类在 PrBC 患者中的应用获得了欧洲肿瘤内科学会（European Society for Medical Oncology，ESMO）指南的批准；环磷酰胺在早期妊娠的 PrBC 患者中致畸率为 18%，在妊娠中晚期致畸率为 1%。化疗药物的应用剂量建议按照当前实际体表面积计算。应与产科大夫进行多学科会诊，筛查胎儿畸形风险，并讨论后制定化疗方案及选择最佳时机。化疗易导致骨髓抑制，可能会增加产妇及新生儿感染和出血的风险，应于孕 34 周后或计划分娩前 3~4 周停止化疗。

内分泌治疗指的是根据乳腺癌组织中雌激素受体与孕激素受体表达情况，采用药物阻断性激素对乳腺癌细胞的促增殖作用。内分泌治疗是激素受体阳性早期乳腺癌的标准治疗方法。妊娠期禁止进行内分泌治疗以及曲妥珠单抗等靶向治疗，因为有诱发畸形和羊水过少的风险，应推迟至产后进行。在诊断 PrBC 后和接受抗肿瘤治疗前，应对胎儿进行准确评估以排除畸形。治疗期间，至少每 3 周对胎儿和羊水进行超声评估，观察胎儿宫内生长速度，评价胎儿宫内安危并及时发现胎儿生长受限趋势。应定期进行血压和蛋白尿检查以评估患者的健康状况。监测胎儿发育并决定分娩时间，对于降低新生儿发病率和死亡率至关重要。

PrBC 以癌组织雌激素受体和孕激素受体低表达、侵袭性更强的亚型为主，这些亚型在年轻患者中比例相对更高，如三阴型或 HER2 阳性乳腺癌，研究表明如果 PrBC 患者接受标准的局部和全身治疗，其无病生存率、总生存率与非妊娠的乳腺癌患者相比，差异无显著性。

②生育力保护需求及策略：乳腺癌患者 5 年相对生存率已超过 80%，90% 的患者有生育需求。虽然大型 Meta 分析发现乳腺癌后妊娠对生存率无负面影响，与未妊娠的乳腺癌患者相比，乳腺癌后妊娠的女

性甚至有更高的存活率，可能存在"健康母亲效应"，即判断自己预后良好的患者更倾向于选择妊娠。但乳腺癌患者治疗后妊娠率低于 5%。乳腺癌化疗药导致卵巢功能受损程度与患者年龄、化疗类型、剂量、持续时间有关。常用化疗药中，烷化剂类对性腺的毒性最强，其次是铂类、紫杉类、蒽环类等。尽管部分患者的月经在化疗结束后可自行恢复，但卵巢功能仍受到了损害。尽管内分泌治疗无生殖毒性，但内分泌治疗需持续 5~10 年，且患者的卵巢功能随着年龄增长而持续降低。因此，建议有生育需求的乳腺癌患者，在接受抗癌治疗前进行生育力保护。

由于乳腺癌治疗后妊娠安全性的研究涉及伦理等问题，很难进行临床随机对照试验，相关报道极少，乳腺癌确诊后最佳受孕时间尚无定论。一般建议雌激素受体阴性的患者应根据预后，考虑放化疗结束后 2~3 年备孕；雌激素受体阳性的患者，在内分泌治疗 2~3 年后可讨论是否中断内分泌治疗，但必须告知患者相应研究证据较少。

③生育力保护方法

A. 胚胎冻存 / 卵母细胞冻存：PrBC 生育力保护方法的选择根据患者需求、生育力保护与治疗间隔时间而有所不同。胚胎冻存是目前世界公认的一种成熟的生育力保护方法，要求为已婚女性，涉及卵母细胞获取、体外受精和冻存胚胎。妊娠率和活产率取决于患者的年龄和冻存胚胎数量。卵母细胞冻存从 2013 年开始不再被认为是试验性技术，然而，卵母细胞数量是决定妊娠成功与否的关键，一般认为至少需要 15 个卵母细胞才可能获得 50% 成功妊娠的机会。因此，为确保在化疗前冻存理想数量的卵母细胞，通常需要 10~12 天的促排卵治疗，到取卵时需要 12~14 天，必要时需要多个周期超促排卵。

促排卵导致的多卵泡发育、雌激素水平增高会加速雌激素受体阳性乳腺癌细胞快速增殖。为降低促排卵导致的高雌激素水平对乳腺癌细胞的促增殖作用，通常在应用促性腺激素促排卵时加用芳香化酶抑制剂来曲唑。研究表明，接受促排卵的乳腺癌患者的肿瘤相关预后与没有接受促排卵的乳腺癌患者相似，然而目前相关研究样本量小、随访期短，尚需要更多证据。

对于 PrBC 患者，妊娠期无法进行取卵行卵母细胞冻存、胚胎冻存，只有在分娩或终止妊娠后，根据患者的个体情况选择。对于妊娠期已进行辅助化疗的患者不推荐胚胎 / 卵母细胞冻存，因为短期内的化疗更容易损伤生长卵泡，且存在导致染色体突变的可能性。

B. 卵巢组织冻存与移植：卵巢组织冻存是一种运用低温生物学原理冷冻保存卵巢组织的生育力保护方法，因既能保护生育力，也能保护卵巢内分泌功能而成为生育力保护最有前景的方法之一。此方法是在患者放化疗前，通过腹腔镜微创手术或在治疗原发病进行盆、腹腔手术时进行，卵巢组织取材量一般为单侧卵巢的 1/2 或双侧卵巢各 1/2，经严格操作，将卵巢皮质处理成约 8mm×4mm 大小的皮质片，进行程序化冷冻、冻存，待原发病治愈或完全缓解，再将冻存的卵巢组织分批复苏移植回患者体内，既可恢复患者的生育力，也可以恢复其卵巢内分泌功能。2019 年美国生殖医学学会（American Society for Reproductive Medicine，ASRM）发表声明，卵巢组织冻存移植（Ovarian tissue cryopreservation and transplantation，OTCT）技术不再是试验性技术，此技术不依赖于月经周期，无须超促排卵。对于青春期前、放化疗无法延迟或近期已进行化疗的患者，OTCT 技术是目前唯一的生育力及卵巢内分泌功能保护方法。

卵巢组织冻存取材手术可在 PrBC 患者

剖宫产的同时进行，以避免二次手术。如果患者顺产，也可待分娩后腹腔镜下行卵巢组织取材手术以保护未来生育力。卵巢组织冻存取材手术可在 1~2 天内完成，不延误患者的抗癌治疗时间。卵巢组织取材时同时可以在直视下抽吸双侧卵巢的未成熟卵泡，结合从皮质准备过程中体外获取的未成熟的卵丘卵母细胞复合体，经过体外成熟可最大限度地保护患者生育力。

在乳腺癌患者无瘤存活期，若有生育需求但患者体内的卵巢功能已衰竭或严重下降，经多学科评估后可考虑进行自体卵巢组织移植。卵巢组织移植后平均 2~4 个月卵巢功能可得到恢复，成功率为 88%~95%，移植卵巢平均存活时间为 4~5 年，约 55% 的患者卵巢活性超过 5 年。国际上，冻存卵巢组织移植后妊娠率和活产率可达 40%，自然妊娠率超过 50%。

乳腺癌是一种有复发风险的疾病，乳腺癌确诊时的年龄与复发风险相关。进行卵巢组织冻存的患者通常在 40 岁以下，卵巢组织冷冻保存年龄较小的女性在卵巢组织移植后的生育结局更好。乳腺癌是卵巢组织冻存移植最常见的适应证，欧洲 5 大中心 285 例卵巢组织移植患者中，96 例为乳腺癌，其中 7 例患者复发（7%），复发率与未行卵巢组织冻存的乳腺癌女性相似。研究显示，40 岁以下的普通乳腺癌患者治疗后局部复发率约为 10%，10 年复发率为 4%~8.7%。研究中 7 例冻存移植乳腺癌患者的复发与卵巢组织冻存移植无关，复发部位离移植部位很远，而离原发癌位置很近。对乳腺癌患者进行卵巢组织冻存移植后，应考虑到她们仍是缓解期的肿瘤患者，需密切进行妇科内分泌和生殖结局的随访。

C. 促性腺激素释放激素激动剂：大多数据显示促性腺激素释放激素激动剂（gonadotropin-releasing hormone agonists，GnRHa）不足以保护卵巢免受化疗损伤，

因此，国际学术组织不建议将 GnRHa 作为唯一的生育力保护方法。GnRHa 的卵巢保护作用还需要更多的研究来证实，同时应确定这种治疗方法的最佳适应人群。在对 873 例乳腺癌患者进行的 Meta 分析中，患者被随机分配在化疗期间接受或不接受 GnRHa 两组中，研究结果显示，无论雌激素和孕激素受体状态如何，接受 GnRHa 治疗的乳腺癌患者的无病生存率或总生存率无明显提高，但缺乏 GnRHa 对生育力保护的证据。

随着恶性肿瘤诊治技术的进步，国内乳腺癌患者 5 年生存率已超过 80%，肿瘤幸存者的生育问题及未来的生活质量越来越受到关注。随着 PrBC 发病率的增加，对这一特殊人群生育力的保护应予以充分重视。鉴于生育力保护时机的重要性，强烈建议乳腺科专家、妇产科专家、肿瘤科专家、生殖专家等对妊娠期确诊的乳腺癌患者，应尽早告知患者进行生育力保护咨询。PrBC 患者，如妊娠继续，多在妊娠 32 周，最好能到妊娠 34 周后采取剖宫产终止妊娠，术后尽早进行乳腺癌治疗，可在剖宫产手术同时取出部分卵巢组织进行冻存以保留患者的生育力及卵巢内分泌功能的恢复。

（11）术后多种治疗方案的抉择 早期乳腺癌患者辅助化疗往往取决于多个因素，临床要结合分子分型和临床病理特征两方面评估患者的复发风险，以决定辅助化疗策略。针对 HR+、HER-2-、淋巴结阴性或 1~3 个淋巴结阳性患者使用 21 基因或 70 基因评分已作为一类推荐写入中国多个指南。

Oncotype DX 21 基因复发（RS）评分法将涉及的 21 个基因进行加权评分。TAILORx 研究对 RS 进行更详细的评估，重点关注了 RS 11~25 分人群，将其按照每 5 分一组分成 3 组，分别给予内分泌治疗和内分泌 + 化疗来评估患者是否可以豁免化疗。结果显示，总体人群两组间无浸润性

疾病生存期和无远处复发生存期无显著差异，故认为11~25分或许可以豁免辅助化疗。然而在亚组分析中，RS=11~25分人群，小于50岁及绝经患者都可以从化疗中获益；RS评分16~25分的远处复发的风险明显增高，化疗可降低其局部或远处复发风险。所以RS评分需要结合患者年龄或绝经因素来判断是否可以豁免患者辅助化疗。

与之类似的，MammaPrint 70基因检测也为辅助治疗的裁定提供了依据。MINDACT研究对LN 0~3的早期乳腺癌患者通过70基因风险高/低和临床风险高/低的结合评估来判断是否可以豁免辅助治疗。研究结果显示，临床评估高风险、70基因检测低风险的患者是否化疗无显著差异，豁免辅助化疗的人群也可获得5年94.4%的无复发转移生存率，而且即使淋巴结阳性转移1~3个，也可考虑豁免辅助化疗。所以对ER+HER-2-患者群，TI/T2、N0的患者，St.Gallen会议中93.6%的专家认为基因组分析对是否推荐化疗有重要价值；对LN+1~3的患者，78.7%的专家也会根据基因组分析来决定是否推荐化疗。这必将成为未来辅助化疗裁定的金剪刀。

早在1957年，乳腺癌缺乏有效药物的时代，蒽环类药物的出现为乳腺癌患者带来了希望，也成为乳腺癌化疗的基石药物。而蒽环类药物的心脏毒性，以及继发的白血病也日益受到关注。随着紫杉类药物应用越来越广泛，有了去蒽环趋势，可我们真的不需要蒽环类药物了吗？

US9735研究证实，Ⅰ~Ⅲ期乳腺癌TC×4周期辅助化疗较AC×4方案可以改善患者生存，7年DFS率提高6%，7年QS率提高5%，具有统计学意义，意味着某些低危到中危的乳腺癌，或合并心脏基础疾病的患者，可以考虑用紫杉类药物替代蒽环药物。

在2016年ASCO公布的ABC研究，再次向蒽环药物发起挑战。ABC研究综合了USORO6090、NSABPB-46、NSABP B-49三项设计相似的临床研究，探索TC方案是否非劣于TaxAC方案，结果显示在无浸润性事件生存期方面TC方案要优于含蒽环方案，OS二者类似，分层因素分析显示，三阴患者TaxAC方案获益更多。

2022年公布的WSG PlanB研究，对HER-2+，特别是HR+早期乳腺癌是否应用蒽环类药物对患者生存的影响进行分析，主要入组高风险患者，T2-4，G2-3，≤35岁，并对HR+患者进行Oncotype DX21基因检测，随机分为TC组和EC序贯Doc组。研究结果显示，TC组和EC续贯Doc组的5年DFS均为90%，5年OS均为95%，减去蒽环疗效并无影响。HR+亚组分析显示，RS评分对是否减蒽环无影响。所以，针对中低危、Ⅰ/Ⅱ期、淋巴结阴性、ER阳性乳腺癌患者可以考虑在辅助化疗中采用蒽环类药物的"减法"策略。

同时，St. Gallen会议中专家对TNBC患者AC-T新辅助治疗后，腋窝淋巴结或乳腺有残余病灶的患者，83.3%的专家认为此类患者需要在辅助治疗加用卡培他滨。

针对HER-2阳性早期乳腺癌患者，无论新辅助治疗阶段是否含帕妥珠单抗，若患者未达到pCR或有残余病灶，则辅助治疗使用T-DM1做加法更优。

在乳腺癌治疗高速发展的时代，更优治疗方案的涌现将逐步替代不良反应严重、疗效差的治疗手段，关于辅助化疗的加减、蒽环地位的挑战、密集方案的争论和non-pCR在辅助治疗的加法，对不同的乳腺癌患者，期待更多循证学依据来定夺术后辅助治疗的方案。

2. 不可手术的局部晚期乳腺癌

新辅助化疗，又称术前化疗、初始化疗等，是指针对恶性肿瘤患者在局部治疗（手术或放疗）前给予的全身化疗，是相对于局部治疗后继而完成的辅助化疗而言的。在20世纪70年代，乳腺癌新辅助化疗开始得到大家的关注，新辅助化疗最初应用于不可手术的局部晚期乳腺癌患者，通过术前给予化疗，缩小肿瘤，使得许多原本不可手术的患者获得了手术治疗的机会，从而提高了患者的生活质量，甚至改善了生存期，新辅助化疗在这部分患者中的应用获得了广泛的认同。随后的临床试验也证明，原本肿块较大、保乳困难的患者在接受新辅助化疗后，肿瘤体积缩小，手术过程中保证了保乳切缘的阴性，术后加用放疗，最终这些患者生存获益不低于行改良根治术的患者。新辅助化疗在不可手术的局部晚期乳腺癌以及保乳方面的成功，确定了其在乳腺癌多学科综合治疗中的地位。

（1）新辅助治疗的已知获益

①有利于保乳。

②将不可手术切除的肿瘤变为可手术切除。

③治疗反应在个体患者水平上提供了重要的预后信息，尤其是在TNBC或HER2阳性乳腺癌患者中。

④识别复发风险较高的残余肿瘤患者，以允许术后补充辅助治疗方案，尤其是TNBC或HER2阳性乳腺癌患者。

⑤为基因检测留出时间。

⑥为选择乳房切除术的患者留出制定乳房重建方案的时间。

⑦为最终手术的延迟决策留出时间。

（2）新辅助治疗带来的更多治疗机会

①如果新辅助治疗后初始cN+变为cN0，则可能允许单纯的SLNB。

②如果新辅助治疗肿瘤无反应或进展，可以有机会调整全身治疗的方案。

③对于cN+新辅助治疗后变为cN0/pN0的患者，可以减小放疗的照射野和强度。

④新辅助治疗是测试新的治疗方案和

预测性生物标志物的优秀研究平台。

（3）注意事项

①如果临床分期被高估，可能会导致过度的全身治疗。

②如果临床分期被低估，可能会导致放疗局部治疗不足。

③新辅助治疗期间可能会出现疾病进展。

（4）新辅助治疗的适应证

①不能手术的乳腺癌患者：炎性乳腺癌（IBC）、巨大或粘连的cN2腋窝淋巴结转移、cN3淋巴结转移、cT4肿瘤。

②对于可手术的乳腺癌患者，以下几种情况可首选新辅助治疗：a. HER2阳性乳腺癌和TNBC，如果cT≥2或cN≥1；b.有保乳需求的患者且原发肿瘤较大（相对于乳房大小）；c.通过新辅助治疗可能将cN+变为cN0的患者；d. cT1、N0 HER2阳性疾病和TNBC可考虑术前全身治疗。

（5）可能延误手术，不适合新辅助治疗的患者

①原位癌成分广泛而浸润性癌范围无法准确界定的患者。

②肿瘤分界不清的患者。

③肿瘤不可触及或无法进行临床评估的患者。

新辅助治疗的病理学完全缓解（pCR）与极好的无病生存期和总生存期相关，尤其是在术前完成所有治疗的情况下。对于TNBC，病理缓解和预后的相关性最强，其次是HER2阳性乳腺癌。根据众多研究结果，结合大部分临床工作者在乳腺癌诊疗过程中的谨慎态度，把pCR定义为乳腺及引流淋巴结中均无浸润癌残留。目前国内新辅助化疗效果评估主要采用MP分级系统。国际乳腺协作组推荐采用RCB系统评估。新辅助治疗后RCB-0和RCB-Ⅰ患者预后较好，远处复发风险低。RCB系统适用于不同亚型乳腺癌新辅助治疗后的评估。

患者的预后受多种因素影响，仅分析 pCR 并不能取代 PFS 和 OS 对临床结局的评估。

目前，乳腺癌新辅助治疗的方案选择主要依据分子分型，对于存在合并症或基于临床特征和 / 或基因组标记的低风险生物学特性的 Luminal 型 HR 阳性 /HER2– 乳腺癌患者可考虑术前单独内分泌治疗。HR 阳性 /HER2– 乳腺癌患者新辅助化疗后达到 PCR 的比例较低。CDK4/6 抑制剂联合的内分泌治疗方案在新辅助内分泌治疗中观察到显著效果。

对于 TNBC 新辅助治疗，使用铂类药物可能会提高 pCR 率。帕博利珠单抗联合化疗用于 TNBC 新辅助治疗，且术后继续单药辅助治疗用于高危早期 TNBC 患者。对于胚系 BRCA1/2 突变的高风险 HER2– 早期乳腺癌完成局部治疗和新辅助或术后辅助化疗患者，奥拉帕利辅助治疗 1 年可显著提高 DFS。

对于 HER2+ 患者，曲妥珠单抗联合帕妥珠单抗的双靶向治疗联合化疗已成为首选。吡咯替尼联合曲妥珠单抗和多西他赛的新辅助治疗试验正在进行。术前治疗的另一目的是筛选出非 pCR 的患者，以在后期方案中通过加强治疗来提高 PFS 和改善 OS。目前已知的是 HER2+ 患者在经过术前标准曲妥珠单抗联合帕妥珠单抗的双靶向治疗联合化疗后，如果未能达到 pCR，推荐后续方案更改为 T-DM1（恩美曲妥珠单抗），或者在曲妥珠单抗联合帕妥珠单抗的双靶向治疗维持满一年后口服来那替尼一年强化治疗。

乳腺超声、乳腺 X 线及乳腺增强 MRI 检查在新辅助治疗疗效评估中均扮演重要角色，乳腺 MRI 检查因敏感性高，具有一定优势，已成为指南推荐的新辅助治疗疗效评估方法。乳腺 MRI 检查在 TNBC 和 HER2+ 乳腺癌中疗效评估更加准确，因为这两种类型乳腺癌多表现为肿块且多为向心性退缩；而 Luminal 型乳腺癌多表现为弥漫性病变和非向心性退缩，因此较难评估，多需对比治疗前后 ADC 值及强化程度。乳腺癌新辅助治疗前 MRI 图像中关于肿瘤的形态、动态、纹理以及背景实质特征中的影像特征可作为新辅助治疗反应的相关图像标志物；乳腺癌肿瘤内和瘤周特征的影像组学可有效预测新辅助治疗后的 pCR。对比增强乳腺 X 线检查有利于判断缩瘤后乳腺钙化的性质，为手术方式的选择提供指导。

新辅助治疗后手术方式的选择：腋窝淋巴结的处理方面，新辅助治疗前腋窝淋巴结临床阴性的患者可在新辅助治疗后行前哨淋巴结活检（SLNB），但需要在满足一定的条件下进行。新辅助治疗前腋窝淋巴结穿刺活检同时置入标记夹并需在术中取出，双示踪，取出的前哨淋巴结至少 3 枚，但是，上述临床试验入组患者多为 cN1，因此对于分期 cN2 及以上的患者应在降期后谨慎进行 SLNB。乳房手术方式的选择：新辅助治疗后保乳与未经新辅助治疗的保乳存在诸多不同，但原则一致，即保证病灶 R0 切除、美观度好及术后放疗。

新辅助治疗的患者通常肿瘤负荷较大，或淋巴结出现转移，分期靠后，多需术后放疗。乳房植入物重建放疗后易引起包膜挛缩，美观度差，可考虑行自体组织重建手术。对于即刻乳房重建的患者，为避免放疗引起的严重包囊挛缩，可考虑扩张器、假体法或胸肌前假体联合补片的植入方式。

总之，随着诊疗技术的不断进步，发挥中西医结合治疗的优势，乳腺癌新辅助治疗的选择将更加安全、有效，新辅助治疗的评估也将更加实时、精准，新辅助治疗后保乳和乳房重建的比例也将逐步提高，在保证治疗效果的基础上，需不断提高患者的生活质量。

3. 转移性乳腺癌

转移性乳腺癌（Metastatic breast cancer，MBC）属于晚期乳腺癌。根据美国癌症联合委员会（American Joint Committee on Cancer，AJCC）TNM 分期系统，MBC 是指Ⅳ期乳腺癌，即证实有远处转移病灶的乳腺癌。我国女性乳腺癌发病率逐年增加，目前是女性中的"第一癌种"，其中 3%~10% 的患者在确诊时即为Ⅳ期乳腺癌。而早期乳腺癌即使完成规范的综合治疗，也有 30% 的患者会发展成Ⅳ期乳腺癌。其治疗目的是延长生存，缓解症状，提高生活质量。患者的生存获益与生存质量都要兼顾。全身抗肿瘤治疗是主要治疗手段。全身治疗的理念不像早期乳腺癌患者给予最强的最可能治愈的联合方案，而是给予有效的可长期维持的方案，因此晚期乳腺癌治疗的指导思想是"细水长流，延年益寿"。

晚期乳腺癌的治疗过程漫长而复杂，其原则是根据不同分子分型分类而治，并结合患者转移的部位、治疗的耐受程度，以及既往治疗的反应性、患者经济承受情况来综合考量。讲究的是规范化治疗与个体化治疗相结合。近年来，随着一些基因检测技术在临床普及运用，治疗方案的选择可借助基因检测的结果，做到精准治疗。新型 ADC 药物具有"生物导弹"的作用，是目前研究的热点之一，很可能成为将来的发展方向。

在决定治疗方案前对转移病灶进行活检是非常重要的，既可以明确诊断，又可以重新评估受体及 HER-2 状态，给予较合理的治疗决策。

（1）不同分子分型乳腺癌的治疗

①三阴性乳腺癌（triple negative breast cancer，TNBC）：部分早期 TNBC 患者在治疗过程中或治疗后迅速出现进展复发成为晚期 TNBC，而晚期 TNBC 的中位总生存期（overall survival，OS）仅为 13~18 个月。化疗是三阴性晚期乳腺癌的主要治疗手段，除了一线解救化疗推荐联合用药，后线治疗基本以单药化疗为主。口服化疗药物可采用低剂量高频率节拍给药的方式，具有高效低毒的优势，比较适合病情稳定、需要长期维持治疗的患者，例如卡培他滨、长春瑞滨、依托泊苷等。需要快速控制肿瘤进展的患者可考虑联合用药，联合方式可以是化疗药物之间的联合，可以化疗联合免疫治疗，还可以化疗联合血管生成抑制剂。长期稳定的患者建议有效低毒单药维持。具体化疗药物的选择要回顾既往用药以及用药的反应，原则上尽量不重复使用有交叉耐药的药物。有效率高的药物尽量在前线使用。蒽环和紫杉类药物仍然是目前乳腺癌化疗的基石，但是现在很多患者在辅助治疗阶段已经使用过这两大类药物，所以挽救化疗中可以优先从白蛋白紫杉醇、艾立布林开始，后线治疗可以考虑卡培他滨、长春瑞滨、吉西他滨、优替德隆等。PD-1/PD-L1 抑制剂通过抑制 T 细胞的 PD-1 与肿瘤细胞表达的 PD-L1 结合，重新激活 T 细胞对肿瘤的免疫应答效应，达到抗肿瘤作用。KEYNOTE-355 研究提示，化疗联合 PD-1 抑制剂在肿瘤表达 PD-L1 且合并阳性评分（CPS）≥ 10 的患者中相比化疗可以显著提高 PFS。但免疫检查点抑制剂在我国目前尚未获批乳腺癌适应证，因此在当前临床实践中应谨慎应用。抗血管生成药物主要通过抑制血管内皮生长因子（vascular endothelial growth factor，VEGF）与血管内皮细胞生长因子受体（vascular endothelial growth factor receptor，VEGFR）的结合，调节血管生成相关信号通路，从而抑制血管生成，达到控制肿瘤生长和转移的目的。针对该靶点的药物主要有单抗类药物和酪氨酸激酶抑制剂（tyrosine kinase inhibitors，TKI）两

类，在我国批准上市的药物中，这两类的代表药物分别为拮抗 VEGF 的贝伐单抗和抑制 VEGFR2 的阿帕替尼、安罗替尼。对于存在 BRCA1/2 基因突变的 HER-2 阴性晚期乳腺癌患者，奥拉帕利相较于化疗可显著延长 PFS。抗 Trop-2 新型 ADC 药物，有望进一步改善三阴性乳腺癌患者的生存。

②HER-2 阳性乳腺癌：由于抗 HER-2 的靶向药物的迭代更新，该类型乳腺癌近十年来的治疗进展是最快的，由此带来的是患者生存时间的明显延长。抗 HER-2 的靶向药物分成三大类，包括单克隆抗体类，如曲妥珠单抗、帕妥珠单克隆抗体、伊尼妥单抗等；小分子靶向药物酪氨酸激酶抑制剂（TKI）类，如拉帕替尼、奈拉替尼、吡咯替尼、图卡替尼等；以及抗体 - 药物偶联物类如恩美曲妥珠单克隆抗体（TDM-1）、trastuzumab-deruxtecan（DS-8201）等。以抗 HER-2 的靶向药物为基础的联合治疗是 HER-2 阳性晚期乳腺癌的治疗模式。曲妥珠单抗是抗 HER-2 的靶向药物中的标准基础药物，且目前大部分 HER-2 阳性患者在（新）辅助阶段用过曲妥珠单抗，故当病情进展至晚期阶段后，需要去甄别曲妥珠单抗治疗敏感的人群和不敏感的人群，从而分层分线数治疗。对于未使用过曲妥珠单抗或者曾用过曲妥珠单抗但符合再使用的患者，一线解救治疗中紫杉类药物联合曲妥珠单抗及帕妥珠单抗是目前国内外各大指南中推荐的优选治疗方案；曲妥珠单抗治疗失败的患者，进入二线抗 HER-2 治疗，可选择 TKIs 和 ADC 类的药物。三线及后线治疗目前尚没有标准的治疗策略。对于 HR 阳性、HER-2 阳性的晚期乳腺癌，如果肿瘤负荷不大，疾病进展缓慢，没有内脏危象，可以考虑内分泌联合抗 HER-2 靶向药物的策略。小分子 TKI 类药物可以透过血 - 脑屏障，因此对于合并脑转移的 HER-2 阳性患者是优选方案。

③Luminal B，HER-2 阴性型乳腺癌：内分泌治疗和化疗是这类型晚期乳腺癌患者的主要治疗手段。内分泌治疗相对化疗毒副反应小，往往不需要长期反复住院，因此更能兼顾患者的生活质量。所以对于没有内脏危象的患者，内分泌治疗是优先选择的治疗策略。目前我们已步入内分泌联合靶向治疗的时代，内分泌联合靶向治疗的策略极大改善了这类患者的生存状况。内分泌联合的靶向药物可以选择 CDK4/6 抑制剂、HDAC 抑制剂、mTOR 抑制剂等。对于有内脏转移危象、既往对内分泌治疗耐药或无最佳内分泌治疗选择的患者，最终还是需要化疗，化疗的方案、原则与三阴性晚期乳腺癌的化疗类似。

④HER-2 低表达型乳腺癌：这是近两年来提出的新概念，与乳腺癌分子分型中的三阴性乳腺癌和 Luminal B，HER-2 阴性乳腺癌有部分重叠。2021 年版《乳腺癌诊疗指南》第一次对 HER-2 阴性乳腺癌的临床分型进行了明确细化，将 IHC 检测蛋白表达为 2+ 而 FISH 基因检测为 -，或 IHC 显示蛋白表达为 1+ 的乳腺癌定义为 HER-2 低表达型。由于 HER-2 表达水平较低，传统的抗 HER-2 治疗对 HER-2 低表达型患者效果并不理想。目前针对这类患者的药物治疗策略主要是 ADC 类药物，德曲妥单抗是目前唯一获批 HER-2 低表达乳腺癌适应证的 ADC 类药物。

（2）常见转移灶的特殊问题

①乳腺癌骨转移：乳腺癌发生骨转移的比例高达 60%~75%。研究发现激素受体阳性型乳腺癌更容易发生骨转移。骨转移给患者造成两大问题，一是疼痛，二是病理性骨折。因此对于合并骨转移的患者，要充分评估疼痛及病理性骨折带来的风险，尤其要预见性地去评估脊柱承重骨出现病理性骨折带来的截瘫风险，并积极地预防。骨改良药物的使用几乎要伴随

整个抗肿瘤治疗过程。骨改良药物包括双膦酸盐（bisphosphonates）和地舒单抗（denosumab）。首次运用双膦酸盐类药物前需排查口腔疾病及肾功能情况，使用时注意补液水化，长期运用的患者注意定期复查肾功能，进行口腔护理，防治下颌骨坏死等严重并发症。地舒单抗不经肾脏代谢，对于肾功能不全或联合应用铂类等具有肾毒性药物的患者有明显优势。

放射治疗也是乳腺癌骨转移姑息治疗的有效手段，包括体外照射和体内照射。体外照射是首选方法，局部放疗可快速有效地缓解骨破坏和软组织病变导致的疼痛，减缓局部疾病进展。立体定向放疗是目前主流治疗技术。体内照射即放射性核素治疗，仅考虑选择性应用于全身广泛性骨转移缓解骨痛症状，且99Tcm-MDP骨显像证实骨转移病灶处有浓聚的患者。由于放射性核素治疗骨髓抑制持续时间较长，对于有可能接受化疗的患者应酌情合理计划。

外科手术治疗能够在最大程度上缓解肿瘤对周围神经血管的压迫症状，减轻疼痛，恢复肢体结构和运动系统功能，故对具有潜在病理性骨折发生风险的患者争取在骨折前、截瘫前进行处理，可以免受不必要的痛苦，恢复骨机械结构和功能，提高生存质量。同时，手术可获得骨转移病灶的组织学诊断，便于全身治疗方案的精准选择。

②乳腺癌脑转移：乳腺癌脑转移（breast cancer brain metastases，BCBM）的发生率越来越高，与近年来晚期乳腺癌患者生存延长有关。其中，三阴性乳腺癌和HER-2阳性乳腺癌更容易出现脑转移。由于血-脑屏障的存在，目前大部分抗肿瘤的药物无法通过血-脑屏障在脑转移病灶中达到有效血液浓度，使得BCBM的系统治疗仍然非常棘手。因此局部治疗仍然是BCBM的主要治疗手段，包括手术、立体定向放射外科治疗（stereotactic radiosurgery，SRS）和全脑放射治疗（whole-brain radiotherapy，WBRT）。治疗方式的选择取决于患者脑转移病灶的数目、大小、是否弥漫性转移、颅外疾病控制情况和KPS评分等。由于新型药物的问世，针对HER-2阳性的乳腺癌患者，抗HER-2的小分子TKI类药物以及ADC类的药物在合并脑转移方面均有明显优势。研究发现，部分化疗药物可通过血-脑屏障，在乳腺癌脑转移治疗中取得了一定疗效，如卡培他滨、替莫唑胺、伊立替康等可有效抑制肿瘤生长。

（二）辨证治疗

1. 辨证论治

（1）围手术期

1）术前

①肝郁痰凝证

治法：疏肝理气，化痰散结。

方药：逍遥蒌贝散加减。

柴胡10g，赤芍15g，当归10g，郁金15g，青皮10g，制香附9g，云茯苓15g，白术10g，合欢皮15g，瓜蒌15g，浙贝15g，山慈菇15g。

②痰瘀互结证

治法：活血化瘀，化痰散结。

方药：血府逐瘀汤合逍遥蒌贝散加减。

柴胡10g，赤芍15g，当归10g，川芎10g，莪术15g，益母草15g，郁金15g，青皮15g，全瓜蒌15g，浙贝15g，山慈菇15g，桃仁15g。

③冲任失调证

治法：滋补肝肾，调摄冲任。

方药：二仙汤加味或六味地黄丸合二至丸加味。

二仙汤加味：仙茅10g，淫羊藿10g，肉苁蓉15g，女贞子15g，枸杞子15g，制首乌15g，熟地20g，丹参15g，当归头

15g，黄柏 5g，知母 15g，谷芽、麦芽各15g。

六味地黄丸合二至丸加味：怀山药15g，泽泻 10g，山萸肉 15g，熟地黄 15g，牡丹皮 15g，茯苓 15g，女贞子 15g，墨旱莲 15g，桑椹子 15g，菟丝子 15g，枸杞子15g，丹参 15g。

④正虚毒炽证

治法：滋阴补肾，佐以清热解毒；或健脾补肾，佐以清热解毒。

方药：六味地黄丸合五味消毒饮，或六味地黄丸合四君子汤加减。

怀山药 15g，泽泻 10g，山萸肉 15g，熟地黄 15g，牡丹皮 15g，茯苓 15g，党参15g 或太子参 30g，白术 10g，漏芦 30g，紫花地丁 30g，白花蛇舌草 30g，半枝莲 30g。

2）术后

①脾胃不和证

治法：健脾和胃，降逆止呕。

方药：香砂六君子汤加减。

党参 15g，白术 15g，云苓 15g，陈皮15g，广木香（后下）5g，山楂 15g，苏梗15g，砂仁（后下）10g，姜制竹茹 15g，炒谷芽、炒麦芽各 15g。

②气血（阴）两虚证

A. 气血两虚

治法：补气养血。

方药：归脾汤或当归补血汤加减。

党参 15g 或太子参 30g，黄芪 30~50g，白术 10g，茯神 15g，当归头 10g，炙远志10g，酸枣仁 15g，广木香（后下）10g，桂圆肉 15g，红枣 3~5 枚，生姜 3 片，谷芽、麦芽各 15g。

注：舌红少苔者用太子参，舌淡者用党参。

B. 气阴两虚

治法：益气养阴。

方药：生脉散合增液汤加减。

黄芪 30g，太子参 30g 或西洋参 15g，

玄参 15g，生地 12g，白芍 12g，麦冬 15g，白术 15g，茯苓 15g，五味子 10g。

（2）围化疗期

①脾胃不和证

治法：健脾和胃，降逆止呕。

方药：香砂六君子汤加减。

党参 15g，白术 15g，云苓 15g，陈皮 15g，广木香（后下）5g，砂仁（后下）10g，炒谷芽、炒麦芽各 15g，山楂 15g，苏梗 15g，姜制竹茹 15g。

②气血（阴）两虚证

A. 气血两虚

治法：补气养血。

方药：归脾汤或当归补血汤加减。

党参 15g 或太子参 30g，黄芪 30~50g，白术 10g，茯神 15g，当归头 10g，炙远志10g，酸枣仁 15g，广木香（后下）10g，桂圆肉 15g，红枣 3~5 枚，生姜 3 片，谷芽、麦芽各 15g。

注：舌红少苔者用太子参，舌淡者用党参。

B. 气阴两虚

治法：益气养阴。

方药：生脉散合增液汤加减。

黄芪 30g，太子参 30g 或西洋参 15g，玄参 15g，生地 12g，白芍 12g，麦冬 15g，白术 15g，茯苓 15g，五味子 10g。

③肝肾亏虚证

治法：滋补肝肾，生精养髓。

方药：六味地黄丸合龟鹿二仙汤加减。

怀山药 15g，泽泻 10g，山萸肉 15g，熟地黄 15g，牡丹皮 15g，茯苓 15g，生龟甲（先煎）50g，枸杞 15g，人参 10g，鹿角胶（烊化）10g，麦芽、谷芽各 15g。

④脾肾两虚证

治法：健脾补肾。

方药：六味地黄丸合四君子汤加减。

黄芪 30g，女贞子 15g，党参 15g，白术 10g，茯苓 10g，怀山药 15g，泽泻 10g，

山萸肉 15g，熟地黄 15g，牡丹皮 15g，茯苓 15g，甘草 10g。

（3）围放疗期

①气阴两虚证

治法：益气养阴。

方药：生脉散合增液汤加减。

黄芪 30g，太子参 30g 或西洋参 15g，玄参 15g，生地 12g，白芍 12g，麦冬 15g，白术 15g，茯苓 15g，五味子 10g。

②阴津亏虚证

治法：养阴生津。

方药：百合固金汤。

百合 12g，熟地 9g，生地 9g，白芍 9g，桔梗 10g，玄参 20g，麦冬 15g，石斛 15g，玉竹 15g，太子参 15g，当归头 10g，川贝 10g。

③阴虚火毒证

治法：清热解毒，养阴生津。

方药：银花甘草汤合犀角地黄汤。

银花 15g，水牛角 30g，生地 10g，丹皮 15g，白芍 15g，玄参 20g，麦冬 15g，甘草 10g。

（4）康复巩固期

①气血两虚证

治则：补气养血。

方药：归脾汤或当归补血汤加减。

党参 15g 或太子参 30g，黄芪 30~50g，白术 10g，茯神 15g，当归头 10g，炙远志 10g，酸枣仁 15g，广木香（后下）10g，桂圆肉 15g，红枣 3~5 枚，生姜 3 片，谷芽、麦芽各 15g。

注：舌红少苔者用太子参，舌淡者用党参。

②脾肾两虚证

治法：健脾补肾。

方药：六味地黄丸合四君子汤加减。

黄芪 30g，女贞子 15g，党参 15g，白术 10g，茯苓 10g，怀山药 15g，泽泻 10g，山萸肉 15g，熟地黄 15g，牡丹皮 15g，茯苓 15g，甘草 10g。

③冲任失调证

治法：滋补肝肾，调摄冲任。

方药：二仙汤加味或六味地黄丸合二至丸加味。

二仙汤加味：仙茅 10g，淫羊藿 10g，肉苁蓉 15g，女贞子 15g，枸杞子 15g，制首乌 15g，熟地 20g，丹参 15g，当归头 15g，黄柏 5g，知母 15g，谷芽、麦芽各 15g。

六味地黄丸合二至丸加味：怀山药 15g，泽泻 10g，山萸肉 15g，熟地黄 15g，牡丹皮 15g，茯苓 15g，女贞子 15g，墨旱莲 15g，桑椹子 15g，菟丝子 15g，枸杞子 15g，丹参 15g。

（5）复发转移期　治疗上采取"已变防渐，带瘤生存"的策略，遵循"详审病机，明察邪正，寓攻于补，平衡调治"的治疗理念，从患者全身情况及局部表现分清虚实，明辨标本，确立扶正为主、祛邪为辅的治则，始终将扶正固本放在首位，扶正中又以健脾补肾为重中之重。祛邪重视活血化瘀、清热解毒与软坚散结，在扶正的基础上精选大量临床与实验研究有效的抗癌中药，抑制癌毒，减轻患者痛苦，提高生存质量，达到人瘤共存之目的。

骨转移归属中医学"骨瘤""骨蚀""骨痹"等范畴，多因肝郁肾虚、气滞血瘀、瘀毒结于筋骨，治疗以补益肝肾、益气养血为法。常用六味地黄汤合三骨汤补益肝肾、填精壮骨、活血止痛、抗癌解毒。常用药物：山药、茯苓、牡丹皮、泽泻、山茱萸、生地黄、补骨脂、透骨草、骨碎补、续断、杜仲、白花蛇舌草。骨痛难眠者，加郁金、延胡索、五灵脂、僵蚕。

肺及胸膜转移者，系脾气虚弱、土不生金、阴虚肺燥所致，治以益气健脾、滋润肺阴、抗癌解毒之法，常用四君子汤合百合固金汤加减。常用药物：山药、白术、茯苓、太子参、百合、沙参、麦冬、鱼腥草、金荞麦、白花蛇舌草、浙贝母、仙鹤草。伴胸腔积液者，乃肺肾两虚、痰饮聚胸，治以健脾补肾、消痰化饮、泻肺利水之法，选用贞芪合剂伍葶苈大枣泻肺汤。常用药物：黄芪、党参、女贞子、山药、茯苓、白术、红枣、葶苈子、金荞麦、莱菔子、白芥子、紫苏子、川贝母等。肺转移的发生与脾之运化、肝之疏泄、肾之温煦的失司有关，治疗时应酌情考虑，而顾护脾胃更是不可疏忽，培土生金，重用四君子汤或补中益气汤以治本。

肝转移者，病位在脾，"虚、瘀、毒"是基本病机，气机不利、脾肾亏虚、瘀毒内结互为因果，出现面目俱黄、胁痛腹胀、纳少、大便秘结或溏泄，伴腹水及恶病质等。治疗肝转移强调扶正为主，采用益气健脾、补益肝肾法。以疼痛为主者，多属肝肾亏虚、瘀毒内结，治以滋水涵木、补益肝肾、化瘀止痛之法，方用六味地黄汤加味，药用女贞子、桑椹、菟丝子、白芍、生地黄、山茱萸、枸杞子、五灵脂、莪术；以身目黄疸为主者，多属肝郁脾虚、湿热蕴结，治以培土荣木、益气健脾、清利湿热、抗癌解毒之法，药用党参、黄芪、茯苓、白术、山药、陈皮、砂仁、郁金、茵陈、白花蛇舌草、栀子、大黄、徐长卿等。

脑转移出现头痛呕吐、视物模糊、神昏抽搐，甚至昏迷者，多系肝阴亏虚、肾虚髓空、毒入颠顶、清阳受扰，常用羚角钩藤饮加减，药用羚羊角、钩藤、僵蚕、石决明、川芎、生地黄、天麻、石菖蒲、珍珠母、姜竹茹、白花蛇舌草等。抽搐明显者，选用全蝎、蜈蚣、地龙，研末分包服用，以疏肝通络解痉；气虚痰壅者，选用西洋参、郁金、莱菔子益气解郁化痰；热毒内盛者，加葛根、黄芩清热解毒。

乳腺癌脑转移的病机是风邪上扰，痰瘀互结，阻滞脑络。治疗当从风、痰、瘀入手，治疗原则以祛风、化痰、散瘀、解毒为主。"女子以肝为先天"，乳腺癌与肝的联系最为紧密，肝又为东方风木之脏，是内风产生的主要来源。风性轻扬向上，风邪致病，上先受之，脑位于人体之巅，为至高至上之处，所以临床诊治乳腺癌脑转移多从"内风"论治，如肝阳化风、风痰阻络、血虚生风、肾虚阳浮、脉络瘀阻等，分而治之；同时配合风药引经报使，携领诸药直达脑部，提高疗效。

2. 外治法

（1）围手术期外治法

①切口换药：外敷功劳木液（桂林市中医医院制剂，批号：桂卫药制字Z03060028号。功劳木溶液处方：功劳木1000g，制成溶液1000ml备用）纱布，1~2天1次。

②术口出现愈合缓慢或皮瓣坏死者，配合使用黄连润肌膏治疗，2~3天换药1次；或外敷铁扇散（协定处方：煅龙骨30g，血竭15g，炉甘石20g，赤石脂20g，象皮15g，乳香15g，没药15g，煅石膏30g，珍珠末30g。研末，外用适量）治疗，2~3天换药1次。

③术后患侧上肢水肿：损伤外洗合剂（桂林市中医医院协定处方）熏洗患肢，每天1~2次，3~7天为1个疗程；刺血拔罐治疗术后患侧上肢水肿，每天1次，3~7天为1个疗程；采用国际最新淋巴排水手法预防和治疗，每天1次，10天为1个疗程。

（2）围化疗期外治法（适宜技术）

①化疗期穴位贴敷疗法（止呕Ⅰ号协定方：黄连3g，吴茱萸3g，干姜3g。研末水调，外敷适量）：贴敷膻中、脐眼、丹田、足三里、合谷等。

②双侧足三里穴位注射甲氧氯普胺，每侧5mg，每天1~2次。

③隔姜艾灸双侧足三里15分钟，每天1次（适宜技术）。

④温胃止吐药包（协定方：党参 15g，白术 15g，甘草 10g，半夏 15g，陈皮 10g，香附 10g，木香 10g，砂仁 10g，益智仁 15g，厚朴 15g，神曲 15g，干姜 8g，大枣 10g，粗盐 100g）炒热熨肚脐区域，20~30 分钟，每天 1~2 次。

⑤化疗药物渗漏溃面换药：外敷功劳木液纱布，1~2 天 1 次。

⑥化疗便秘：生大黄粉 3~5g、芒硝粉 3~5g、蜂蜜，调敷脐，每天 1 次。中药通便茶（协定处方）泡水代茶饮，润肠通便，每次 1~2 袋，每天 2~3 次。

⑦手足综合征、末梢神经病变：红花 30g、透骨草 30g、艾叶 30g、丹参 30g，外洗；或损伤外洗合剂（桂林市中医医院制剂）外洗，20 分钟，每天 1 次。

（3）围放疗期外治法　放射区域外敷功劳木液纱布，每天 1 次。

总之，乳癌的治疗是以"衷中参西""中西结合"作为处理原则，尤其是对疑难病症与急危重症。中医的治疗主要以扶正为主，能预防和减轻本病化疗期间的毒副反应，提高患者的生活质量以及无病生存率，降低复发风险。

3. 成药应用

（1）散结灵　由草乌、木鳖子、五灵脂、白胶香、地龙、当归、菖蒲、乳香等组成。具有行气通络、活血软坚之功。适用于乳腺癌，辨证为寒凝气滞、络脉瘀阻证者，表现为乳房内肿块，形似鸡卵，皮色如常，推之可移，胀痛。本药为糖衣片，每片含生药 0.2g，每次 2~4 片，每日 2~3 次，温开水送服。

（2）牛黄醒消丸　由雄黄、麝香、乳香、没药、牛黄组成。具有清热解毒、消肿止痛之功效。用于乳腺癌之毒热蕴结证颇为适宜，表现为乳房疼痛，肿块迅速增大，红肿灼热，发热口渴，舌红苔黄，脉弦数。本药为丸剂，如高粱米大小，每瓶

3g，每次 3g，每日 2 次，用黄酒或温开水送服。

（3）加味犀黄丸　由牛黄、麝香、蟾酥、乳香、没药、黄米饭组成。具有解毒散结、活瘀止痛之功效。适用于瘀热互结证的乳腺癌，表现为乳房肿块疼痛，拒按，局部灼热，舌红苔黄，脉数。本药为丸剂，每丸重 3g，每次服 1 丸，每日 2~3 次。

（4）藤黄片　由藤黄提取而成，具有破血散结、攻毒蚀疮之功效，适用于乳腺癌、宫颈癌等。每次 2~3 片，每日 3 次，口服。5% 藤黄软膏外敷体表肿瘤，1~2 天 1 次。

（三）医家诊疗经验

1. 林毅教授临床经验

国医大师林毅教授指出，中医药治疗乳腺癌具有整体治疗的优势，其参与乳腺癌综合治疗的过程已不再局限于实体瘤本身，而是运用于乳腺癌治疗的各个时期，主要起到减毒、增效作用，以改善患者生活质量、预防肿瘤复发转移为主要目标，遵循"识病为本，辨证为用，病证结合，标本兼治"的原则。乳腺癌患者在治疗的不同阶段，会有不同的病机、证候特点，林教授首次提出了乳腺癌分期辨证的初步理论，确立了乳腺癌围手术期、围化疗期、围放疗期及巩固期不同时期患者的证型特点，进行分期辨证治疗。

林教授认为，正虚邪实为乳腺癌复发、转移的基本病机，其先决条件是正气亏虚，而关键因素则是癌毒蛰伏，同时血瘀内阻也是复发转移的重要条件。故而在临证中，首当责之先天肾气不足及后天脾（胃）失养，若患者先天禀赋不足，再加上后天的营养不良，很容易导致癌瘤的复发和转移。此外，乳腺癌患者在接受手术、化疗、放疗和内分泌治疗的同时，也会消耗气血，损伤脾肾，导致脏腑虚损更甚。

乳腺癌治疗强调的是通过扶正以祛邪的方法，来达到祛除邪气的效果，而不会损伤正气。这种方法是从整体的角度出发，调整机体的阴阳平衡、气血循环以及脏腑功能，以达到"养正积自消"的目的。脾肾本脏不足直接影响相关脏腑，气血虚衰必终累及脾肾，故防治乳腺癌复发转移，培补脾肾为其重要治疗原则，另可随证加以益气健脾、滋阴补肾或脾肾双补之品。同时，在扶正固本的基础上不可忽视祛邪，合理选用清热解毒、化痰软坚、活血化瘀法在治疗过程中尤为重要。临床上常用的活血化瘀中药有三七、莪术、穿山甲、王不留行、桃仁、五灵脂、水蛭、土鳖虫；软坚散结中药有山慈菇、浙贝母、牡蛎、海蛤壳、皂角刺、昆布等；清热解毒中药有白花蛇舌草、薏苡仁、半枝莲、鱼腥草、重楼、蒲公英、冬凌草、山豆根、金荞麦等。同时，亦不可过度依赖祛邪之品，以免攻之过度引起患者虚损更甚，尤其是对于晚期乳腺癌患者，如身体羸弱，应谨慎使用虫类搜剔药物。谨守"养正积自消，祛邪助瘤除"之原则。

2. 唐汉钧教授临床经验

当代中医外科专家唐汉钧教授认为，乳癌病的发病机制是六淫之邪入侵，机体丧失抵抗外邪的能力，使癌毒迅速增长并扩散，从而导致肿瘤的发生发展。在临床实践的基础上，他提出"治外必本诸内""治病必求其本"等著名理论，主张外病内治，特别重视调治脏腑的阴阳、气血和经络平衡。唐教授强调治本要特别重视脾肾的调养，即益肾是扶正之根本，祛邪则广用清热解毒、化痰软坚和祛瘀消肿等方法。其擅用乳安方（黄芪、太子参、白术、茯苓、鹿角、肉苁蓉、灵芝、薏苡仁、龙葵、蜂房、白花蛇舌草）治疗乳癌患者。

3. 焦中华教授临床经验

全国名老中医焦中华教授认为，肝肾亏虚引起的冲任不调是引起乳腺癌的病因之一。冲任为气血之海，并系于肝肾，肝肾亏虚，冲任不得充养，引起乳腺功能的紊乱，气血运行不畅，则气血瘀滞，阻滞乳络成结块。临床上，焦中华教授擅长运用乳岩方（黄芪、白术、炮穿山甲、云苓、党参、柴胡、漏芦、蒲公英、半夏、浙贝母、山慈菇、白花蛇舌草、白芷、蜈蚣、补骨脂、皂角刺）治疗乳腺癌。

4. 余桂清教授临床经验

余桂清教授是我国第一个中西医结合肿瘤专业科室的创建人，余教授提出"女损肝胃，男损肝肾"的观点，认为女性的体质特征为体阴而用阳，因日常生理需要，如月经、分娩等都以血为用，耗伤阴血，会导致气血失调、冲任失养。女损肝胃，男损肝肾，导致肝虚血燥、肾虚精怯，血脉不得上行，肝筋失于荣养，遂结肿瘤。其研制的健脾益肾颗粒能够提高机体免疫力，可用于各种各期肿瘤患者。

五、预后转归

对于Ⅰ期、Ⅱ期乳腺癌患者，各种手术方式的10年生存率差异无统计学意义，因此，现在没有充分的证据说明哪种手术方式最为优越，但统计显示乳腺癌根治术可以减少局部的复发率，所以此术式仍是当前比较合适的主要手术方法。

手术治疗与放疗后长期随访的患者中，凡腋下有淋巴结转移者，5年内仍有70%的患者出现复发。使用化疗可以减少复发的机会，但必须注意患者的远处转移。

放疗通常用于手术后的患者，其疗效比较可靠，对防止局部复发有明显的疗效，可以延长患者的存活时间。

激素的疗效多与患者的年龄有关，将月经终止后1年作为绝经前与绝经后的界线。有人认为绝经前患者的激素疗法不如绝经后的疗效好，但从预后疗效统计来看，差别并不太明显，如果施行卵巢切除或 X 线照射卵巢，则可减少骨转移和延长患者的生存时间。

目前国内外很多肿瘤学者提倡对于各种恶性肿瘤的免疫治疗，我国对此种方法曾有过不少的报道，但看法不够统一。提高机体的免疫力，协同化疗、放疗的进行肯定有益而无害，对提高乳腺癌患者的生存时间会有很大的帮助。

六、抗肿瘤治疗中常见不良反应的管理

（一）恶心呕吐

恶心是指以反胃和（或）急需呕吐为特征的状态。呕吐是指胃内容物经口吐出的一种反射动作。

1. 发生机制

恶心呕吐的发生机制目前尚未完全明确。目前认为呕吐是一种由呕吐中枢调控的多步骤反射过程，其发生机制主要包括外周途径和中枢途径。

（1）外周途径　抗肿瘤药物刺激胃肠道黏膜的嗜铬细胞释放 5-羟色胺 3（5-HT3），并与 5-HT3 受体结合诱发呕吐，通常表现为急性呕吐。

（2）中枢途径　由 P 物质通过结合位于呕吐中枢的神经激肽 1（NK-1）受体诱发，通常表现为延迟性呕吐。尽管恶心和呕吐在机制上相互关联，但可能存在不同的神经传导通路，恶心的发生率常比呕吐更高。

2. 分级

根据临床上常用的不良事件通用术语标准（NCI-CTCAE）5.0 版标准，恶心分为 3 级：1 级为食欲下降，不伴进食习惯改变；2 级为经口摄食减少，不伴有明显体重下降、脱水或营养不良；3 级为经口摄入能量和水分不足，需要鼻饲、全肠外营养或住院治疗。呕吐分为 5 级：1 级为不需要进行干预；2 级为门诊静脉补液，需要医学干预；3 级为需要鼻饲、全肠外营养或住院治疗；4 级为危及生命，需要紧急治疗；5 级为死亡。

抗肿瘤药物治疗主要涉及细胞毒药物化疗（以下简称化疗）、靶向治疗、免疫治疗和生物治疗等，其中由于化疗导致的恶心呕吐（CINV）最为严重，研究最为深入，疗效最为确切，其他抗肿瘤药物所致的恶心呕吐均参照 CINV 的原则处理。

3. 分类

恶心、呕吐根据发生时间和治疗效果分为急性、延迟性、预期性、暴发性和难治性 5 类。

（1）急性恶心呕吐发生在化疗后 24 小时内，通常在给药后 5~6 小时到达高峰。

（2）延迟性恶心呕吐发生在化疗 24 小时之后，通常在给药后 48~72 小时到达高峰，可持续 6~7 天。

（3）预期性恶心呕吐发生于既往接受过化疗，但止吐疗效不佳的患者。由于对化疗产生恐惧心理和条件反射，在下一周期化疗前即产生恶心呕吐反应。

（4）暴发性恶心呕吐是指在化疗前预防性使用了止吐药物后，仍出现恶心呕吐和（或）需要进行解救性止吐治疗，可发生在化疗后的任何时段。

（5）难治性恶心呕吐是指既往化疗中使用预防性和（或）解救性止吐治疗失败，在后续化疗中仍出现的恶心呕吐。

4. 治疗原则

（1）预防用药是控制恶心呕吐的关键　止吐药物应在每次抗肿瘤治疗前开始使用（静脉注射剂在首剂治疗前 30 分钟使用；口服制剂在首剂治疗前 60 分钟使用；格拉司琼透皮贴剂在首剂治疗前 24~48 小时贴于上臂/前胸皮肤平坦处），并覆盖整个风险期。

（2）基于抗肿瘤药物致吐风险分级选择止吐方案 恶心呕吐的发生率与抗肿瘤药物的致吐性直接相关，因此，止吐药物的选择首先应基于抗肿瘤药物的致吐风险分级。根据未进行任何预防性处理时，单独使用某一抗肿瘤药物发生急性恶心呕吐的概率，将抗肿瘤药物的致吐风险分为高度、中度、低度和轻微 4 个等级，对应急性呕吐发生的概率分别为 > 90%、30%~90%、10%~30% 和 < 10%。（乳腺癌常用药物致吐风险见表 11-3）

表 11-3　乳腺癌常用药物致吐风险

致吐风险	药物
高度致吐风险	AC 联合方案：所有含有蒽环类和环磷酰胺的化疗方案、卡铂 AUC ≥ 4、顺铂、环磷酰胺 > 1500mg/m²、多柔比星 ≥ 60mg/m²、表柔比星（> 90%）> 90mg/m²、异环磷酰胺 ≥ 2q/m²（单次剂量）
中度致吐风险	白细胞介素 -2 > 12~15MIU/m²、卡铂 AUC < 4、环磷酰胺 ≤ 1500mg/m²、多柔比星 < 60mg/m²、表柔比星 ≤ 90mg/m²、洛铂 < 140mg/m²、奈达铂、奥沙利铂、替莫唑胺
低度致吐风险	恩美曲妥珠单抗、白细胞介素 -2 ≤ 12MIU/m²、多西他赛、多柔比星脂质体、艾立布林、依托泊苷、5- 氟尿嘧啶、吉西他滨、维迪西妥单抗、米托蒽醌、紫杉醇、白蛋白结合型紫杉醇
轻微致吐风险	阿替利珠单抗、贝伐珠单抗，维迪西妥昔单抗、右丙亚胺、曲妥珠单抗、卡瑞利珠单抗、长春新碱 / 长春新碱脂质体、长春瑞滨

（3）充分评估高危因素和伴随疾病，重视个体化用药 除抗肿瘤药物本身的致吐风险以外，化疗药物的剂量、滴速和联合使用方案、患者的自身因素（女性、年龄 < 50 岁、恶心呕吐史、饮酒史、妊娠呕吐史、晕动史、心理因素等）、某些特殊病史（肠梗阻、前庭功能障碍、脑转移、电解质失衡、高血糖、尿毒症、腹腔积液、胰腺炎、肿瘤或化疗引起的胃轻瘫）、伴随用药等均会影响恶心呕吐的发生风险。此外，还需要考虑药物的应用场景（住院 / 门诊）、给药途径、药物的持续时间和给药间隔、患者对于止吐药物的耐受性和依从性。

（4）优化生活方式管理 良好的生活方式有助于减轻恶心呕吐反应，如少食多餐，选择易消化的食品，控制食量，避免食用辛辣刺激、过冷或过热的食物，并在医生的指导下进行适度运动，如散步、快走等。

（5）注重治疗后恶心呕吐风险再评估 根据上一周期止吐疗效，动态调整下一周期抗肿瘤治疗时的止吐方案。可尝试利用 Dranitsaris 评分系统及在线工具（http://www.riskcinv.org）个体化预测患者恶心呕吐的发生风险，≥ 16 分的患者在下一周期化疗时 2 级以上的恶心呕吐发生率高达 60% 以上。

5. 止吐药物

（1）5-HT3 受体拮抗剂 5-HT3 受体拮抗剂通过阻断迷走神经和催吐化学感受区中 5-HT3 受体与 5-HT3 结合发挥作用。目前 5-HT3 受体拮抗剂包括两代：昂丹司琼、格拉司琼、多拉司琼、托烷司琼、阿扎司琼、雷莫司琼为第 1 代，帕洛诺司琼为第 2 代。

（2）NK-1 受体拮抗剂 NK-1 受体拮抗剂通过竞争性抑制 NK-1 受体与 P 物质结合发挥止吐作用，主要用于预防延迟性恶心呕吐。目前 NK-1 受体拮抗剂包括以下几种：阿瑞匹坦、福沙匹坦、NK-1/5-HT3 受体拮抗剂复方制剂（复方奈妥匹坦 / 帕洛诺司琼、复方福奈妥匹坦 / 帕洛诺司琼）、罗拉吡坦（Rolapitant）等。

（3）地塞米松　地塞米松可通过与 5-HT3、NK-1 和 NK-2 受体蛋白相互作用，或直接作用于延髓内的孤束核预防恶心呕吐。

（4）非典型抗精神病药物　主要包括奥氮平和米氮平，可以拮抗 5-HT3、5-HT2、多巴胺、组胺、乙酰胆碱等多种受体，对预防急性及延迟性恶心呕吐疗效显著。

（5）沙利度胺　沙利度胺用于肿瘤药物治疗前预防性止吐的分子机制仍不十分明确。

（6）其他类　包括多巴胺受体阻滞剂（甲氧氯普胺）、苯二氮䓬类（劳拉西泮）、吩噻嗪类（丙氯拉嗪和异丙嗪）和丁酰苯类（氟哌啶醇）。这几类药物均属于止吐效力较低的药物，不推荐用于中 - 高致吐风险方案的预防性止吐，其中甲氧氯普胺或丙氯拉嗪可用于低致吐风险药物的预防性止吐。对于出现胃食管反流、消化不良的患者，可考虑加用质子泵抑制剂或 H2 受体拮抗剂。

6. 预防

（1）成人单日静脉抗肿瘤治疗方案所致急性和延迟性恶心呕吐

① 高致吐风险方案：5-HT3 受体拮抗剂 +NK-1 受体拮抗剂 + 地塞米松为经典的三药联合方案。当患者使用经典三药方案仍出现暴发性或难治性恶心呕吐时，推荐在原方案基础上增加奥氮平。如无法耐受奥氮平的不良反应，可考虑使用米氮平。此外，帕洛诺司琼 + 沙利度胺 + 地塞米松也可作为高致吐风险药物的止吐选择之一。

② 中致吐风险方案：5-HT3 受体拮抗剂 + 地塞米松是标准双药方案，其中帕洛诺司琼、格拉司琼缓释注射液及透皮贴剂的疗效显著优于其他 1 代 5-HT3 受体拮抗剂，故这三者作为该方案中 5-HT3 受体拮抗剂的优先推荐。对伴有其他高危因素或既往标准双药治疗失败的患者，可采用帕洛诺司琼 + 奥氮平 + 地塞米松三药方案或在原方案基础上联合 NK-1 受体拮抗剂。

③ 低致吐风险方案：推荐单一止吐药物，包括 5-HT3 受体拮抗剂、地塞米松、甲氧氯普胺或丙氯拉嗪。

④ 轻微致吐风险方案：对于无恶心呕吐史的成人患者，不推荐常规预防性止吐。若治疗期间出现恶心呕吐，后续治疗前参照低致吐风险方案进行预防性止吐处理。

（2）成人多日静脉抗肿瘤治疗方案所致急性和延迟性恶心呕吐　对于接受多日静脉抗肿瘤治疗的患者，推荐 5-HT3 受体拮抗剂 + 地塞米松方案。

5-HT3 受体拮抗剂应在抗肿瘤治疗首日给药前使用，其重复给药的频率取决于选择的药物及给药方式（静脉 / 口服 / 透皮贴剂）。短效 5-HT3 受体拮抗剂可每日给药 1 次。对于为期 3 天的治疗方案，单次帕洛诺司琼已能满足止吐需要；格拉司琼透皮贴剂因其作用时间持久，血药浓度波动小，安全性较高，也作为预防多日治疗导致的恶心呕吐的 5-HT3 受体拮抗剂之一。

地塞米松应于治疗的每日早晨给药 1 次，对于有延迟性恶心呕吐高发风险的方案，应持续给药至治疗结束后的 2~3 天。接受中致吐风险方案或不含顺铂的高致吐风险方案时，如未合并高危因素或无法耐受糖皮质激素的患者，可仅在第 1 天使用地塞米松。

对于接受中 - 高致吐或有延迟性恶心呕吐高风险方案的（如含顺铂的多日化疗方案）患者，推荐 5-HT3 拮抗剂 + 地塞米松 +NK-1 受体拮抗剂方案。对于轻微 - 低致吐风险方案，无须常规预防止吐，仅在出现恶心呕吐后给予止吐处理。

（3）预期性恶心呕吐　推荐劳拉西泮、行为疗法、针灸疗法用于成人抗肿瘤药物所致预期性恶心呕吐的治疗。

（4）抗肿瘤药物所致暴发性/难治性恶心呕吐　暴发性/难治性恶心呕吐是恶心呕吐处理中最为棘手的一种，相关分子机制仍不十分清楚。其治疗原则通常遵循以下几点：①根据计划按时给药，而非按需给药。②对给予标准止吐方案后仍发生暴发性恶心呕吐的患者，推荐额外增加一种不同机制的药物。③由于持续呕吐，推荐采用静脉、皮下、直肠或贴剂给药途径。④可能需要多种药物交替使用，如多巴胺拮抗剂、糖皮质激素和劳拉西泮等。⑤适当补充水分及电解质，注意维持水电解质平衡。⑥在下一周期治疗前，应重新评估患者情况，排除抗肿瘤药物以外的致吐因素，如脑转移、电解质紊乱、肿瘤导致的消化道梗阻，或其他合并症和用药情况。⑦在下一周期治疗前重新调整止吐方案。

7. 中医治疗

本病在中医属"呕吐""纳呆"范畴，辨证属脾胃不和或脾胃亏虚、痰阻气逆，或胆郁痰扰，治疗以补益脾胃、降逆止呕、消痞除满、清热化痰为主。

（1）内治法

①脾胃不和

证候：痞满纳呆，食后腹胀或腹痛，恶心欲呕或呕吐，嗳气频作，面色淡白或萎黄，疲倦乏力，大便溏或排便无力；舌淡，舌体胖大，边有齿痕，苔白腻，脉细。

治法：健脾和胃。

方药：香砂六君子汤加减。

党参 15g，山药 15g，白术 15g，茯苓 15g，陈皮 10g，广木香（后下）10g，砂仁（后下）5g，法半夏 10g，炒麦芽 15g，山楂 15g，苏梗 15g，姜竹茹 15g。

②胃虚痰阻气逆

证候：胃脘痞闷或胀满，按之不痛，频频嗳气，或见纳差、呃逆、恶心，甚或呕吐；苔白腻，脉缓或滑。

治法：降逆化痰，益气和胃。

方药：旋覆代赭汤。

旋覆花（包煎）9g，代赭石（先煎）3g，半夏 9g，生姜 15g，人参 6g，大枣 9g，甘草 9g。

③胆郁痰扰

证候：呕恶呃逆，眩晕，胆怯易惊，心悸，心烦不眠，夜多异梦；苔白腻，脉弦滑。

治法：理气化痰，和胃利胆。

方药：温胆汤加味。

竹茹 12g，枳实（麸炒）12g，陈皮 18g，半夏 12g，茯苓 9g，炙甘草 6g。

（2）外治法

①腹针治疗：中脘、下脘、气海、关元深刺，双侧天枢、双侧大横中刺，双侧滑肉门及左侧上、下风湿点中刺，每日进行 2 次治疗，每次 30 分钟左右，每 3 天为 1 个疗程。

②温针灸：针刺双侧气海、足三里。

③穴位贴敷：以熟附子 10g、吴茱萸 5g、肉桂 5g、干姜 5g，磨粉后用姜汁调和成糊状，每个穴位需要 3g 左右，贴敷内关、中脘、足三里及涌泉，轻轻按压。贴敷时间为 1 小时左右，每日 1 次，6 次为 1 个疗程。

④艾盐包热熨中脘，每次持续 20~30 分钟，每日 1 次，10 天为 1 个疗程。

（二）骨髓抑制

化疗导致的骨髓抑制是指患者在使用抗肿瘤化学药物杀灭肿瘤细胞时，同时也造成骨髓中幼稚的造血细胞损伤的一种病症，其主要机制是细胞毒药物主要针对增殖活跃的细胞，除肿瘤细胞外，对骨髓造血细胞亦有毒性，可通过引起各系造血祖细胞和前体细胞的耗竭而导致急性骨髓抑制的发生。

1. 临床表现

化疗对骨髓中粒系、巨核系、红系造血细胞的抑制分别导致患者粒细胞、血小板、红细胞等减少，从而导致患者出现感染、出血、贫血等相应的临床表现。其发生特点与各系血细胞发育成熟时间及寿命有关，粒细胞的减少通常开始于化疗停药后一周，至停药 10~14 日达到最低点，在低水平维持 2~3 天后缓慢回升，至第 21~28 天恢复正常，呈 U 型。血小板降低比粒细胞降低出现稍晚，也在两周左右下降到最低值，其下降迅速，在谷底停留时间较短即迅速回升，呈 V 型。红细胞下降出现的时间更晚。

2. 分类

（1）化疗导致中性粒细胞减少（chemotherapy-induced neutropenia，CIN）。

（2）肿瘤化疗所致血小板减少症（chemotherapy-induced thrombocytopenia，CIT）。

（3）肿瘤相关性贫血（cancer related anemia，CRA）。

3. 诊断

（1）化疗导致中性粒细胞减少　使用骨髓抑制性化疗药物后引发外周血中性粒细胞绝对值（absolute neutrophil count，ANC）的降低，即基于实验室的血常规结果提示 $ANC < 2.0 \times 10^9/L$。

（2）肿瘤化疗所致血小板减少症　抗肿瘤化疗药物对骨髓巨核细胞产生抑制作用，导致外周血中血小板计数低于 $100 \times 10^9/L$ 的一种常见的化疗相关性血液学毒性，会增加患者出血风险。

（3）肿瘤相关性贫血　肿瘤患者在疾病的发展及治疗过程中发生的贫血，其主要由肿瘤本身和肿瘤治疗两方面因素引起，其中化疗药物可通过阻断红系前体细胞的合成直接影响骨髓造血。

4. 处理

（1）化疗导致中性粒细胞减少的处理

1）预防：粒细胞减少性发热（febrile neutropenia，FN）是化疗导致中性粒细胞减少最主要的临床并发症。FN 是指严重的中性粒细胞降低合并发热。定义为口腔温度 > 38.3℃（腋温 > 38.1℃）或 2 小时内连续 2 次测量口腔温度 > 38.0℃（腋温 > 37.8℃），且 ANC 的绝对计数 $< 0.5 \times 10^9/L$ 或预计 48 小时内下降至 $ANC < 0.5 \times 10^9/L$；FN 患者可能出现严重感染等并发症甚至死亡。因此 FN 的管理预防大于治疗。

① 一级预防（Primary Prophylaxis，PP）：首次化疗前根据患者情况、疾病、治疗目的、化疗方案及剂量，评估该方案 FN 风险，对 FN 中高风险患者预防性应用粒细胞刺激因子（G-CSF）的称为一级预防。

② 二级预防（Secondary Prophylaxis，SP）：每周期均需对患者进行评估，若前一化疗周期中患者发生 FN 或剂量限制性中性粒细胞减少事件，则下一个化疗周期需要预防性使用 G-CSF（包括 rhG-CSF 和 PEG-rhG-CSF）称为二级预防。

是否预防性使用粒细胞刺激因子的评估（评估可能出现粒细胞减少性发热的风险因素）：年龄 > 65 岁且接受足剂量强度化疗；既往化疗或放疗；持续性中性粒细胞减少；肿瘤累及骨髓；近期外科手术和 / 或开放性创伤；肝功能不全（胆红素 > 2.0mg/dl）；肾功能不全（肌酐清除率 < 50ml/min）；既往发生过粒细胞减少性发热；恶性血液淋巴系疾病；慢性免疫抑制；营养 / 体能状况差。满足以上任何一条风险因素，建议预防性给予粒细胞刺激因子。每个周期都需要评估。

2）治疗

① 粒细胞刺激因子治疗：对已经出现中性粒细胞减少的患者使用 G-CSF 治疗。

使用方法如下。

A.rhG-CSF：a.化疗后次日或最长至化疗后 3~4 天内开始使用 G-CSF。b.rhG-CSF 5ug/kg（根据机构规定的体重限制，取整至最接近药瓶规格），皮下或静脉注射，每天 1 次。c.持续用药，直至 ANC 从最低点恢复至正常或接近正常水平（ANC 回升至 2.0×10^9/L 以上时）。d.原始粒细胞分化为中性粒细胞至少需要 7 天。化疗前出现 ANC 降低，需持续使用至中性粒细胞生成峰出现（建议 ≥ 7 天）方可开展化疗。e.短期使用（≤ 7 天）效果欠佳。

B. PEG-rhG-CSF：a.每周期化疗结束 24h 后使用 PEG-rhG-CSF 1 次。b. PEG-rhG-CSF 的使用至少需要距离下次化疗 12 天。c.皮下注射，固定剂量为 6mg，或按患者体重（100ug/kg）进行个体化治疗。d.尚无足够数据支持周化疗方案后使用 PEG-rhG-CSF，因此不推荐使用。

C.若患者评估为高风险，建议每周期持续使用 G-CSF 预防，避免中断，中断 G-CSF 使用会显著增加患者 FN 发生风险。

D.需使用 G-CSF 预防的患者，若化疗前 1 天血常规检测 ANC $> 30 \times 10^9$/L 或白细胞计数 $> 50 \times 10^9$/L，则本周期化疗 G-CSF 用量减半。

②抗生素治疗：对于Ⅳ度粒细胞减少患者，无论有无发热，为防止出现严重感染或因感染引起的并发症，推荐从粒缺开始应用至 ANC $> 0.5 \times 10^9$/L 或出现明显的血细胞恢复的证据。对于不明原因发热的粒缺患者抗菌药物经验性治疗后若 ANC $\geq 0.5 \times 10^9$/L、稳定退热 48 小时，可考虑停用抗菌药物；若 ANC 持续 $< 0.5 \times 10^9$/L，抗菌药物可用至退热 7 天后停药。

抗生素的选择：理论上抗生素的使用应该以药敏为依据，无药敏结果时，首选涵盖革兰阴性菌和厌氧菌的广谱抗菌药物。

（2）肿瘤化疗所致血小板减少症的处理

1）CTACAE 分级

Ⅰ级：75×10^9/L ≤ 血小板 < 正常值下限。

Ⅱ级：50×10^9/L ≤ 血小板 < 75×10^9/L。

Ⅲ级：25×10^9/L ≤ 血小板 < 50×10^9/L；患者存在皮肤、黏膜出血的危险性，不能承受手术治疗和侵袭性操作。

Ⅳ级：血小板 < 25×10^9/L。血小板 < 20×10^9/L，有自发性出血的高度危险性；血小板 < 10×10^9/L，有自发性出血的极高危险性。

2）预防

①一级预防：指针对血小板减少的病因进行预防。预期在第 1 次化疗结束后有可能出现Ⅲ级及以上血小板减少的患者，在血小板减少前应用重组人血小板生成素（rhTPO）等药物，可降低血板计数下降程度，缩短Ⅳ级血小板减少持续时间。

②二级预防：又称为临床前期预防，即针对上一个化疗周期发生过Ⅲ级及以上严重血小板减少的患者，为保证后续化疗顺利进行，可在本周期化疗后预防性使用血小板生长因子的临床干预措施。二级预防的目标是保证化疗按时足量进行，避免化疗药物减量或延迟。

3）治疗：CIT 的治疗手段主要为输注血小板和促血小板生长因子。输注血小板为治疗重度血小板减少症最快、最有效的治疗方法，能够有效降低大出血的发生风险和死亡率。

促血小板生长因子主要包括重组人白介素 -11（rhIL-11）、重组人血小板生成素（rhTPO）和促血小板生成受体激动剂（TPO-RA），专家共识推荐血小板计数低于 75×10^9/L 时即可开始应用。评估流程如下。

①CIT 合并出血：出血量大且与 CIT 高度相关，输注血小板或血小板 +rhTPO。

②CIT 未合并出血：血小板＜ 10×10^9/L，输注血小板或血小板 +rhTPO；10×10^9/L ≤ 血小板＜ 75×10^9/L，应用 rhTPO 或 rhIL-11；75×10^9/L ≤血小板＜ 100×10^9/L，密切观察血小板计数及出血情况。

（3）肿瘤相关性贫血的处理

1）分级：不同标准下肿瘤相关性贫血的分级见表 11-4。

表 11-4　肿瘤相关性贫血的分级

分级	中国标准	美国国立癌症研究所（NCI）标准	世界卫生组织（WHO）标准
0 级（正常）	血红蛋白＞正常值下限	血红蛋白≥正常值下限	血红蛋白≥ 110g/L
1 级（轻度）	90g/L ≤血红蛋白＜正常值下限	100g/L ≤血红蛋白＜正常值下限	95g/L ≤血红蛋白＜ 110g/L
2 级（中度）	60g/L ≤血红蛋白＜ 90g/L	80g/L ≤血红蛋白＜ 100g/L	80g/L ≤血红蛋白＜ 95g/L
3 级（重度）	30g/L ≤血红蛋白＜ 60g/L	血红蛋白＜ 80g/L	65g/L ≤血红蛋白＜ 80g/L
4 级（极重度）	血红蛋白＜ 30g/L	威胁生命	血红蛋白＜ 65g/L

注：正常值为男性血红蛋白＞ 120g/L，女性血红蛋白＞ 110g/L。

2）治疗

①药物治疗：促红细胞生成制剂（ESAs）治疗为目前治疗 CRA 的重要方法。其中，红细胞生成素（EPO）是临床上最常用的 ESAs。EPO 是对红细胞生成起主要调节作用的一类糖蛋白，能改善贫血症状和降低患者的输血需求。以下情况推荐使用 EPO 药物进行治疗：轻度贫血患者；中度但不伴随有严重症状的，休息和加强营养即可改善症状的患者；进行姑息性化疗同时需要改善其轻中度贫血的患者；有输血过敏史的患者。在使用 EPO 的同时，建议根据情况对患者进行补铁治疗，推荐采用静脉注射蔗糖铁。

②输血治疗：输注红细胞或全血是治疗 CRA 的主要方法，其主要优点是起效快，可迅速升高血红蛋白水平，适用于严重贫血或急性出血引发贫血的肿瘤患者，以及合并有心脏病、慢性肺疾病、脑血管病的无症状性贫血。以下情况考虑输血：重度及以上的贫血患者；中度并伴随有严重症状的，需立即纠正的患者；有明确治愈意图的肿瘤患者；进行姑息性化疗但需要立即改善其重度贫血的患者；以往使用 EPO 无效的患者。

注意：输血以及使用 EPO 均会增加患者的血栓形成风险。

5. 中医治疗

化疗后骨髓抑制所产生的一系列相关症状，从中医辨病来看，属"虚劳"范畴。化疗为细胞毒药物，损伤人体正气；毒邪内蕴，耗伤气血，损及脏腑，影响脾胃运化，脾失健运，气血生化失常；邪毒入骨，而肾藏精生髓，久病及肾，肾精亏虚，骨髓生化乏源；药物多从肝脏代谢，邪毒蓄留伤肝，肝失疏泄；气血耗伤心脉失养，心主血脉，血脉瘀阻。因此，"正虚邪实"是该病的核心病机。正虚指五脏功能失调，气血阴阳失衡，邪实指化疗药毒、残留癌毒、瘀血等并存。故本病以虚为主，当扶正为主，辅以祛邪。治疗以调补五脏气血阴阳为本，化瘀解毒、推陈出新为标，多用补气养血、健脾和胃、滋补肝肾、益精填髓等治法。

（1）内治法

①气血两虚证

证候：头晕目眩，神疲乏力，面色萎黄，气短懒言；舌淡，苔白，脉细。

治法：益气养血。

方药：归脾汤合当归补血汤加减。

黄芪50g，当归头10g，党参20g，白术15g，茯神15g，龙眼肉15g，炙远志15g，广木香（后下）10g，黄精30g，鸡血藤60g，酸枣仁30g，炙甘草5g，麦芽、稻芽各15g。

②肝肾亏虚证

证候：头晕目眩，耳鸣健忘，失眠多梦，腰膝酸软，胁肋胀痛，口燥咽干，五心烦热，颧红盗汗；舌红少苔，脉细数。

治法：补益肝肾。

方药：六味地黄丸加减。

熟地黄20g，山萸肉15g，山药15g，茯苓15g，泽泻10g，牡丹皮15g。

龟鹿二仙汤加味。

生龟甲（先煎）50g，鹿角胶（烊化）15g，阿胶（烊化）15g，枸杞子15g，西洋参15g。晚7点~7点半炖服。

③脾肾两虚证

证候：神疲乏力，面色㿠白，气短懒言，口干，畏寒肢冷，腰膝酸软，纳差，眠差，大便溏，夜尿频多；舌淡胖，边有齿痕，苔白，脉沉细无力。

治法：益气健脾补肾。

方药：健脾补肾方。

党参20g，白术15g，黄芪50g，怀山药15g，云茯苓15g，山萸肉15g，淫羊藿15g，当归头10g，女贞子15g，肉苁蓉15g，仙茅10g，麦芽、稻芽各20g。

辨证属气虚发热可用补中益气汤，血虚发热可用四物汤、当归补血汤内服。

（2）外治法　针灸或艾灸太溪、涌泉、三阴交、照海等肾经腧穴。

（三）周围神经病变

化疗诱导的周围神经病变（Chemotherapy-induced peripheral neuropathy，CIPN）是与化疗药物相关的剂量限制性不良反应，是化疗药物对周围神经或自主神经造成损伤而产生的感觉障碍，主要症状为麻木、疼痛、灼热、刺痛、冷/热过敏、机械性超敏等。约50%~90%的化疗患者会发生CIPN，其中30%~40%会转变为慢性神经不良反应。

导致CIPN的化疗药物主要有紫杉烷类、铂类、长春碱类、蛋白酶体或血管生成抑制剂类等，不同药物导致CIPN的累积剂量阈值、发生率和临床表现见表11-5。CIPN的发生和严重程度还与单次给药剂量、药物累积剂量、药物持续暴露时间及联合治疗方案中的其他药物相互作用等有关。

表11-5　不同药物导致CIPN的累积剂量阈值、发生率和临床表现

化疗药物名称	发生CIPN的化疗药物累积剂量阈值（mg/m²）	发生率（%）	临床表现
顺铂	＞350	49~100	以感觉神经病变为主，表现为痛感异常、麻木、刺痛、振动感受损、感觉性共济失调等
卡铂	＞400	13~42	感觉异常、麻木、肢体活动障碍、感觉性共济失调
奥沙利铂（急性不良反应）	85~130	65~98	表现为与寒冷相关的四肢末端感觉异常、咽喉感觉障碍、下颚痉挛、筋膜炎和肌肉痉挛

奥沙利铂（慢性不良反应）	＞ 510	50~70	轴突神经病表现为典型的呈手套、袜套样分布的神经异常感觉
紫杉醇	250~300	60	多为感觉神经病变，表现为感觉异常、麻木、神经病理性疼痛或本体感觉改变和能力丧失，主要是脚和（或）手
多西紫杉醇	＞ 1000	17	
长春新碱	＞ 2~6	30~40	①感觉神经病变：感觉神经损伤，伴神经损伤远端对称性或触觉异常和感觉或触觉功能障碍，以手脚麻木和刺痛为特征；②运动神经病：运动神经损伤通常表现为肌肉无力、肌肉萎缩、四肢瘫痪痉挛；③植物神经损伤：排尿困难、直立性低血压、性功能障碍、肠梗阻；④颅神经病变：长春新碱可能损害视力和听力，表现为暂时性或永久性失明和听力障碍
硼替佐米	＞ 16~26	≤ 50	①小纤维神经病变：表现为痛感异常、烧灼感；②感觉共济失调自主神经病变，包括直立性低血压

1. 发病机制

CIPN 的发病机制目前并不明确，可能的发病机制有以下几种：①化疗药物作用于髓鞘垫、背根神经节的感觉细胞体和轴突，释放促炎症细胞因子，激活凋亡信号传导级联反应，改变中枢和外周神经元兴奋性，导致神经外膜脱落；②微管破坏和轴突运输障碍；③离子通道失调；④触发免疫系统多因素异常包括细胞因子分泌异常和免疫细胞功能异常等，导致神经炎症发展与感觉神经系统敏感化；⑤氧化应激与线粒体功能障碍；⑥背根神经节感觉神经元损伤；⑦轴突变性等。

与 CIPN 发病相关的个体风险因素包括焦虑或抑郁状态、糖尿病、肾功能不全、维生素缺乏、贫血、酗酒、高龄、肥胖、吸烟、严重疲劳、甲状腺功能减退、促炎症状态［促炎因子干扰素 γ 和白细胞介素 –1β（interleukin–1β，IL–1β）升高以及抗炎因子 IL–10 下降等］和已经存在的神经病变等。

2. 临床表现

CIPN 的主要症状包括一系列主观感觉异常，如肢体末梢的麻木、肿胀、沉重感、电击感、冷热感、蚁行感或吹凉风感，此外，患者还可能出现肢体疼痛、感觉减退、感觉缺失或感觉过度敏感等症状，主要发生于四肢末端，出现麻木及手套、袜套、踩物等感觉异常，或伴有肌肉痉挛、僵硬、无力和萎缩等症状。疼痛往往遇寒、热、物理刺激后可诱发急性加重，即使停药后仍迁延持续，严重影响患者生存质量，并可伴发情感障碍。

CIPN 分为感觉神经病变、小纤维神经病变、运动神经病变和自主神经病变等类型，其主要临床表现详见表 11–6。

表 11–6　CIPN 主要病变类型及临床表现

CIPN 的病变类型	临床表现
感觉神经病变	最常见的 CIPN 病变类型，可能伴有运动和自主神经功能障碍，症状常表现为手套、袜套样分布的感觉异常、感觉障碍、麻木和刺痛，有时与神经病理性疼痛有关；还可以表现为手脚麻木等感觉减退的症状，包括对轻触感、振动感、针刺（痛觉减退）和本体感觉（音叉试验）的下降；常表现为对称的长度依赖性方式（逆死性轴突变性）

CIPN 的病变类型	临床表现
小纤维神经病变	温度和痛觉纤维的神经末梢受影响，接受长春新碱、紫杉烷类、沙利度胺和硼替佐米治疗的患者，可能会出现手足灼痛，甚至刺痛，针刺试验阳性；疼痛部位痛觉和温度感觉减退
运动神经病变	深腱反射减弱或消失甚至远端无力、小足肌肉萎缩、震颤、痉挛；与感觉神经损伤比较，CIPN 运动神经受累或自主神经或颅神经症状发生风险较低
自主神经病变	可出现腹痛、便秘、体位性低血压、膀胱紊乱、胃排空延迟和心率变异性下降

CIPN 按病程可分为急性 CIPN 和慢性 CIPN，急性 CIPN 多在化疗药物使用后短时间内发生，部分可逆转，部分可发展为慢性 CIPN；慢性 CIPN 则发生在治疗期间，并于治疗后持续存在。其症状通常随着化疗的持续而逐渐加重，化疗结束后迅速稳定，然后逐渐减轻。值得注意的是，紫杉醇或奥沙利铂引起的神经不良反应可能在停止化疗后症状加重或出现新变化，且持续多年，甚至终生存在。

3. 分级

0 级：无感觉，正常生活。

Ⅰ 级：感觉异常，手指/手、脚趾/脚出现麻木、刺痛、套袜子感，不影响日常生活。

Ⅱ 级：明显的感觉障碍，手脚无力，无法进行精细动作如握笔、持筷子、扣衣服等，影响日常生活。

Ⅲ 级：严重的感觉障碍，无法行走，需要使用轮椅、拐杖等助行器，严重影响日常生活。

Ⅳ 级：瘫痪。

4. 诊断依据

目前尚无明确的诊断标准，最好的评估方法是综合临床评估工具（不良事件通用术语标准）和患者报告结果措施，临床评估工具包括 EORTC QLQ-C30 量表、EORTC CIPN20 量表和 QLQ-CIPN20 量表，还有针对特定药物的不良反应评估量表，如癌症患者生命质量测评量表体系中的具体量表（紫杉烷和奥沙利铂神经不良反应专用评价量表）。建议患者在用药前进行全面的神经系统检查，以评估神经功能基线状态并识别 CIPN 较高风险的患者。

建议使用棉签或木棒评估触觉，使用冷热物体评估温感，使用音叉试验评估振感。肌电图可为临床评估提供补充信息，如感觉神经动作电位幅度逐渐降低，神经传导速度受损，提示轴突受损。但是，传统的神经传导参数往往不能反映患者症状，也不适合在治疗过程中监测 CIPN 严重程度。此外，尽管患者临床症状和功能恢复有所改善，但神经生理学评估的指标改善却不明显。其他评估工具（如体感电位）有助于明确近端感觉神经是否受损。在小纤维神经病中，所有基于标准神经生理学的检查可能都是正常的，此时只能通过皮肤活检作为诊断金标准。定量感觉检查（quantitative sensory testing，QST）可测定感觉刺激的检测阈值，从而达到量化无伤害性刺激、热刺激和振动感知的变化。在乳腺癌患者中，QST 结果与患者报告的 CIPN 程度相关，可用于检测 CIPN 症状变化和评估 CIPN 治疗效果。目前尚无确切的生物标志物可用于诊断和监测 CIPN。临床前研究显示，个体特定遗传变异会影响参与药物药代动力学、离子通道功能、神经不良反应和 DNA 修复等过程的基因调节，从而影响 CIPN 的发展和严重性。

5. 预防和治疗

（1）西医预防和治疗

1）预防：调整化疗药物剂量可能有助于减少严重的 CIPN，同时不影响治疗效果；使用冷冻疗法和外科手套压迫疗法预防 CIPN 是安全且潜在有效的。目前尚无可靠证据证明抗惊厥药（普瑞巴林）、抗抑郁药、维生素 B、钙镁矿物质和其他化学保护剂等可预防 CIPN，西医的神经营养剂、抗氧化剂 / 细胞保护剂和钙镁合剂通过不同等级的临床研究已证实在预防 CIPN 上具有一定疗效。

①神经营养剂

A. 甲钴胺片：有效促进机体神经系统中神经元髓鞘及卵磷脂的形成，刺激轴突再生、促进神经生长。推荐用法：0.5mg，每日 3 次口服。

B. 单唾液酸四己糖神经节苷脂注射液：保护神经系统免受神经毒性物质损伤，促进神经重塑，用于中枢及周围神经系统病变。推荐用法：每日 20~40mg，1 次或分次肌内注射或缓慢静脉滴入。

C. 复方曲肽注射液：含有治疗神经损伤及其引起的脑功能障碍后遗症的活性物质，能抑制血小板聚集，防止血栓形成；调节和改善脑代谢，加速病变、损伤的神经组织再生修复，有神经功能恢复和清除神经病变症状作用。推荐用法：5% 葡萄糖注射液 100ml+ 复方曲肽注射液 10ml，每日 1 次，静脉滴入。

②抗氧化剂 / 细胞保护剂

还原型谷胱甘肽：是机体防御各类氧化反应的重要物质，其结构中含有巯基，其保护神经细胞通过将机体受侵害时生成的 H_2O_2 还原为 H_2O 而实现。推荐用法：5% 葡萄糖 250ml+ 还原型谷胱甘肽 1.8g，静脉滴入。

2）治疗：CIPN 相关神经症状的治疗包括药物和非药物治疗，药物治疗又分为全身和局部药物治疗。调整化疗剂量和使用时间间隔是目前限制严重 CIPN 的有效方法。

①药物治疗

A. 全身药物治疗

a.5- 羟色胺再摄取抑制剂和去甲肾上腺素再摄取抑制剂：对除 CIPN 外的周围神经病变，推荐使用度洛西汀治疗 CIPN，推荐用法：每日 60mg。小样本病例报道显示，文拉法辛用于 CIPN 的治疗效果优于安慰剂。

b. γ- 氨基丁酸（γ-aminobutyric acid，GABA）受体阻滞剂：普瑞巴林是一种新型 GABA 受体阻滞剂，在 CIPN 神经病理性疼痛治疗中呈现良好疗效，推荐用法为每日 150mg。

c. 阿片类药物：化疗期间使用羟考酮能降低 CIPN 相关疼痛的发生率。德国神经病学学会推荐阿片类药物作为治疗神经性疼痛的三线选择。

d. 非阿片类止痛药：非甾体抗炎药、安乃近或对乙酰氨基酚等非阿片类镇痛药在治疗神经性疼痛方面的疗效有限，且可能出现不可预知的不良反应。但是，当慢性静脉功能不全导致手足肿胀引起组织压力增加导致外周神经损伤和神经性疼痛时，非甾体抗炎药可有效减轻肿胀和疼痛。

B. 局部药物治疗

a. 利多卡因贴剂可推荐作为治疗 CIPN 的二线选择，尤其是在口服药物不耐受的情况下。

b. 辣椒素贴剂（179 mg）单药或与其他药物联合用于局部周围神经性疼痛的止痛治疗，其效果与口服药物相当，具有良好的耐受性和安全性，且系统性不良反应发生率低。

c. 1% 薄荷醇凝胶局部治疗可显著减轻 CIPN 相关疼痛，可改善功能和降低疼痛敏感性。

②非药物治疗：冷冻疗法和压迫疗法对治疗紫杉醇诱发的周围神经病变的疗效已有报道，耐受性和安全性良好。临床试验也显示，使用外科手套的压迫疗法是一种安全且潜在有效的疗法。

（2）中医预防和治疗　CIPN患者在临床中主要表现为麻木不仁、疼痛、软弱无力，属中医"痹证"范畴。《素问·五脏生成》指出：痹证是因外邪侵袭人体，痹阻经络，气血不能畅行，引起肌肉、筋骨、关节等出现酸痛、重着、麻木、伸屈不利等。《医学原理》指出："有气虚不能导血荣养筋脉而作麻木者，有因血虚无以荣养筋肉，以致经隧凝涩而作麻木者"，阐明了经络不通，血不荣筋为其主要病机。

1）预防

①黄芪桂枝五物汤

组成：黄芪30g，桂枝9g，芍药9g，生姜18g，大枣15g。

治法：益气温经，活血通痹。

用法：化疗期间煎成汤200ml，每日早晚各1次口服，21日为1个周期。

②通络蠲痹汤

组成：生黄芪20g，桂枝9g，艾叶15g，红花9g，赤芍9g，川芎9g，当归9g，宣木瓜9g，蚕沙3g。

治法：益气通络，和血蠲痹。

用法：水煎至3000ml，蒸汽熏蒸手足至水温降至38~40℃时，四肢浸泡至腕关节及踝关节以上5cm，每次浸泡时间约25分钟，每日1次，21日为1个周期。

③参芪扶正注射液

用法：250ml，静脉滴入，每日1次，每个化疗周期连续静脉滴入5日。

2）治疗

①内治法

A.补阳还五汤

组成：生黄芪30g，当归尾12g，赤芍9g，地龙3g，川芎6g，红花6g，桃仁6g。

治法：益气温阳，通经活络。

用法：1500ml水煎取500ml，分3次口服；1000ml熏洗患部并浸泡25分钟，中药连续治疗28日。

B.阳和汤

组成：熟地黄30g，肉桂3g，麻黄6g，鹿角胶9g，白芥子6g，姜炭2g，生甘草6g。

治法：温经散寒，除湿镇痛。

用法：1500ml水煎取500ml，分3次口服；1000ml熏洗患部并浸泡25分钟，中药连续治疗28日。

C.黄芪桂枝五物汤

组成：黄芪9g，芍药9g，桂枝9g，生姜18g，大枣4枚。

治法：调和营卫，祛风散邪，益气温经，和血通痹。

用法：水煎取400ml，分早、晚2次温服。

D.当归四逆汤

组成：当归12g，桂枝9g，芍药9g，细辛3g，通草6g，炙甘草6g，大枣8枚。

治法：温经散寒，养血通脉。

用法：水煎取400ml，分早、晚2次温服。

②外治法

A.中药熏洗

方药：温络通洗剂

组成：黄芪30g，当归尾10g，威灵仙30g，淫羊藿20g，老鹳草20g，川芎20g，桂枝10g，红花10g。

治法：温经通络，活血化瘀。

用法：浸泡加入温水至1000ml左右，温浴外洗（35~40℃），每次25分钟，每日2次，连用14日为1个观察周期。

B.针灸：针灸治疗周围神经病变具有一定的疗效和很好的安全性。常用的穴位有八风、八邪、天府、合谷穴、足三里、三阴交、曲池、外关、阳陵泉、太溪、血海、解溪、列缺等，行平补平泻手法。

与常规针刺相比，电针疗法刺激性更强，且能更好地掌控刺激量，在治疗中经气传导效果较好，见效迅速，常用的穴位有合谷、曲池、三阴交、足三里、太冲穴、百会、关元、气海等。

C.其他疗法：使用耳穴贴（包括神门、肝脏、脾脏和手指或脚趾穴位）治疗能够减轻CIPN相关症状。

6.调护

（1）避免接触冷水、热水，日常工作、生活中佩戴手套、穿袜子以保护手足，穿舒适的衣服或鞋子。外出时注意保温，佩戴棉质的口罩、帽子等。夏季避免接触风扇和空调。在患者的床栏、柜子、门把手、输液架等金属物品上包裹布条或泡沫，避免患者直接接触，从而防止患者受到冷刺激。

（2）忌饮酒，饮酒可使化疗引起的周围神经病变恶化。建议患者适当多喝水，多吃水果、蔬菜和全麦制品，以获得足够的膳食纤维。对于糖尿病患者，尽量规范控制血糖，防止糖尿病叠加周围神经病变。

（3）夜间避免摸黑摔倒。行走不稳时，建议使用步车或拐杖。

（4）饮食方面可适量食用辛温食品，如牛羊肉、鱼肉、海参补充优质蛋白，进食莲藕、黑木耳、核桃、豆制品补充神经修复活性物质。可用温经通络类药膳、代茶饮，如羊肉萝卜汤、桂芪当归猪尾汤、当归芎桂茶等。

（5）不建议远足锻炼，避免手足过度摩擦，防御风寒，每日适量锻炼八段锦、五禽戏等导引术，配合温水足浴，手足部、夹脊穴按摩促进末梢血液循环，改善麻木和疼痛等症状。

（四）腹泻

肿瘤相关性腹泻（Diarrhea in cancer,

DIC）是由肿瘤发病、治疗相关、继发感染等引起的腹泻，是肿瘤治疗过程中较为常见的并发症之一。乳腺癌患者的腹泻主要是治疗相关性腹泻，故本文主要针对乳腺癌治疗相关性腹泻进行阐述。

1.发病机制

腹泻的发病机制为抗肿瘤药物直接刺激肠黏膜导致组织损伤，或诱导机体产生活性氧，通过激活核因子-κB（nuclear factor-κB，NF-κB）诱导细胞产生大量促炎因子，引起细胞凋亡和组织炎症，再通过信号放大效应导致上皮细胞死亡，从而增加肠道通透性，破坏肠道黏膜屏障而导致腹泻。

2.临床表现

腹泻可在抗肿瘤治疗当日或治疗后数日出现，主要表现为无痛性腹泻或伴有轻度腹痛，喷射状水样泻，每日数次至数十次不等，有的持续5~7天，严重者长达2~3个月。长期腹泻严重者可因脱水而出现水、电解质紊乱，肾功能异常甚至低血容量性休克而危及生命。

腹泻分级标准可借助如ECOG-CTC（Common Toxicity Criteria）或NCI-CTC工具作为DIC严重程度的判断。

0级：无腹泻。

1级：大便增加次数 < 4次/天；造瘘口排出物较基线轻度增加。

2级：大便增加次数 4~6次/天；造瘘口排出物较基线中度增加；日常生活中工具使用受限。

3级：大便增加次数 > 7次/天，大便失禁；造瘘口排出物较基线重度增加；影响个人正常生活。

4级：脱水，危及生命，需要迅速给予干预和治疗。

5级：严重脱水，生命体征不稳，不及时抢救出现死亡。

3. 引起腹泻的药物

乳腺癌患者治疗相关性腹泻主要包括化疗相关性腹泻（Chemotherapy induced diarrhea，CID）、靶向治疗相关性腹泻及内分泌治疗相关性腹泻。引起化疗相关性腹泻的主要药物为紫杉烷类、铂类、氟尿嘧啶类；引起靶向治疗相关性腹泻的药物主要为小分子TKI类如拉帕替尼、吡咯替尼、奈拉替尼等；引起内分泌治疗相关性腹泻的主要为CDK4/6抑制剂如阿贝西利、达尔西利等。

4. 临床治疗

（1）西医治疗

①补液和维持电解质平衡：轻症患者可通过口服补液方式（如果汁、电解质饮料）进行纠正；严重腹泻者需口服标准糖盐溶液；对于3~4级腹泻患者或出现严重脱水症状的患者建议静脉滴注平衡盐溶液或等渗盐水。

②洛哌丁胺：洛哌丁胺可抑制肠壁的阿片受体，阻滞乙酰胆碱和前列腺素的释放，拮抗平滑肌的收缩，减少肠蠕动和分泌，延长肠内容物的滞留时间而达到止泻作用，能降低急慢性腹泻患者的大便重量、排便次数，可抑制大便失禁。其用于治疗腹泻的初始剂量推荐为4mg，随后每次稀便后增加2mg，每日最大剂量不超过16mg。

③奥曲肽：奥曲肽可抑制胃肠道的分泌功能，延缓肠道的运输时间，并促进水和钠的重吸收。此外，它还可以通过抑制血管活性肠肽的释放来改善肠梗阻后腹泻的程度。用于洛哌丁胺治疗效果不佳的难治性腹泻及3~4级腹泻，推荐起始剂量为100~150ug/次，皮下注射，3次/日，或静脉注射25~50ug，3次/日，最大不超过500 ug，3次/日。

④尿苷三乙酸酯：是一种口服给药的尿苷前体药物，被用作5-Fu的特殊药理学解毒剂，用于卡培他滨或5-Fu治疗后96小时内出现的严重甚至危及生命的腹泻，对过量服用Fu药物具有一定的治疗价值，推荐剂量为每6小时口服10g，共20次。

⑤布地奈德：具有局部抗炎活性，常用于炎症性肠病，被推荐作为CID的二线治疗药物，在洛哌丁胺治疗效果不佳时可考虑使用，推荐剂量为每日口服9mg。

⑥抗生素：对洛哌丁胺和奥曲肽无法控制的腹泻或合并有粒细胞缺乏的腹泻，进行血液和粪便微生物病原学检测的同时可经验性给予抗生素，常用的抗生素有左氧氟沙星、氟喹诺酮类或广谱抗生素。

⑦益生菌：诱导免疫调节、生理应激保护，抑制病原体，调节微生物组，改善肠上皮的屏障功能，刺激肠上皮细胞的细胞增殖率，修复化疗损伤的肠黏膜。常用益生菌有双歧杆菌类及乳杆菌类等。

（2）中医治疗　乳腺癌治疗相关性腹泻属中医"泄泻"范畴，源于患者素体脾胃虚弱，或因情志不畅、饮食失节（洁）、感受外邪，加之抗肿瘤药物侵袭，损伤脾胃，脾失健运，胃失和降，水谷不化，生湿化浊，败损于内，终致脾虚湿盛，肠道分清泌浊、传导功能失司，泄泻乃作。

①脾胃气虚证：化疗药物伤脾败胃，导致脾胃虚弱，运化失司，清气下陷，而成泄泻。

证候：气短懒言，神疲乏力，纳呆食少，大便溏薄，完谷不化；舌质暗淡，苔薄白，脉细弱等。

治法：益气健脾。

方药：参苓白术散加减。

莲子9g，砂仁（后下）9g，桔梗6g，白扁豆12g，茯苓15g，党参15g，甘草9g，白术15g，山药15g，黄芪30g。

②湿邪困脾证：脾胃受损无以运化水湿，水湿内蕴，困阻脾阳以致泄泻。

证候：倦怠乏力，嗜睡，恶心欲吐，口干不欲饮，大便溏薄；舌淡，苔白厚腻，脉濡细。

治法：淡渗利湿。

方药：升阳益胃汤加减。

苍术9g，白术12g，陈皮9g，厚朴12g，半夏12g，石菖蒲12g，宣木瓜9g，炒谷芽15g，炒麦芽15g，神曲12g，生姜6g。

③脾肾阳虚证：恶性肿瘤患者多年老体弱，化疗后脾胃虚弱加重，易被生冷所伤，寒邪直中，伤及肾阳，关门不利，则大便泄下如注。

证候：五更泄泻，肠鸣腹痛，泻后则安，形寒肢冷，腰膝酸软，面色苍白，小便清长；舌淡胖，苔白，脉沉细。

治法：健脾温肾。

方药：四神丸合理中汤加减。

吴茱萸6g，五味子9g，肉豆蔻9g，党参12g，炒白术12g，补骨脂15g，广木香（后下）9g，黄连6g，诃子9g，干姜6g，赤石脂（先煎）12g，车前子（包煎）12g。

④肝脾不和证：化疗患者精神紧张，肝气郁结，加之脾胃虚弱，土虚木乘，导致泄泻。

证候：胸胁胀痛，嗳气食少，肠鸣腹痛，泄后痛缓，每因抑郁恼怒或紧张而发作；舌质淡，苔薄白，脉弦细。

治法：抑木扶土。

方药：痛泻要方加减。

陈皮9g，白术12g，茯苓15g，白芍15g，防风9g，柴胡12g，郁金12g，八月札15g，怀山药12g，绿梅花9g。

5. 调护

腹泻患者的饮食应该采取少食多餐的方式，选择含有丰富钠和钾等盐分的食物，例如，可以食用香蕉、橘子、橙子、桃子、杏仁露和土豆等；进食低纤维食物；禁食过热或过冷、辛辣刺激性、油腻食物或油炸食品；禁食牛奶或冰淇淋、酸奶和奶酪等奶制品；禁食豆类、卷心菜、西兰花等

产气食品；宜多饮水，每天饮8~12杯温开水。

保持肛周皮肤的完整性非常重要，因为频繁腹泻会导致肛门及肛周皮肤受损。这种损伤可能会引发糜烂、溃疡等并导致感染。因此，我们需要采取措施来保护肛周皮肤的健康。轻微情况下，可以使用温水进行清洗，而严重情况下，建议每晚使用1/5000浓度的高锰酸钾液进行坐浴，以预防肛周感染。为了保持会阴部的清洁和干燥，建议在大便后使用温水进行清洗，并使用脱脂棉擦干后，可涂抹红霉素软膏，这样可以预防感染并促进伤口的愈合。

（五）便秘

便秘是指粪便在肠内滞留过久，秘结不通，排便周期延长，或周期不长，但粪便干结，排出艰难，或粪质不硬，虽有便意但便而不畅的病症。诊断依据：排便间隔时间超过自己的习惯1天以上，或两次排便时间间隔3天以上；大便粪质干结、排出艰难，或欲大便而艰涩不畅；常伴腹胀、腹痛、口臭、纳差及神疲乏力、头眩心悸等症。相关检查包括大便常规、潜血试验和直肠指检等。西医治疗可用容积性泻药、刺激性泻药、润滑性泻药、渗透性缓泻药、促动力药以及5-HT4受体激动剂等。

化疗后便秘是乳腺癌化疗患者常见的一种副反应，可导致患者食欲下降、乏力，甚至加重化疗药物及其代谢产物的再吸收，产生其他的并发症。

1. 病因病机

（1）西医学认识 化疗患者由于化疗期间食欲欠佳、饮食量减少、食物残渣减少，大便量也随之减少；饮食结构单一，蔬菜、水果、粗粮等高纤维食物的减少，导致排便困难；化疗期间体力下降导致缺乏锻炼，甚至不能或不愿下床活动，导致肠道蠕动慢。药物的不良反应：化疗药

（长春新碱、长春瑞滨、紫杉醇、卡铂、奥沙利铂、5-氟尿嘧啶等）、止吐药（5-HT3受体拮抗剂）、止痛药（阿片类）、抗胆碱药（山莨菪碱）、抗酸药、铁制剂、钙通道拮抗剂、利尿剂、抗组胺药等都会从不同药理作用抑制平滑肌收缩，引起便秘。精神心理等因素影响：肿瘤及漫长的治疗过程给患者带来身心的痛苦，患者出现焦虑、紧张情绪，而焦虑可增加盆底肌群的紧张度，从而导致排便肛门直肠矛盾运动，导致便秘。

（2）中医学认识　便秘发病的原因归纳起来有饮食不节、情志失调、外邪犯胃、禀赋不足等。便秘的基本病机属大肠的传导失常，同时与肺、脾、胃、肝、肾等脏腑功能失调有关。如胃热过盛，津液耗伤，则肠失濡润；肺脾气虚，则大肠传送无力；肝气郁结，气机壅滞，或气郁化火伤津，则腑失通利；肾阴不足，则肠道失润；肾阳不足，则阴寒凝滞，津液不通，故皆可影响大肠传导，而发为本病。而化疗后便秘病机主要是肿瘤及抗肿瘤药物引起的气血阴阳亏虚。

2. 辨证要点

辨证时需分清虚实，实者包括热秘、气秘、冷秘，虚者包括气虚、血虚、阴虚、阳虚的不同。化疗后便秘多为气血阴阳亏虚之证。

3. 临床治疗

临床治疗以通下为主。化疗后便秘以扶正为先，给予益气温阳、滋阴养血之法，使正盛而便通。

（1）内治法

①中气不足证

证候：大便并不干硬，虽有便意，但排便困难，用力努挣则汗出短气，便后乏力，面白神疲，肢倦懒言，腹部坠胀；舌淡苔白，脉弱。

治法：益气润肠通便。

方药：黄芪汤合补中益气汤加减。

黄芪 30g，白术 15g，陈皮 10g，人参 9g，柴胡 9g，升麻 6g，甘草 6g，当归 9g。

②气血两虚证

证候：大便无力排出，面色无华或萎黄，头晕目眩，心悸气短，活动后上述诸症加重，自汗、口唇、眼睑、爪甲色淡白，月经量少色淡、延期或闭经；舌淡，苔薄白，脉细弱无力。

治法：补气养血，润肠通便。

方药：归脾汤或当归补血汤加减。

党参 15g 或太子参 30g，黄芪 30~50g，白术 10g，茯神 15g，当归头 10g，炙远志 10g，酸枣仁 15g，广木香（后下）10g，桂圆肉 15g，红枣 3~5 枚，生姜 3 片，谷芽、麦芽各 15g。

③气阴两虚证

证候：大便无力排出，伴大便干结质硬，汗多神疲，体倦乏力，气短懒言，咽干口渴；舌干红，少苔，脉虚数。

治法：益气养阴通便。

方药：生脉散合增液汤加减。

黄芪 30g，太子参 30g 或西洋参 15g，玄参 15g，生地 12g，白芍 12g，麦冬 15g，白术 15g，茯苓 15g，五味子 10g。

④肾阳虚证

证候：大便秘结，疲倦乏力，面色少华，畏寒喜暖，伴有头晕，纳少，腰膝酸软；舌淡，苔薄白，脉沉细。

治法：温肾助阳，润肠通便。

方药：济川煎加减。

肉苁蓉 20g，牛膝 10g，附子（先煎）10g，火麻仁 20g，当归 10g，泽泻 10g，升麻 5g，枳壳 10g。

另外，乳腺癌患者多情志不畅，肝气郁结，应以疏肝理气为主，可选四磨汤；脾阴虚者可选麻子仁丸等。

（2）外治法

①生大黄粉 3~5g，芒硝粉 3~5g，蜂蜜。

调敷脐，1 天 1 次。

②艾灸联合腹部按摩：神阙、关元，每个穴位灸 5~10 分钟，每日一次，餐后 1 小时进行。腹部推拿：艾灸结束后 10 分钟进行，以肚脐为中心点，顺时针、逆时针方向按摩全腹各 20 圈，然后用拇指或中指点揉、按揉中脘、下脘、神阙、气海、关元、双侧天枢、双侧大横、双侧腹结，每日 1 次。

③穴位按压联合耳穴压豆治疗：双侧脾俞、胃俞、大肠俞、八髎、中脘、天枢、关元、气海，按压穴位以酸胀为宜，每穴 1 分钟，日 1 次。耳穴压豆：取大肠、直肠下段、三焦、肺穴，王不留行籽贴于所选耳穴，用手指按压。每次单耳贴压，双侧耳廓交替进行，2 天更换 1 次。指导患者手指按压刺激，日 3~4 次，每次每穴按揉 1 分钟，以耳穴处有酸、麻、热、胀、痛，有"得气"感为佳。

4. 预防调护

（1）化疗当天晨起饮水 1000ml，可刺激胃-结肠反射而促进排便，以保证化疗前大便的排空。餐前适当活动，增加食欲。

（2）选择合理进餐时间　化疗当天一般安排在化疗前 2~3 小时，延长时间间隔，以避免化疗药物对胃肠道的刺激。

（3）注重饮食种类，量化患者的进食量，增加肠内容物，促进下一次排便前有足够的粪便进入直肠，达到一定的压力刺激神经感受细胞产生排便反射。

（4）每天保证足够的水摄入　可促进物质代谢，润滑肠道，软化粪便，增加粪便体积和质量，从而刺激肠蠕动。

（5）注重饮食结构　交替食用高纤维素的水果蔬菜，避免食物过于精细，如芹菜、丝瓜、黄瓜、火龙果、西红柿、谷物等，能增加粪便体积，促进肠蠕动，防止便秘。

（6）选择清淡少油、营养丰富的食物，

忌油炸、辛辣刺激食物，不喝浓茶、可乐、咖啡。

（7）建立良好的排便习惯　建议患者在晨起或餐后 2 小时内尝试排便，排便时集中注意力，减少外界因素的干扰。

（8）腹部按摩　操作前，嘱患者排空膀胱，勿过饱，取平卧位，双腿屈曲。操作者站在患者左侧，温暖双手，右手紧贴下腹部，左手放于右手背上，沿结肠解剖位置和降结肠走向顺时针方向循环按摩，动作从轻到重，呈波浪式，以腹部产生热感为度，每日 3 次，每次餐后 1 小时进行。

（六）失眠

失眠是指尽管有合适的睡眠机会和睡眠环境，依然对睡眠时间和（或）质量感到不满足，并且影响日间社会功能的一种主观体验。

1. 主要症状

失眠表现为入睡困难（入睡潜伏期超过 30 分钟）、睡眠维持障碍（整夜觉醒次数≥2 次）、早醒、睡眠质量下降和总睡眠时间减少（通常少于 6.5 小时），同时伴有日间功能障碍。失眠引起的日间功能障碍主要包括疲劳、情绪低落或激惹、躯体不适、认知障碍等。失眠根据病程分为短期失眠（病程＜3 个月）和慢性失眠（病程≥3 个月）。有些患者失眠症状反复出现，应按照每次失眠持续的时间来判定是否属于慢性失眠。失眠是一种主观体验，不应单纯依靠睡眠时间来判断是否存在失眠。部分人群虽然睡眠时间较短（如短睡眠者），但没有主观睡眠质量下降，也不存在日间功能损害，因此不能视为失眠。

2. 临床评估

失眠的临床评估包括病史采集、睡眠日记、量表评估和客观评估等手段。对于每一例患者都应仔细进行病史采集。推荐患者或家人记录睡眠日记。鉴别诊断和疗效评估时可以纳入量表和其他客观评估方法。

3. 病因

乳腺癌患者失眠的原因有以下几类。

（1）疾病因素　包括肿瘤患者的一些躯体症状，例如疼痛、恶心呕吐、皮肤瘙痒、消化不良、腹泻等，导致失眠。

（2）治疗因素　包括化疗的药物或者辅助用药的副作用引起患者失眠，如化疗药物引起神经功能紊乱，地塞米松等糖皮质激素引起的欣快感、激动，化疗过程中补液、使用利尿剂等引起夜间排尿次数增多，化疗后免疫功能下降、肠道菌群失调引起腹泻，化疗药物导致恶心呕吐，升白药物引起的肌肉骨骼酸痛，化疗药损伤卵巢功能使绝经前女性体内雌激素水平突然下降，表现出更年期症状如潮热、盗汗、失眠等，导致入睡困难、睡眠中断或者醒后难以入睡。

（3）心理因素　乳腺癌患者因疾病的症状（尤其晚期乳腺癌）或者对疾病和治疗的恐惧、对未来的担忧、对治疗费用的担忧，或多或少都存在焦虑、抑郁情绪，引起失眠。

（4）外部因素　包括住院期间环境的变化、睡眠过程中周围病友的声音影响等。

4. 干预方式

失眠的干预方式主要包括对症治疗、心理干预、物理治疗、西药治疗和中医药治疗。

（1）对症治疗　对于因肿瘤或者治疗药物导致的失眠，应给予对症治疗，如止痛、止泻、止吐、抗过敏等，缓解患者的躯体症状，从而改善睡眠质量。

（2）心理干预　乳腺癌患者因患病这一客观事件所带来的一系列心理压力以及焦虑、抑郁、恐惧、紧张等情绪，根据其程度的不同应给予肿瘤心理学方面的干预，通常包括睡眠卫生教育、刺激控制疗法、睡眠限制疗法、认知治疗和放松疗法。

CBT-I 是认知治疗和行为治疗（睡眠限制、刺激控制）的组合。CBT-I 能够缓解入睡困难（缩短睡眠潜伏期），增加总睡眠时间，提升睡眠效率，改善睡眠质量。

（3）物理治疗　如光照疗法、经颅磁刺激、生物反馈治疗、经颅微电流刺激疗法等，以及饮食疗法、芳香疗法、按摩、顺势疗法等，均缺乏令人信服的大样本对照研究，只能作为可选择的补充治疗方式。

（4）西药治疗　目前临床治疗失眠的药物，主要包括苯二氮䓬受体激动剂（benzodiazepine receptor agonists，BZRAs）、褪黑素受体激动剂、食欲素受体拮抗剂和具有催眠效应的抗抑郁药物。药物治疗失眠的短期疗效已经被临床试验所证实，但是长期应用仍需承担药物不良反应、成瘾性等潜在风险。长期接受药物连续治疗的患者应当避免突然终止药物治疗，后者可能带来潜在的失眠反弹和严重的精神症状。

（5）中医药治疗　中医学对失眠的认识在《黄帝内经》中早有描述，把失眠称作"不得卧""卧不安"等，属"不寐"范畴。中医认为，失眠的病因主要是阴阳失调、气血失和、五脏功能失调等，病位主要在心，与肝、脾、脑等亦密切相关。古代医家提出很多治疗理念，包括阴阳平衡、营卫协调、气血充盈、五脏安定、脾胃调和、化痰祛瘀等。现代医家在原有治疗的基础上，根据人们不同的生活环境、生活方式进行总结，多将本病辨为以下几种证型：阴阳失调、气血失调、五脏失调、脾胃不和、痰瘀内结。

1）内治法

①阴阳失调：出现不寐多是由于人体阴阳失衡，从而出现阳不入阴，人体内外失调的病理状态。通过调节营卫，从而达到阴阳平衡，促进睡眠。辨证使用当归、白术、茯苓等中药调和脏腑，芍药能改善睡眠质量，为常用药。失眠多阴虚，阴虚

则阳亢，天王补心丹滋阴养血，黄连阿胶汤滋阴降火，都可调和阴阳，安神助眠。

②气血亏虚：气血亏虚不能正常推动脏腑经络运行，不能濡养筋脉，造成不寐，多用归脾汤、养心汤益气养血，健脾养心，宁心安神。酸枣仁汤用以养血安神，清热除烦。气血亏虚者，补益气血，使气血充盛，方可使寤寐得以调和。

③五脏失调：治失眠当从"心神"论治，故养心、宁心颇为重要，在此基础上，辨证以清肝、健脾、清肺、补肾等为法，如甘麦大枣汤养心安神，朱砂安神丸镇心安神，镇惊丸平肝息风、重镇安神，安魂汤化痰安神，白石英汤益肺安神，定志丸健脾安神，交泰丸、远志丸交通心肾，为调和五脏、安神定志助眠的常用方。

④脾胃不和：脾主升，胃主降，脾胃升降失和，则可出现运化失常，导致脘腹闷胀，或胃脘嘈杂、食少纳呆，或嗳气肠鸣、呃逆上气、大便不调等证候，影响夜卧的安稳。故治疗脾胃不和所致失眠，以健脾和胃为法，或疏肝健脾，或健脾消食，或化痰和胃，临证多用香砂六君子汤、益胃汤、定吐丸、半夏秫米汤等。

⑤痰热扰神：痰饮皆本气血，若化失其正，则脏腑病，而血气即成痰饮。气血瘀阻脉络，使脏腑功能失常，治疗应以清热化痰、和中安神为法。以黄连温胆汤为代表方。

2）外治法：针灸双侧申脉、照海穴、神门、三阴交，其余穴位结合不同证型患者进行加减。灵龟八法（针刺当天天干地支进行选穴）结合火针（心前、脾前）。

（七）放射性皮炎

放射性皮炎也称放射性皮肤损伤，是由各种类型电离辐射（如α、β、γ、X射线等）照射皮肤黏膜引起的急性或慢性损伤，也是肿瘤局部放射治疗时最常见的并发症。

1. 临床症状

放射性皮炎往往由短期内接受大剂量放射线引起，表现为皮肤红斑和水肿，有灼热和刺痒感，可引起暂时性脱发、脱屑和色素沉着，甚至渗出性反应，潮红、肿胀、水疱形成，继之形成浅表糜烂面，自觉灼热或疼痛，以后结痂，愈合遗留色素沉着、永久性脱发等。病变程度重时可累及真皮深部或皮下组织，进展形成腐肉及坏死性溃疡，自觉疼痛、剧痒，多年不愈，愈后呈萎缩性瘢痕。急性放射性皮炎可伴有白细胞下降及轻重不一的全身症状，严重者可危及生命。慢性放射性皮炎多由反复接受小剂量放射线引起，表现为局部皮肤干燥萎缩，角质增生，或形成不易愈合的溃疡，有恶变的可能。

2. 诊断

根据患者有放射性接触史，损害发生于放射部位及与热灼伤相似的临床特点，容易诊断。

3. 分级

根据美国放射肿瘤学研究中心（RTOG）的分级标准，将皮肤急性放射损伤分为5级。0级：皮肤无变化。

1级：滤泡样暗色红斑或脱发，干性脱皮，出汗减少。

2级：触痛性或鲜色红斑，片状湿性脱皮或中度水肿。

3级：皮肤皱褶以外部位的融合的湿性脱皮，凹性水肿。

4级：溃疡、出血、坏死。

4. 治疗

（1）西医治疗　主要是对症处理。急性红斑时可用洗剂或冷湿敷，有糜烂时可外搽1%甲紫或用2%~3%硼酸溶液、2%~3%甘草水或地榆煎液等湿敷，对溃疡可用抗生素软膏，或用鱼肝油和白蜡配成软膏，或33%蜂蜜鱼肝油软膏。分泌物多时可用复方硫酸铜溶液稀释10倍热湿敷，以改善血管循环，刺激肉芽新生。有全身症状时按具体情况采用抗生素、皮质类固醇、输血或其他内科疗法。若有癌变倾向，应做病理检查，必要时及早切除并植皮。

1）急性放射性皮炎

①Ⅰ级放射性皮炎：主要表现为轻度红斑、脱屑，大多数患者只需一般皮肤护理措施，如用亲水性润肤剂进行保湿，而不必用其他特殊治疗方法。中低效外用激素可有效控制瘙痒感，但抗组胺药一般不能减轻放射性皮炎引起的瘙痒。

②Ⅱ～Ⅲ级放射性皮炎：治疗主要针对皮肤皱褶部位以及其他部位的糜烂，主要治疗措施包括预防皮肤继发感染以及糜烂部位护理。有研究显示，潮湿环境可加快伤口愈合速度，因此，可选择柔软、可吸收的硅胶泡沫绷带或水凝胶、水胶体敷料来治疗。这类敷料在移除时不会对创口和周围皮肤造成损伤。根据渗出的严重程度及时更换敷料，必要时联合外用药物。但迄今尚无随机对照试验对这些治疗进行比较。Ⅲ级放射性皮炎患者出现糜烂需要中断放疗，具体情况应视放疗部位及患者不适程度而定。Ⅱ～Ⅲ级皮炎患者创口应至少每周评估1次，对可疑继发感染需及时查血常规并合理使用抗生素。LED光疗具有抗炎、促修复及再生作用，可以用于减轻放射性损伤及修复性治疗。

③Ⅳ级放射性皮炎：可出现全层皮肤坏死和溃疡，多由放疗科、皮肤科医师、护理人员的多学科团队治疗，治疗方法主要包括外科清创、全厚皮片移植、肌皮瓣或带蒂皮瓣移植，具体处理应视个人情况而定，必要时需终止放疗。对已感染或有潜在感染风险的伤口，应积极局部或全身使用抗生素；富血小板血浆可用于创面再生和修复。

2）慢性放射性皮炎：最重要的预防方法是选择适当的放疗技术，避免对健康皮肤的不必要照射。研究显示，调强放疗（intensity modulated RT，IMRT）的应用可减少慢性放射性皮炎引起的皮肤萎缩、色素沉着和色素减退、皮肤硬结、皮肤溃疡、毛细血管扩张、纤维化、其他皮肤和皮下组织疾病。

①慢性溃疡：由于电离辐射皮肤溃疡部位血运较差，保守治疗常难以治愈。部分溃疡可用特殊敷料治疗，如感染性伤口可用银离子敷料覆盖，而中等或大量渗出性伤口则需具有吸收性的敷料，这种敷料不仅可避免溃疡区域受到严重感染，还可抑制分泌物大量产生。亲水性和亲脂性乳膏或软膏可单独使用或与敷料搭配以增强皮肤屏障功能。严重溃疡需要外科手术干预，包括从简单清创到对皮肤进行高级重建。此外，对于慢性难愈性皮肤溃疡以及疑似肿瘤病变可能需要进行组织病理学活检，明确诊断以排除继发皮肤肿瘤的可能。

②皮肤纤维化：是放射性皮炎最严重、最难治的皮肤并发症之一，其治疗包括创面护理、药物治疗、物理治疗、疼痛管理等多个方面。主动和被动活动（按摩）有益于改善纤维化，有助于扩大活动范围及减少挛缩。单用己酮可可碱或与维生素E联合使用，可改善放疗诱导的皮肤纤维化，但放疗周期长短可影响治疗效果，通常需要至少2年可使皮肤纤维化得到显著改善。脉冲染料激光、点阵CO_2激光和表皮移植是治疗放疗后纤维化的新方法，可阻止皮肤过度纤维化、诱导瘢痕正常重塑以及改善皮肤的柔韧性。

③毛细血管扩张：对慢性放射性皮炎引起的毛细血管扩张治疗效果有限，脉冲染料激光被证明是唯一有效的治疗方法。

（2）中医治疗

1）内治法

①阴津亏虚证

证候：放射灶皮肤干燥、瘙痒、脱皮

毛，口干舌燥，喜饮，咽喉疼痛，虚烦难眠，小便短赤，大便秘结，形体消瘦；舌质红，无苔或少苔，脉细数。

治法：养阴生津。

方药：百合固金汤合四君子汤加减。

百合30g，生熟地黄各10g，怀山药15g，白术15g，桔梗10g，玄参15g，麦冬15g，云茯苓15g，太子参30g，鱼腥草30g，沙参30g。

伴有口腔溃疡者，加白茅根30g、半枝莲30g；伴有干咳者，加炙杷叶15g、款冬花15g；伴有便秘者，加天冬30g、瓜蒌仁30g；伴有失眠者，加合欢花15g、夜交藤30g。

②阴虚火毒证

证候：放射灶皮肤潮红、皲裂或溃疡、疼痛，口干舌燥，喜饮，咽喉疼痛，牙龈肿胀，虚烦难眠，干咳少痰，口腔溃疡，小便短赤，大便秘结；舌质红，无苔或少苔，脉细数。

治法：清热解毒，养阴生津。

方药：金银花甘草汤合犀角地黄汤。

金银花15g，甘草10g，水牛角30g，生地黄15g，黄芩15g，牡丹皮15g，白芍15g，玄参20g，麦冬15g，太子参30g，鱼腥草30g，沙参30g。

伴有牙龈肿痛者，加知母15g、山栀子10g、生石膏30g；伴有咽喉疼痛、口苦咽干者，加千层纸5g、胖大海10g、麦冬15g。

2）外治法

①放射性皮炎予土黄连液、炉甘石洗剂外敷。

②碱性成纤维细胞生长因子（basic fibroblast growth factor，bFGF）联合康复新液外敷创面。

5.预防

（1）一般措施

①健康教育：加强放射线工作人员或接受放疗患者的个人安全防护措施，医务人员应严格掌握放疗适应证及总剂量。治疗过程中，教育、指导患者及家属参与护理活动，以缓解治疗的不适感，减少刺激并促进早期愈合。

②日常护理：保持放疗区域皮肤清洁和干燥；用温水和温和手工皂清洗局部；每天使用无香型、不含羊毛脂的保湿剂护肤2~3次，但在放疗前暂停使用；避免使用温度过高的水、碱性物质、香水、含乙醇的消毒剂等刺激皮肤；避免在放疗区域用机械剃须刀，建议用电动剃须刀以防止皮肤破损，并避免用须后水及相关制剂；穿宽松吸汗的衣物，减少对皮肤的摩擦，皮肤清洁时，选用柔软全棉毛巾，避免用力揉搓；避免在皮肤皱褶处用粉类制剂，如玉米淀粉或婴儿爽身粉；避免日晒，建议穿防紫外线衣服。

（2）药物预防

①外用糖皮质激素（激素）：预防重度放射性皮炎及减轻不适和瘙痒。每次放疗后，于照射部位涂抹0.1%糠酸莫米松或1%氢化可的松乳膏等低至中效外用激素，1~2次/天。放疗期间和放疗结束后数周内定期外用激素可降低重度皮炎（糜烂）发生率，但应警惕激素不良反应。

②其他外用药物：预防放射性皮炎的细胞因子包括重组人粒细胞巨噬细胞刺激因子、表皮生长因子等。预防性用磺胺嘧啶银可降低放射性皮炎的严重程度，金盏花软膏可减少≥Ⅱ级放射性皮炎的发生。

③全身性药物：口服己酮可可碱（每次400mg，每日3次）有利于减少放射性治疗引起的迟发性皮肤改变，如皮肤纤维化及皮肤坏死，但预防急性放射性皮炎效果与安慰剂类似。沙利度胺（每次100mg，每日1次）可显著减轻皮肤黏膜反应。

（3）现代放疗技术 先进的调强放疗和容积旋转调强放疗采用精准定位、精准计划、精准照射方式，可明显减少靶区外正常组织的辐射，并能降低皮肤反应的发生率。

参考文献

[1] 中国抗癌协会乳腺癌专业委员会. 中国抗癌协会乳腺癌诊治指南与规范（2021年版）[J]. 中国癌症杂志, 2021, 31（8）: 796.

[2] 曹旭晨. 乳腺癌改良根治术的手术技巧[J]. 外科理论与实践, 2008, 13（2）: 99-102.

[3] 国家肿瘤质控中心乳腺癌专家委员会. 中国乳腺癌规范诊疗质量控制指标（2022版）[J]. 中华肿瘤杂志, 2022, 44（3）: 203-208.

[4] 中华医学会外科学分会乳腺外科学组. 妊娠相关性乳腺癌临床诊治专家共识（2020版）[J]. 中华临床医师杂志, 2020, 14（5）: 321-325.

[5] 中国年轻乳腺癌诊疗与生育管理专家共识专家委员会. 年轻乳腺癌诊疗与生育管理专家共识[J]. 中华肿瘤杂志, 2019, 41（7）: 486-495.

[6] 国际妇科内分泌学会中国妇科内分泌学分会及共识专家. 卵巢组织冻存与移植中国专家共识[J]. 中国临床医生杂志, 2018, 46（4）: 496-500.

[7] 司徒红林, 陈前军主编. 林毅乳腺病学术思想与经验心悟[M]. 北京: 人民卫生出版社, 2013.

[8] 司徒红林, 陈前军, 朱华宇. 林毅教授辨治乳腺癌经验介绍[J]. 新中医杂志, 2008（7）: 5-6.

[9] 中华医学会外科学分会乳腺外科学组. 早期乳腺癌保留乳房手术中国专家共识（2019版）[J]. 中华外科杂志, 2019, 57（2）: 81-84.

[10] 李德全, 柳琴, 马爱敏, 等. 局部旋转皮瓣在中央区乳腺癌保乳术中的应用[J]. 中华整形外科杂志, 2021, 37（7）: 733-738.

[11] 张小丽, 李赞, 宋达疆, 等. 带蒂胸外侧动脉穿支皮瓣在保乳术后即刻乳房重建中的临床应用[J]. 组织工程与重建外科杂志, 2022, 18（5）: 382-385.

[12] 樊文强, 成琳, 何潇, 等. 乳房皱襞下带蒂脂肪瓣在下方象限乳腺癌保乳手术乳房修复中的应用[J]. 中国微创外科杂志, 2021, 21（9）: 826-830.

[13] 吴爽, 孙晓, 丛斌斌, 等. 乳腺癌前哨淋巴结活检示踪剂研究进展[J]. 中国癌症杂志, 2019, 29（7）: 541.

[14] 中国抗癌协会肿瘤临床化疗专业委员会, 中国抗癌协会肿瘤支持治疗专业委员会. 中国肿瘤药物治疗相关恶心呕吐防治专家共识（2022年版）[J]. 中华医学杂志, 2022, 102（39）: 3080-3094.

[15] 中国临床肿瘤学会（CSCO, Chinese Society of Clinical Oncology）. CSCO肿瘤放化疗相关中性粒细胞减少症规范化管理指南（2021）[J]. 临床肿瘤学杂志, 2021, 26（7）: 638-648.

[16] 中华医学会血液学分会, 中国医师协会血液科医师分会. 中国中性粒细胞缺乏伴发热患者抗菌药物临床应用指南（2020年版）[J]. 中华血液学杂志, 2020, 41（12）: 969-978.

[17] 王丹丹, 包艳敏, 邢莹, 等. 基于五脏相关理论探讨化疗后骨髓抑制的发病机制和治疗思路[J]. 中医药临床杂志, 2022, 34（11）: 2029-2032.

[18] 中国抗癌协会肿瘤支持治疗专业委员会. 化疗诱导的周围神经病变诊治中国专家共识（2022版）[J]. 中华肿瘤杂志, 2022, 44（9）: 928-934.

[19] 樊碧发. 化疗所致周围神经病理性疼痛中西医诊治专家共识[J]. 中华肿瘤防治杂志, 2021, 28（23）: 1761-1767, 1779.

[20] 倪雪, 孙涛. 化疗诱导周围神经毒性的中西医治疗进展[J]. 辽宁医学杂志, 2022,

36（3）：92-96.

［21］胡洁，林丽珠，骆肖群，等. EGFR-TKI 不良反应管理专家共识［J］. 中国肺癌杂志，2019，22（2）：57-81.

［22］王施元，王致红，李春雨，等. 抗肿瘤分子靶向药物相关性腹泻研究进展［J］. 药学学报，2021，56（12）：3377-3384.

［23］何瑞仙. 肿瘤化疗患者症状管理［M］. 北京：人民卫生出版社，2020.07.

［24］彭文颖，杨润祥. 肿瘤患者腹泻的处理［J］. 中国临床医生杂志，2022，50（1）：10-15.

［25］中华医学会神经病学分会，中华医学会神经病学分会睡眠障碍学组. 中国成人失眠诊断与治疗指南（2017版）［J］. 中华神经科杂志，2018，51（5）：324-335.

［26］中国医学美容与美学分会皮肤美容学组. 放射性皮炎诊疗专家共识［J］. 中华医学美学美容杂志，2021，27（5）：353-357.

［27］向泓雨，刘荫华. 2022年《中华医学会乳腺外科临床实践指南》更新解读［J］. 中国肿瘤外科杂志，2022，14（3）：219-223.

［28］沈雷，张宏伟. 乳腺癌新辅助化疗的研究进展［J］. 复旦学报（医学版），2016，43（2）：244-248.

［29］毛艳，王海波. 2021.V5 NCCN临床实践指南：乳腺癌新辅助治疗更新解读［J］. 临床外科杂志，2022，30（1）：23-26.

第十二章 乳腺肉瘤

第一节 乳腺分叶状肿瘤

乳腺分叶状肿瘤（phyllodes tumor）是一组与乳腺纤维腺瘤类似的局限性双向性肿瘤，其特征是由双层上皮结构的裂隙及其周围丰富的间叶成分混合形成的叶状结构。大多数为局部良性病变，< 5% 的分叶状肿瘤可发生远处转移，罕见有区域淋巴结转移，故外科手术切除是基本的治疗方式。根据其间质成分是否有肉瘤的表现，叶状肿瘤呈现介于纤维腺瘤与间质肉瘤之间的形态特征。Johannes Muller 于 1838 年在病检时发现其肿瘤的切面呈鱼肉状，与其他部位的肉瘤相似，故命名为"肉瘤"。由于该肿瘤外形呈分叶状，内有小的囊状结构，又被称为"分叶状囊肉瘤"。1981 年WHO 分类推荐使用"叶状肿瘤"将其命名，并在 2003 年版 WHO 的《乳腺及女性生殖器官病理学和遗传学》中继续推荐使用"叶状肿瘤"和附加适当形容词的形态学编码，以根据其形态学特征更准确地预示其生物学行为。

分叶状肿瘤的生物学特性在不同的个体中相差很大。根据其组织学特征可分为良性、交界性、恶性三类（表 12-1）。良性叶状肿瘤的间质细胞较纤维腺瘤丰富，无明显异型，无核分裂象。低度恶性的分叶状肿瘤（交界性叶状肿瘤）显示介于良性叶状肿瘤与恶性肿瘤之间的特征，其间质表现与分化好的纤维肉瘤相似，上皮成分的恶变不多见，但易局部复发。高度恶性的分叶状肿瘤（恶性叶状肿瘤）呈浸润性生长，其间质为明显的肉瘤样特征，通常为纤维肉瘤，也有脂肪肉瘤、骨肉瘤、软骨肉瘤或横纹肌肉瘤样的分化；可发生远处转移，其比例约占乳腺分叶状肿瘤的 5%。

表 12-1　分叶状肿瘤的组织学特点

组织学特点	良性	交界性	恶性
间质细胞的异型性	轻度	显著	显著
有丝分裂活性（10 个细胞中）	< 4 个细胞 / 高倍镜视野	4~9 个细胞 / 高倍镜视野	≥ 10 个细胞 / 高倍镜视野
间质的过度生长	无	无	有
肿瘤的边界	局限性边界	局限或浸润性边界	浸润性边界

一、临床诊断

1. 临床表现

分叶状肿瘤以可触及的无痛性肿物为临床表现，该肿物持续生长，更常见的是原来长期稳定的肿块近期增长迅速，有的会长成巨大肿物。患者自觉症状不明显，少数伴有局部轻度疼痛，呈刺痛或胀痛，伴有坠胀感，少数伴有乳头溢液。

专科查体可扪及乳房内孤立肿物，肿物呈圆形或结节分叶状，质地硬韧，或有弹性，边界清楚，活动度好，与皮肤、胸肌多无粘连。当肿物增大挤压到边缘皮肤时，局部皮肤表面被拉伸导致皮薄光亮，浅静脉扩张呈暗紫或紫红色，皮温稍高，瘤体巨大者皮肤被拉伸导致缺血从而引起皮肤破溃、继发感染。乳头可能缺失，但通常不受侵犯或内缩。本病多为单个病灶、单侧乳房发病。部分患者伴有腋窝淋巴结肿大。约不到5%的患者发生血行转移，可转移至内脏器官，最常见的部位是肺、骨、肝。

2. 相关检查

（1）乳腺B超　可见较大球形或结节融合或分叶状、边界局限的高回声有包膜占位声像，内部回声不均者可见囊性区域或间隙，多为囊实混合瘤体。部分瘤体较大时，合并坏死、液化、出血。

（2）乳腺X线　可见边界清楚的圆形或类圆形致密影，密度均匀，边缘清楚光整，或呈分叶状改变。周围血管影增多增粗，皮下静脉迂曲，多无毛刺征，有时可见肿物中钙化灶，多为粗大颗粒、片状或环状。

（3）病理诊断　分叶状肿瘤不同于一般的乳腺肿块，仅依靠细针穿刺和粗针穿刺很难明确诊断，穿刺的病理结果往往只是获得"纤维腺瘤"的诊断，但结合病史及临床特征不应排除分叶状肿瘤的可能。确诊需较大量的组织活检，甚至整个肿块切除病检。分叶状肿瘤一般有4个组织学特征：①肿瘤间质细胞异型性；②每10个高倍镜下有丝分裂细胞活性数目；③肿瘤间质出现过度生长；④肿瘤边界局限。

二、鉴别诊断

分叶状肿瘤临床上较少见，尤其是较小的良性分叶状肿瘤（直径< 2~3cm）从临床特征上很难与纤维瘤鉴别。一般年龄较长、肿瘤单发、短期迅速增大、边界清楚是鉴别要点。彩超、钼靶、MRI等影像学检查对于鉴别纤维腺瘤与叶状肿瘤，无特征性表现，最终仍需依靠病理确诊。

三、临床治疗

1. 手术切除

手术切除是分叶状肿瘤初次治疗的唯一手段。

（1）局部广泛切除　是叶状肿瘤首选的手术方式。手术治疗的原则是不管肿瘤为良性还是恶性，均需局部扩大切除，并且保证切缘阴性。一般切缘距离肿瘤1cm以上被认为是合适的手术标准。对于局部切除复发者，如再次行扩大的局部切除，阴性切缘应更大，或应达到2~3cm。即在保证阴性切缘的前提下，施行保乳手术是可行的。

（2）全乳房切除　用于局部广泛切除无法获得阴性切缘，或局部扩大切除术后复发者。对于二次或多次复发的可考虑行乳腺切除。

（3）腋淋巴结清扫术　由于叶状肿瘤罕有腋窝淋巴结转移，一般不需要行腋窝淋巴结清除；创伤较小的淋巴结活检比较可取，即可施行前哨淋巴结活检。只有临床触及腋淋巴结肿大，又经空芯针穿刺活检或者前哨淋巴结活检病理证实有淋巴结转移时，应施行腋淋巴结清除手术。

2. 其他辅助治疗

至今尚无证据证明，术后辅助化疗、放疗及内分泌治疗能减少叶状肿瘤的术后复发。对于叶状肿瘤行乳腺切除后又复发的，应考虑放疗。对于恶性叶状肿瘤，应按乳腺肉瘤的治疗原则处理。

阴性切缘是独立的提高无病生存率和降低局部复发率的预后因素。手术方式根据肿瘤与乳房比例可选择保留乳房的手术或乳房切除，但是一期乳房重建并不值得推荐，因为分叶状肿瘤具有易复发的特点，再造的乳房容易耽误局部复发病灶的及时发现，且若局部复发再次扩大切除病灶，势必影响再造乳房的外形。局部复发的分叶状肿瘤可以在手术切净后加辅助放疗。分叶状肿瘤不易发生淋巴结转移，所以没有必要常规行腋窝清扫，但临床可疑的腋窝淋巴结转移的患者是需要进行淋巴结活检的。间质多度增殖是远处转移的唯一独立预后因素，其他预后因素还有肿瘤的体积、浸润边界、坏死及核分裂象。

四、预后转归

分叶状肿瘤切除术后 5 年内，每 4~6 个月应当进行乳腺查体，每 6 个月进行影像学检查。5 年后每年进行一次乳腺查体及影像学检查。局部复发的病灶最有可能在原来的瘤床出现。分叶状肿瘤常见的远处转移部位为肺，还可以发生在其他部位，如骨、肝脏、心脏、远处淋巴结、远处软组织。本病极少发生脑转移，一旦发生，预后极差。所以对于恶性分叶状肿瘤的患者，术后行常规的胸部及腹部 CT 扫描是必要的。

参考文献

[1]（美）哈里斯等主编；王永进等主译. 乳腺病学［M］. 第 4 版. 济南：山东科学技术出版社，2012.

[2] 吴凯南主编. 实用乳腺肿瘤学［M］. 北京：科学出版社，2016.

第二节　乳腺纤维肉瘤

乳腺纤维肉瘤（Fibrosarcoma of the breast）在乳腺肉瘤中较为少见，约占 7%~10%。本病多来自皮下或筋膜中的纤维组织，其特征为单纯由间叶性成分构成，肿瘤组织内无上皮成分。有文献显示，乳腺纤维肉瘤的发生与放疗有关。

一、临床诊断

1. 临床表现

乳腺纤维肉瘤 95% 发生于 40~50 岁女性，也偶发于男性患者。初起为一个硬结，迅速增大，就诊时 1~10cm 不等，平均直径约 5~6cm。肿物呈圆形、椭圆形或结节状，无包膜或有不完整假包膜，边界相对清楚，与皮肤、基底多无粘连，质地坚韧偏硬、充实。当肿瘤巨大时，局部皮肤紧张、光亮、发红，表皮静脉曲张，皮温升高。如与皮肤粘连，可呈"橘皮样"外观，伴乳头内缩；当侵犯皮肤时，可有破溃、呈菜花状。有的很快侵犯胸肌而固定，一般不伴有淋巴结肿大。

2. 相关检查

乳房 BUS、乳腺 X 线、乳腺 MRI 等检查均能发现肿瘤，肿块通常比较局限，除了少见的微钙化灶外，无特异性改变；如肿瘤内存在坏死灶，病灶可呈现不均质表现。

其确诊需要进行病理组织学诊断，通过粗针穿刺、切取活检或切除活检，细针穿刺是不恰当的。病理切面为灰白色，呈编织状，有的呈鱼肉状，质地软，病理为其最终诊断依据。免疫组化可见纤维肉瘤对 Vinmentin Ⅰ 型胶原呈阳性反应，对平滑肌组织标记或基底膜成分阴性者，最后确诊仍需依靠病理诊断。纤维肉瘤的镜下表现根据其细胞形态及核分裂象的多少，可将其分为分化好的纤维肉瘤和分化差的纤维肉瘤两类。分化好的纤维肉瘤呈浸润性生长，局部切除后易复发，一般不发生远处转移；分化差的纤维肉瘤极易转移与复发。

二、临床治疗

乳腺纤维肉瘤的治疗是以手术为主，行肿瘤广泛切除，以达到切缘阴性。如肿瘤体积较大、细胞分化程度差，可全乳切除。乳腺纤维肉瘤极少见淋巴结转移，故不建议进行腋窝淋巴结清扫，除非临床可触及肿大、质硬淋巴结，或者乳房BUS、X线或MRI检查发现可疑淋巴结，病理证实有淋巴结转移的，建议行乳房根治性手术。对病理分级较高的纤维肉瘤，存在较高的复发和转移风险，可以考虑进行术后化疗和放疗。但是辅助治疗的作用还存在争议。治疗计划应当是个体化和多学科综合治疗，MTD诊治方案必须包括肿瘤外科医生、肿瘤内科医生和放疗医生的参与制定。

三、预后转归

乳腺纤维肉瘤扩散的主要途径是血行转移，很少累及区域淋巴结。转移最常见的脏器是肺，其次是骨髓和肝脏。肿瘤的大小、肿瘤的病理分级、局部和远处转移情况都是决定该病分期和预后的重要因素。乳腺纤维肉瘤预后差异很大，细胞分化良好、早期发现、规范治疗则预后较好。反之，细胞分化差、病期晚、浸润胸肌者，预后较差。

参考文献

[1] 徐兵河主编. 乳腺癌［M］. 北京：北京大学医学出版社，2005.

第三节　乳腺恶性淋巴瘤

乳腺恶性淋巴瘤（malignant lymphoma of the breast）由Gross在1880年首次报道，临床上分为两种类型：原发性恶性淋巴瘤和继发性恶性淋巴瘤。乳腺原发性恶性淋巴瘤（primary breast lymphoma，PBL）首发于乳腺，是一种少见的结外恶性淋巴瘤，大多为低度恶性，其发病占同期乳腺恶性肿瘤的0.04%~0.53%，占恶性淋巴瘤的0.38%~0.7%，占结外恶性淋巴瘤的2.2%。生物学行为类似于原发于淋巴结的滤泡性淋巴瘤，多属于B细胞来源的非霍奇金淋巴瘤，几乎均为弥漫型。乳腺继发性恶性淋巴瘤属于全身淋巴瘤的一部分或作为其他器官淋巴瘤的一个复发部位。本文所诉之乳腺恶性淋巴瘤特指乳腺原发性恶性淋巴瘤。Wiseman和Liao提出乳房原发性恶性淋巴瘤的诊断标准是：①既往无外周淋巴瘤病史，乳腺是首发器官；②乳房组织和淋巴瘤浸润相近，而无同时发生的广泛蔓延的病灶；③与乳腺淋巴结同时发生或随后累及区域淋巴结。

一、临床诊断

1. 临床表现

国外报道本病好发于45~65岁女性，但国内报道较之年轻（＜41岁），男性罕见。无痛性肿物为首发症状，多发于乳腺外上象限，单侧多见，有资料显示右侧多于左侧，即使双乳腺受累，其首发瘤也多位于右侧乳腺。肿块生长迅速，常伴有不同程度的发热，查体可见肿块呈多个结节状或孤立分叶状，质地坚硬，早期边界清楚，可活动，与皮肤及胸壁无粘连，无乳头凹陷及乳头溢液，无橘皮样变，肿物上方皮肤常呈青紫色为其特征性改变，肿块巨大者可占位于整个乳房，表面皮肤菲薄，血管扩张甚至破溃流脓，多伴有腋下淋巴结肿大。

2. 相关检查

（1）B超检查　超声表现类似乳腺癌，但病灶内部回声一般较乳腺癌低，容易误以为囊肿，后方回声增强，但与普通囊肿的区别在于其内部可见丰富的血流，且为高阻动脉血流。

（2）X线检查　乳腺恶性淋巴瘤的X线摄片可表现为周界清楚或边缘模糊不规则，可有分叶带毛刺的致密肿块影，与乳房其他良恶性病变很难区分。若表现为多发性周界不清的阴影，或呈弥散浸润性，乳腺实质密度弥漫性增高并局部皮肤增厚，应考虑到有淋巴瘤的可能性。

（3）病理检查 大多数乳腺恶性淋巴瘤为B细胞来源的非霍奇金淋巴瘤，主要分为弥漫性大B细胞淋巴瘤（DLBCL）和黏膜相关淋巴组织型结外边缘区B细胞淋巴瘤两大类。该病在病理诊断上有一定困难，尤其是术中快速冷冻切片，其阳性率仅为38%。需要组织石蜡切片结合免疫组化检查来明确诊断。

3. 分期

采用 Arbor 标准：Ⅰ期为病变局限于乳腺本身；Ⅱ期为累及乳腺组织及同侧腋窝淋巴结；Ⅲ期为累及乳腺及横膈两侧淋巴结；Ⅳ期除累及乳腺及淋巴结外，与淋巴结相关或非相关的组织中均有肿瘤存在。

按症状分为 A、B 两类：A 类为无症状；B 类为伴有发热、盗汗，半年内体重减轻超过 10%。

二、鉴别诊断

由于乳腺原发淋巴瘤很少见，临床表现与乳腺癌或腺纤维瘤很难鉴别，术前诊断困难，肉眼检查与软组织肉瘤不易区分，尤其在冰冻切片后诊断中大多数病例均未能得到正确诊断，需经术后病理证实，并需免疫组化染色来帮助分型。在 HE 切片上需与以下病变鉴别。

1. 乳腺髓样癌

二者的临床表现及组织学所见均很相似，特别是后者间质内如有大量淋巴细胞浸润，可掩盖癌肿使二者更为相似，须借助病理切片和特殊染色加以区分。髓样癌多边界清楚，癌细胞不与周围组织交织，癌细胞可见聚集倾向。嗜银染色可见网状纤维围绕癌细胞团外周，癌肿结构被显示出来，癌肿内无网状纤维，浸润的淋巴细胞分化成熟多集中于癌肿边缘。另外，癌细胞异形性明显。

2. 乳腺浸润性小叶癌

在乳腺淋巴瘤中常见瘤细胞围绕小叶或导管浸润及乳腺间质硬化与浸润性小叶癌形态相似。有的淋巴瘤内含有多量印戒细胞，也易于与小叶癌混淆。CK、LCA 和 Bcl-2 免疫染色有助于鉴别。

3. 乳腺淋巴组织反应性增生（假性淋巴瘤）

假性淋巴瘤一般肿块体积较小，其直径不超过 3cm，不累及同侧腋下淋巴结。组织学所见，假性淋巴瘤细胞分化成熟，有滤泡形成。间质内可见厚壁血管。

4. 癌和淋巴瘤共存

这种现象虽然很少见，但仍要注意其发生的可能性。

三、临床治疗

1. 手术治疗

手术治疗虽不能彻底治愈，但却可以去除肿瘤负荷，为其他治疗方法创造有利条件。当肿瘤 ≤ 5cm 或局限于 1 个象限时可行区段切除；当肿物 > 5cm 或肿物累及 2 个以上象限时，可行全乳切除＋腋窝淋巴结清扫术。

2. 化疗

因本病主要播散途径是经血行和邻近淋巴结侵犯，故根据术后病理情况制定合理的化疗方案尤为重要。有效和最常用的化疗方案有 MOPP、COPP、CVPP 等。

3. 放疗

放疗是治疗恶性淋巴瘤的有效手段，特别是早期病例对放疗很敏感，可达到较好的效果。

4. 分子靶向治疗

美罗华治疗复发难治性的 B 细胞性淋巴瘤总有效率达 48%，联合 CHOP 方案治疗总有效率达 90%。因此应用美罗华、环磷酰胺、阿霉素、长春新碱和泼尼松等药物的全身化疗方案是目前治疗 DLBCL 的主要标准。

四、预后转归

该病预后主要与肿瘤的分型、分期、侵犯组织、部位和治疗方式有关，中枢神经系统、肝侵犯及急性淋巴细胞白血病者预后差。文献报道一线治疗后 80% 达 CR。组织学类型是影响预后的主要因素，结节型比弥散型预后好，分化好的小细胞型比分化差的大细胞型预后好，分化差的曲核细胞型预后更差。另外，分期越晚预后越差。

参考文献

［1］王奇路．恶性淋巴瘤的诊断与治疗［M］．北京：北京医科大学；中国协和医科大学联合出版社，1997：354-355.

第四节　乳腺癌肉瘤

乳腺癌肉瘤（Carcinosarcoma of breast）是一种来源于乳腺上皮与非上皮两种成分的恶性特征都具有的恶性混合性肿瘤，其构成成分可以是来源于乳腺上皮的癌与来源于乳腺间质组织的肉瘤按任何比例的复合结构，两者之间无过渡。乳腺癌肉瘤可以从恶性分叶状肿瘤（叶状囊肉瘤）的上皮成分癌变而来，亦可由腺纤维瘤的上皮和间质两种成分同时恶变所致，还可以从乳腺直接发生，即起源于多能干细胞，同时向癌和肉瘤两个方向分化的结果。

一、临床诊断

1.临床表现

本病多见于中老年女性，尤其是绝经后的女性。临床触及乳房内单个或多个圆形或结节状肿物，大小不一，质硬，边界较清，可有同侧腋窝淋巴结肿大。早期肿物可活动；当侵犯皮肤时，易形成溃疡或坏死；当侵犯胸大肌筋膜时，活动度差或固定。肿瘤侵犯皮肤时可出现"橘皮征"，或伴有乳头内陷，或伴有淋巴结转移或血行转移。

2.相关检查

（1）超声和乳房 X 线可以帮助协诊，有条件的可结合乳腺核磁来鉴别诊断。

（2）病理检查

①大体标本：乳腺癌肉瘤瘤体呈结节状，质地硬韧，边界清楚，切面灰白色，部分呈鱼肉状，可间杂有散在钙化和骨化灶。

②镜下特点：肿瘤由真性癌和真性肉瘤两种成分组成，可以是任何类型的癌（以导管癌和单纯癌较多见）和任何类型的肉瘤（以纤维肉瘤、骨肉瘤、软骨肉瘤多见）按任何比例的复合。

临床诊断与乳腺癌难以区分，乳房 BUS、X 线可辅助诊断恶性肿瘤征象；乳腺粗针穿刺标本量局限，仅能区分癌或肉瘤；确诊需依据肿瘤切除术后的病理切片。

二、鉴别诊断

本病一般与乳腺癌难以鉴别，主要是病理镜下排除碰撞瘤、假性瘤样化生等疾病。

三、临床治疗

乳腺癌肉瘤多经淋巴转移，如确诊癌肉瘤，应及早行根治性手术。治疗方案可参照乳腺癌的规范治疗。

四、预后转归

乳腺癌肉瘤具有癌和肉瘤两种成分，既可按癌转移规律转移至区域淋巴结，亦可按肉瘤转移规律发生血行转移。因此，该病的分期、规范的治疗是决定预后的主要因素。但乳腺癌肉瘤的肉瘤成分通常生长迅速，易引起患者注意而及早就医，病理确诊后如能规范、系统、积极治疗，预后尚佳。

参考文献

[1] 吴凯南. 实用乳腺肿瘤学 [M]. 北京：科学出版社, 2016：254-255.

[2] 徐兵河. 乳腺癌 [M]. 北京：北京大学医学出版社, 2005：305-309.

第十三章　特殊类型乳腺癌

第一节　副乳腺癌

副乳腺癌（accessory breast cancer）是指以副乳腺组织为原发灶的异位乳腺癌，属于一种特殊类型的乳腺癌。副乳腺可发生在人体腹侧由腋窝到腹股沟处原始"乳线"上的任何部位，临床上多见于腋下和腹股沟处。因此副乳腺癌也可发生在腋窝至腹股沟"乳线"上的任何部位，但以腋窝处最常见。因此临床上副乳腺癌往往以腋窝肿物为首发症状。文献报道副乳腺癌的发生率约占全部乳腺癌的 0.3%~0.6%。

中医学认为，本病统属于"乳岩"的范畴。

一、临床诊断

（一）辨病诊断

1. 临床表现

本病以腋下无痛性肿物为首发症状，并且有增大趋势。因为腋下脂肪较丰厚，当病灶不大时往往质地不像发生在乳房的乳腺癌肿物那么质地坚硬，容易被误诊为腋下淋巴结的病变。

2. 相关检查

超声检查、乳腺 X 线、乳腺核磁、胸部 CT 都可以帮助诊断，但是病灶组织来源依赖于组织活检，因此该部位病灶的空芯针穿刺活检是必须要做的。

（二）辨证诊断

该部分参考第十一章乳腺癌。

二、鉴别诊断

（一）西医学鉴别诊断

单从腋窝肿物这一体征来看，副乳腺癌难以与同侧乳房腋尾部癌、隐匿性乳腺癌相鉴别，因此必须依靠病理仔细分析，以下几点可供诊断时参考：肿块组织学检查为癌时，必须在癌组织周围见到腺小叶结构或导管内癌成分方可排除腋下转移癌，癌旁乳腺组织中见到大导管可除外乳腺腋尾部癌，因为乳腺腋尾部不具此成分；组织学检查时在腋淋巴结内见到癌灶而结外无上述病理特征时应考虑乳腺癌的淋巴结转移，副乳腺组织必须与正常乳腺组织无关联方可诊断。

（二）中医学鉴别诊断

由于首发病灶多位于腋下，需与"臀核"鉴别诊断。臀核泛指肿大淋巴结，常见于腋窝、腹股沟，但往往继发于其他炎性病变，因此臀核多伴有疼痛症状。

三、临床治疗

副乳腺癌的治疗原则等同于普通的乳腺癌，仍是以手术、化疗、放疗、内分泌治疗、靶向治疗为主的综合治疗模式。但副乳腺癌有其特殊性，因其病灶在腋窝，濒临大血管，淋巴组织丰富，因此更容易出现乳腺外的转移，临床分期较晚。多数病例需行新辅助降期治疗后方宜手术治疗。

以往国内大多数学者认为乳腺癌改良根治术是副乳腺癌的标准手术模式。有文献报道已发生副乳腺肿瘤的患者，其恶变率为 24%~63%，故对有症状的副乳腺肿瘤可行预防性切除，以防恶变。刘晓等报道了 23 例副乳腺癌患者，其中采取肿物局部广泛切除及同侧淋巴结清扫术式治疗的共 10 例，13 例采用全乳切除及同侧腋窝淋巴结清扫术。全部病例随访 4 个月到 10 年，保乳治疗组中 2 例出现骨转移，根治组中 1 例发生肺转移，两组患者均未发生局部复发。结果显示副乳腺癌确诊时，如双侧乳腺未及异常，可采用保留同侧乳腺治疗副乳腺癌的手术方式。但因该试验样本量有限，其手术方式是否合理还有待多中心大样本的研究证实。

由于副乳腺癌多发生于近腋窝处，多容易较早发生淋巴结转移，对于放疗的指征应适当放宽。而对于淋巴结阴性的患者，术中完整去除副乳腺腺体，则术后并不必须行放疗。

中医辨证治疗参考第十一章乳腺癌。

四、预后转归

一般认为，副乳腺癌的 5 年生存率较乳腺癌低，这与副乳腺癌临床分期较晚有关。

参考文献

[1] Devine C, Courtney CA, Deb R, et al. Invasive lobular carcinomaarising in accessory breast tissue [J]. World J Surg Oncol, 2013, 11 (1): 47.

[2] 吕民豪，李永峰，毛晓韵，等. 副乳腺癌 1 例报道并文献复习 [J]. 中国普外基础与临床杂志，2012, 18 (11): 1212-1213.

第二节 老年乳腺癌

老年乳腺癌是指 65 岁以上确诊的乳腺癌。年龄增长是乳腺癌发生的一个主要危险因素。随着我国步入老龄化社会，老年乳腺癌的发病率在临床上呈现明显上升的趋势，在乳腺癌患者中约占 25%。

一、临床特点

老年女性因腺体退化，乳房肿物相对孤立，触诊明显，但老年患者自我筛查意识薄弱，来就诊时肿瘤体积较大。病理类型仍以浸润性导管癌为主，但特殊类型乳腺癌比例较高，如黏液癌在绝经前乳腺癌患者中只占 1%，但 75~85 岁患者中黏液癌占 4%~5%。与年轻患者相比，老年乳腺癌的病理表现为 DNA 双倍体、S 期细胞百分比低、P53 基因突变率低及表皮生长因子和 cerbB2 低表达或不表达，以上这些特点均提示老年患者癌细胞增殖较慢。由于老年患者所接受的治疗不足、合并症多、身体一般状况差，预后往往较年轻患者差。

二、临床治疗

（一）辨病治疗

老年女性合并高血压、糖尿病、心血管疾患的比例较高，控制内科基础疾病有利于乳腺癌治疗的顺利进行。反之在确定乳腺癌治疗方案的同时要充分考虑抗肿瘤治疗的并发症对内科疾病的影响，以权衡利弊。老年乳腺癌综合治疗仍以手术、化疗、放疗、内分泌治疗、靶向治疗等治疗手段为主。

医生在给老年乳腺癌患者选择手术方式时应评估患者的功能状况，尽量选择创伤小、并发症少、麻醉风险小的手术方式。能保留乳房的不要切除乳房，能进行前哨淋巴结活检的不要直接进行腋窝淋巴结清扫。乳房再造不宜推荐给她们。

老年乳腺癌患者中，雌激素受体阳性 / HER-2 阴性患者占 70% 以上，这类患者相对预后较好且内分泌治疗有效率高，因此像这类的早期 Luminal A 型患者单独运用内分泌治疗即可。第三代芳香化酶抑制剂（来曲唑，阿那曲唑，依西美坦）是标准治疗。芳香化酶抑制的主要不良反应是关节痛与肌肉痛，部分患者此症状明显，但其发生率在老年患者中并没有特别增加。但鉴于老年患者骨质疏松，唑来膦酸的治疗应规律应用以预防骨不良事件的发生。

老年患者辅助化疗的选择较为复杂，因为相比内分泌治疗，化疗毒性更大。合并淋巴结阳性的老年患者是可以从化疗中获益的，CALGB分析了来自4个研究共6489例淋巴结阳性乳腺癌患者辅助化疗的资料，其中包括蒽环类、紫杉类药物。分析显示65岁及以上的患者接受综合化疗后的获益显著优于接受普通化疗的患者，并且获益的程度优于51~64岁和50岁以下患者，但约1%的老年患者死于化疗相关的毒性。Fargeot等研究发现，对于年龄≥65岁、激素受体（hormonal receptor，HR）阴性的老年患者，含蒽环类药物治疗可延长患者的无病生存期（DFS）。但蒽环类药物的心脏毒性会影响部分伴有心血管疾病的老年患者选择蒽环类药物。韩颖等研究观察我国老年乳腺癌患者应用以紫杉类为主的非蒽环类辅助化疗方案的安全性和耐受性，他们纳入2008年11月至2012年1月56例接受手术治疗的老年乳腺癌患者，以2:1比例（≥65岁）入TC组（4或6个周期的多西他赛75mg/m^{2}和环磷酰胺600mg/m^2，35例）和PC组（4或6个周期的紫杉醇175mg/m^{2}和环磷酰胺600mg/m^2，21例），结果显示非蒽环类化疗方案的耐受性及安全性好，老年乳腺癌患者能较好地接受以紫杉类为主的化疗方案。PC方案在耐受性和安全性上与TC方案相当，为我国老年乳腺癌患者增加一个安全、低毒的化疗方案的选择。值得注意的是，伴有糖尿病的患者，应谨慎选择含紫杉类药物的化疗方案，因为运用糖皮质激素会使得患者的血糖难以控制。

HER-2阳性老年患者是可以从靶向治疗药物中获益的，但老年患者应用曲妥珠单抗治疗后有更高的心脏毒性风险，应注意监测。

（二）辨证治疗

老年患者正气不足，脏腑功能渐衰，中医治则以扶正为主，祛邪为辅。中医药治疗调整机体阴阳、气血、脏腑功能，减轻乳腺癌综合治疗中的毒副反应，对于提高老年患者的生活质量、保证抗肿瘤治疗顺利完成有着重要意义。

（1）脾胃虚弱

治法：益气健脾，温补肾阳。

方药：补中益气汤加减。

黄芪15g，人参（党参）15g，白术10g，炙甘草15g，当归10g，陈皮6g，升麻6g，柴胡12g，生姜9片，大枣6枚。每日1剂，水煎服。

汗出甚者，加浮小麦30g收敛止汗；胃纳差者，加神曲15g、炒麦芽15g消食开胃。

（2）阴虚津亏

治法：益气养阴。

方药：沙参麦冬汤合大补阴丸加减。

生地黄12g，熟地黄12g，天门冬15g，麦门冬15g，知母12g，天花粉30g，玄参12g，党参15g，生龟甲（先煎）30g，鳖甲（先煎）15g，陈皮10g，甘草6g。每日1剂，水煎服。

失眠者，加酸枣仁9g、五味子6g、远志15g养心安神；大便秘结难下者，加肉苁蓉15g、何首乌30g、火麻仁15g润肠通便。

（3）气血两虚

治法：益气养血。

方药：归脾汤或当归补血汤加减。

党参15g或太子参30g，黄芪30~50g，白术15g，茯神15g，当归12g，炙远志10g，酸枣仁15g，广木香（后下）10g，龙眼肉15g，黄精30g。每日1剂，水煎服。

偏寒者，加细辛3g温经散寒；偏热者，

加夏枯草 15g、蒲公英 30g 清热凉血。

（4）肝肾亏损

治法：补益肝肾。

方药：左归丸加减。

熟地黄 12g，山药 15g，枸杞子 12g，山茱萸 12g，牛膝 10g，菟丝子 12g，鹿角（冲服）5g，生龟甲（先煎）30g，党参 12g，阿胶（烊化）10g，肉苁蓉 12g，制何首 15g。每日 1 剂，水煎服。

阴虚火旺、虚火上炎者，加麦冬 15g、桑椹子 15g 等滋阴降火；溃烂流脓血者，加大黄 15g、黄柏 15g、土黄连 30g、苦参 30g 等制成洗剂，局部冲洗治疗。

三、预后转归

老年乳腺癌总体来看比非老年乳腺癌预后差。主要原因是大部分老年患者未能及时得到合理的综合治疗，因而不能像非老年乳腺癌患者那样从规范的综合治疗中获益；并且老年乳腺癌患者难以承受非老年患者一样的多学科治疗，从而得不到更长的生存期。

参考文献

［1］林本耀. 乳腺癌［M］. 北京：中国医药科技出版社，2007：40-1.

［2］韦长元，杨伟萍，左思，等. 老年乳腺癌的生物学特征及治疗策略［J］. 实用老年医学，2011，25（02）：95-99.

［3］Fargeot P, Bonneterre J, Roché H, et al. Disease-free survival advantage of weekly epirubicin plus tamoxifen versus tamoxifen alone as adjuvant treatment of operable, node-positive, elderly breast cancer patients: 6-years follow-up results of the French adjuvant study group 08 trial［J］. J Clin Oncol, 2004, 22（23）：4622-4630.

［4］邵志敏，沈镇宙，徐兵河. 乳腺肿瘤学［M］. 上海：复旦大学出版社，2019.

［5］林毅，唐汉钧. 现代中医乳房病学［M］. 北京：人民卫生出版社，2003.

第三节　男性乳腺癌

男性乳腺癌较为少见，约占所有乳腺癌的 1%。近年来，男性乳腺癌的发病率呈上升趋势。根据来自美国的数据，男性乳腺癌的发病率随着年龄增加而升高，在 70 岁后达到高峰。2008 年，中国肿瘤登记地区共有 15625 例女性乳腺癌，126 例男性乳腺癌，后者占所有男性恶性肿瘤的 0.15%。

一、与男性乳腺癌发病相关的危险因素

1. 基因因素

15%~20% 的男性乳腺癌患者有乳腺癌或卵巢癌的家族史，遗传易感性与乳腺癌易感基因 1（BRCA1）和 BRCA2 变异有关，男性 BRCA2 携带者患乳腺癌的概率高。

2. 内分泌因素

大量研究表明，雌激素过量或者雄激素缺乏在男性乳腺癌的发生发展中起重要作用。能够导致体内雌雄激素比例失衡的疾病均应引起注意。Klinefelfer 综合征患者的乳腺癌风险较普通男性高 14~50 倍。男性乳房发育、肥胖也是男性乳腺癌的危险因素之一。此外，其他导致体内雄激素水平降低的疾病如隐睾、先天性腹股沟斜疝、睾丸炎、肝硬化、成人腮腺炎以及使用外源性雌激素等都是男性乳腺癌的危险因素。

3. 职业和环境因素

与女性乳腺癌一样，电离辐射同样是男性乳腺癌的致病因素。调查认为男性乳腺癌的风险与工作环境中富含能够导致体内激素紊乱的烷基酚类化合物有关，这类化合物广泛存在于去污剂、塑料橡胶制品、化妆品等。此外，长期在高温和富含汽油及燃料尾气的环境中工作也会增加男性患乳腺癌的风险。

二、临床特点

男性乳腺癌发病较晚，患者就诊年龄平均在 65 岁，比女性乳腺癌晚至少 10 年。其典型表现为单侧乳晕区无痛性肿块，乳腺外上象限也比较常见。乳头溢液少见，但血性溢液与男性乳腺癌关系密切。由于男性乳腺癌发病率较低以及乳腺癌的性别特征，通常容易被患者和医生忽视，加之男性乳腺组织少，乳头及乳晕下淋巴管网丰富，容易出现乳房外的转移，所以就诊时病期偏晚，常伴有腋窝淋巴结肿大。

男性乳腺癌的病理类型以浸润性导管癌最为常见，占所有患者的 85%。因男性乳腺组织中小叶组织少见，文献中关于小叶癌的报道少见。男性乳腺癌雌激素受体（ER）和孕激素受体（PR）阳性率较高，可能与体内激素水平有关。

以往认为男性乳腺癌的预后比女性乳腺癌差，这与男性患者就诊时病期偏晚有密切关系，但如果校正了年龄与病期因素，男性与女性乳腺癌的存活率是相似的。

三、临床治疗

由于男性乳腺癌病例数较少，难以开展大型的临床试验研究，目前为止，几乎所有治疗均参照女性乳腺癌的数据。改良根治术是手术治疗的常规模式。在女性早期乳腺癌中对于腋窝的分期，前哨淋巴结活检已经代替了腋窝淋巴结清扫，有文献报道在男性早期乳腺癌患者中行前哨淋巴结活检也是可行的。

雌孕激素受体阳性患者推荐术后使用他莫昔芬内分泌治疗 5 年。新一代芳香化酶抑制剂阿那曲唑（anastr ozole）、来曲唑（let rozole）、依西美坦（ex emestane）特异性强，副作用小，已有取代他莫昔芬作为男性乳腺癌一线治疗的报道。但是应用戈舍瑞林药物去势或睾丸切除术联合第三代

AI 来治疗受体阳性的男性乳腺癌可能会获得更好的效果。

男性乳腺癌，尤其是腋窝淋巴结阳性的患者同样可以从化疗中获益，化疗方案参照女性乳腺癌辅助化疗方案。女性乳腺癌接受术后放射治疗的适应证同样适用于男性乳腺癌患者。

目前，对于 HER2 阳性的男性乳腺癌的靶向治疗仅有个案报道，与化疗联用时也显示出了一定疗效。尽管没有临床试验的依据，但是可参照女性乳腺癌的适应证进行抗 HER2 的靶向治疗，应当对 HER2 基因扩增的患者进行个体化风险和预后评估，并与患者充分沟通说明抗 HER2 靶向治疗（如曲妥珠单抗）的作用。

参考文献

［1］Siegel RL, Miller KD, Fuchs HE, et al. Cancer Statistics, 2021 ［J］. CA Cancer J Clin, 2021, 71（1）: 7-33.

［2］Ruddy KJ, Winer EP. Male breast cancer: risk factors, biology, diagnosis, treatment, and survivorship ［J］. Ann Oncol, 2013, 24（6）: 1434-1443.

第四节　年轻乳腺癌

目前国际上对年轻乳腺癌的定义不同，文献报道中以 30~50 岁为界不等。ESO-ESMO 第 3 届国际共识指南将年轻乳腺癌定义为 40 岁前确诊的乳腺癌。

一、临床诊断

类似于年长乳腺癌，年轻乳腺癌常见症状是乳房无痛性肿物。由于年轻患者没有定期参加乳腺癌筛查，常规乳腺 X 线检查敏感度不高，年轻患者容易被误诊，诊断时肿物较大，常伴有腋窝淋巴结肿大。加之年轻乳腺癌具有不同的生物学特点，

因此临床上具有高淋巴结转移率、高组织学分级、高临床分期、高三阴比例、大肿块的特点。

二、临床治疗

（一）提高临床疗效的要素

有直系亲属患有乳腺癌的年轻女性积极参与乳腺癌普查。已经确诊乳腺癌的年轻患者，有条件的可进行 NGS 检测。Anders 等通过基因微阵列发现，年轻乳腺癌区别于年长乳腺癌的 367 个基因，包括与免疫功能相关的 mTOR、低氧、BRCA1、干细胞、细胞凋亡、组蛋白脱乙酰酶，以及信号通路如 Myc、E2F、Ras、β- 连环蛋白、AKT、p53、PTEN 和 MAPK 通路等。

（二）辨病治疗

参考第十一章乳腺癌。

（三）辨证治疗

参考第十一章乳腺癌。

三、预后转归

年龄是乳腺癌的独立预后指标。年龄 < 35 岁的年轻乳腺癌较绝经前非年轻乳腺癌的年死亡风险增加 5%，10 年总生存率（包含所有原因的死亡）显著低于 35 岁以上的患者。不论分子分型，年轻乳腺癌较年长乳腺癌预后差。

参考文献

[1] 邵志敏，沈镇宙，徐兵河，等. 乳腺肿瘤学 [M]. 上海：复旦大学出版社，2019.

第五节　妊娠和哺乳期乳腺癌

妊娠和哺乳期乳腺癌（pregnancy associated breast cancer，PABC）是发生在女性一个特殊时期的乳腺癌，诊断标准为妊娠期或产后一年内确诊的原发性乳腺癌。国外报道占所有孕妇的 1/10000~1/3000，占所有乳腺癌的 2.8%，国内报道占所有乳腺癌的 1%~8%。PABC 难以做到早期诊断，多数患者就诊时病期偏晚，预后比普通女性乳腺癌差，5 年生存率约为 71.8%，如果与相同年龄和病期的患者比较，预后则无明显不同。

一、临床诊断

由于患者处于特殊的妊娠和哺乳时期，此时的双乳发生明显的生理变化，如乳房增大、腺体增厚，因此乳房肿瘤容易被掩盖，而患者甚至部分医师容易忽视该时期乳腺癌的诊断，以致延误早期诊断的时机。尤其哺乳期的乳腺癌易被误诊为乳汁淤积的肿块、积乳囊肿、乳腺炎等。因此，超声协助诊断是必要的，而且鉴于超声检查的准确性、安全性，对发生在妊娠和哺乳时期的异常肿物，超声是首选的检查。乳腺 X 线检查时胚胎的暴露剂量估计为 0.4mrads，这个值是不会增加胎儿先天性畸形和发育迟缓的发生的，但孕产期的双乳腺体密度较大，乳房 X 线检查的诊断敏感性降低，诊断价值有限。乳腺核磁共振成像检查时，由于加强剂量可以穿透胎盘，并可以引起胎儿异常，因此对于乳腺超声及钼靶 X 线检查诊断不明的患者，尽可能将乳腺核磁检查安排在产后。对于辅助诊断无法明确诊断的，必要时行空芯针穿刺病检。

妊娠期乳腺癌的病理以浸润性导管癌为主，且 84% 为低分化癌，雌孕激素受体阳性率较低。Her-2 基因扩增约为 20%~30%。

二、临床治疗

手术及麻醉在妊娠前 3 个月是可以安全

完成的，但是，更多的外科医师愿意等到妊娠12周后，以降低胎儿流产的风险。手术方式除了乳房单纯切除，还可以考虑保乳手术，保乳术后的放疗可以安排在分娩以后。

在妊娠第二个月及后三个月是可以安全使用化疗药物的。有化疗指征的妊娠期乳腺癌患者是应该考虑全身化疗的。化疗方案主要以蒽环类药物为主，紫杉类药物安全性数据很少，但对于蒽环类药物不敏感的妊娠期患者，紫杉类药物可以个体分析考虑。抗叶酸类药物，如甲氨蝶呤的致畸风险较高，所以甲氨蝶呤和含有甲氨蝶呤的化疗方案是不主张用于妊娠期的。曲妥珠单抗应该避免用于妊娠期患者。

大多数化疗药物都可经乳汁分泌，因此，在母亲接受化疗、内分泌治疗、放疗期间是建议停止哺乳的。

三、乳腺癌患者治疗后妊娠

近年来许多研究探讨了妊娠哺乳和乳腺癌之间的关系，发现妊娠会降低受体阳性乳腺癌风险，但是有可能增加三阴乳腺癌风险，而哺乳能降低三阴乳腺癌风险。乳腺癌治疗后妊娠并不增加乳腺癌复发率和死亡率。

参考文献

[1] Nicklas AH, Baker ME. Imaging strategies in the pregnant cancer patient [J]. Semin Oncol, 2000, 27(6): 623-632.

[2] Mazonakis M, Varveris H, Damilakis J, et al. Radiation dose to conceptus resulting from tangential breast irradiation [J]. International Journal of Radiation Oncology Biology Physics, 2003, 55(2): 386-391.

第六节　炎性乳腺癌

炎性乳腺癌（inflammatory breast cancer, IBC）是一种具有特殊临床表现的乳腺癌。2008年12月召开的第一届IBC国际会议上，专家就IBC诊断标准达成了以下共识。

（1）6个月内迅速出现乳腺皮肤发红、水肿和（或）橘皮样外观，并累及乳腺皮肤1/3以上。

（2）组织活检病理学确诊为浸润性癌，可伴有或不伴有真皮淋巴管癌栓。

一、病因病机

（一）西医学认识

目前认为IBC独特的临床表现是由于癌栓影响了乳腺皮肤的淋巴回流，从而导致乳房迅速水肿增大。但由于肿瘤的异质性，仅有75%的IBC肿瘤中可见癌栓。近年来，研究显示IBC肿瘤中存在大量活化的编码促炎因子、细胞因子和趋化因子等炎症介质的基因，对肿瘤起到了促进和抑制的双重作用，提示IBC的特征性表现亦与局部形成的炎症微环境密切相关。

（二）中医学认识

炎性乳腺癌属于中医学"乳癌"范畴，除了普通乳癌的气郁、痰浊、瘀血的病理基础外，该病与热毒之邪关系密切，源于气郁、痰郁、血郁郁久化热，火热之邪入于血分，蕴成火毒。气血痰浊热毒壅阻乳络，日久成积，发为本病。

二、临床诊断

典型的炎性乳腺癌诊断依靠临床体征及病理诊断。病理诊断需利用空芯针穿刺获得标本，绝大多数为浸润性导管癌，且组织学分级较高，免疫组化多表现为雌激素受体（ER）、孕激素受体（PR）阴性和人表皮生长因子受体（HER2）基因扩增。按乳腺癌的分子分型，IBC 肿瘤中同样存在乳腺癌的 5 种分子分型，但 HER2 过表达型和 basal-like 型比例更高。受累的皮肤活检可以发现皮肤淋巴管被肿瘤细胞浸润。真皮淋巴管癌栓是 IBC 特征性的病理表现，因其病情进展迅速，患者来就诊时往往病情偏晚，55%~85% 在确诊时已经有腋窝淋巴结转移及锁骨上淋巴结转移，临床分期至少为ⅢB 期。

三、鉴别诊断

本病需与急性乳腺炎相鉴别，尤其是哺乳期的患者容易误诊。局部乳房红肿的表现及体征与乳腺炎相似，但炎性乳腺癌一般无全身发热，血常规中白细胞不高，抗生素治疗无效。缓慢进展的局部晚期乳腺癌不能诊断为该病，乳腺癌复发出现的局部炎性样表现也不能诊断为炎性乳腺癌。

四、临床治疗

炎性乳腺癌分期较晚，病情进展迅速，因此治疗的关键在于控制及预防远处转移，全身治疗是首先考虑的治疗。而患者比较年轻，肿瘤分子分型多为 HER2 过表达型和 basal-like 型。basal-like 型 IBC 全身化疗是毋庸置疑的。化疗方案没有明确推荐方案。美国的 MD Anderson 肿瘤中心 Cristofanilli 等回顾性比较新辅助化疗中接受 CAF 序贯紫杉醇方案的 62 例 IBC 患者及仅接受 CAF 方案的 178 例患者，发现前者比后者有着更高的病理完全缓解（pCR）率、更长的中位生存期。HER2 过表达型 IBC 是目前研究热点。NOAH 试验入组了 225 例 HER-2 阳性的局部晚期或炎性乳腺癌患者，其结果显示，在治疗 HER-2 阳性的局部晚期或炎性乳腺癌方面，与单纯化疗相比，在所有受试亚组中均观察到联合曲妥珠单抗的治疗

优势，其中炎性乳腺癌亚组患者从曲妥珠单抗治疗中获益最明显。以帕妥珠单抗联合曲妥珠单抗为基础的双靶联合化疗能进一步改善高危 HER-2 阳性乳腺癌患者的生存预后。

全身化疗或联合靶向治疗，可以使肿瘤降期以利于手术，或变不可手术为可手术。Panades 等对比了 308 例经过新辅助化疗后接受及未接受手术治疗的 IBC 患者，发现前者有着更高的 10 年无局部复发生存率。新辅助化疗疗效越好的患者，手术获益越大。对于新辅助化疗未部分或全部缓解的患者，手术并不能改善其预后，建议换用化疗方案或进行行术前放疗后再评估。由于 IBC 皮下淋巴管癌栓的广泛存在，局部复发率高，改良根治术是目前标准的术式，若有胸肌侵犯可考虑根治术，保乳手术和保留乳头或皮肤的乳腺切除术并不适合 IBC 患者。手术范围应尽可能包含首诊时受累皮肤，保证阴性的切缘，必要时可采用皮瓣移植来满足无张力缝合。由于高复发率和术后放疗的必要性，不推荐术后即时重建，因为整形手术可能会延迟放疗，也有可能影响对内乳淋巴结的照射。IBC 患者区域淋巴结转移率高达 55%~85%，且淋巴管癌栓阻塞会影响示踪剂流向，故前哨淋巴结活检亦不在考虑之列，而应常规行腋窝清扫。

由于炎性乳腺癌局部分期较晚，放疗可以降低局部复发率，在 IBC 治疗中起着举足轻重的作用。放疗野的设计需考虑到 IBC 病灶可能通过真皮淋巴管扩散，在治疗野边缘复发，故放射范围和剂量都应足够。放疗野包括胸壁，锁骨上、下区和内乳区，总剂量为 55~66Gy。对于年龄 < 45 岁、肿瘤切缘近或阳性切缘、新辅助化疗后残留 4 枚或以上阳性淋巴结或对化疗反应差的病例，推荐剂量为 66 Gy。加速分割方案可能比常规方案获得更好的局部控制。对于

术前全身治疗疗效差的患者，可以考虑通过术前放疗控制局部病灶，可能有助于提高手术切除率，但手术并发症增加，且患者总生存率没有获益，因此该方法还有待研究。

IBC患者内分泌治疗遵循普通乳腺癌的治疗原则，但IBC患者激素受体多为阴性，对于阳性患者应在综合治疗结束后常规使用内分泌治疗药物，绝经前期推荐卵巢去势联合芳香化酶抑制剂，绝经后服用芳香化酶抑制剂，并建议根据个体情况延长内分泌治疗5~10年。

五、预后转归

IBC是乳腺癌中预后最差的类型，仅靠放疗或手术只能获得少于15个月的中位生存期，局部复发率高达50%，其中位生存期远低于同期非IBC患者（4.75年 vs 13.4年）。但随着综合治疗理念的深入，其预后有了明显的改善，新的化疗药物艾立布林、TKI类小分子靶向治疗药物的使用有望进一步提高疗效。

参考文献

[1] Edges SB, Compton CC. The American Joint Committee on Cancer: the 7th edition of the AJCC cancer staging manual and the future of TNM [J]. Ann Surg Oncol, 2010, 17 (6): 1471-1474.

[2] Bertucci F, Finetti P, Rougemont J, et al. Gene expression profiling identifies molecular subtypes of inflammatory breast cancer [J]. CancerRes, 2005, 65 (6): 2170-2178.

[3] Cristofanilli M, Gonzalez-Angulo AM, Buzdar AU, et al. Paclitaxel improves the prognosis in estrogen receptor negative inflammatory breast cancer: the M.D. Anderson Cancer Center experience [J]. ClinBreast Cancer, 2004, 4 (6): 415-419.

[4] Panades M, Olivotto IA, Speers CH, et al. Evolving treatment strategies for inflammatory breast cancer: a population-based survival analysis [J]. J Clin Oncol, 2005, 23 (9): 1941-1950.

[5] Kaufmann M, von Minckwitz G, Bear HD, et al. Recommendations from an international expert panel on the use of neoadjuvant (primary) systemic treatment of operable breast cancer: new perspectives 2006 [J]. Ann Oncol, 2007, 18 (12): 1927-1934.

第七节　隐匿性乳腺癌

隐匿性乳腺癌（occult breast cancer, OBC）是以腋窝淋巴结转移癌（或腋窝淋巴结之外的远处转移）为首发表现，临床体检、超声、钼靶X线检查均未能发现乳腺原发病灶的一种乳腺癌。隐匿性乳腺癌发病率极低，文献报道仅为0.1%~1.0%。随着钼靶摄片质量和超声技术的提高以及核磁共振成像检查的应用，隐匿性乳腺癌的诊断率逐渐下降。

一、临床诊断

腋窝肿物往往是OBC患者就诊的主诉。通过细针穿刺、空芯针穿刺、淋巴结切检可以明确腋窝肿物是否是淋巴结转移性腺癌。腋窝淋巴结转移腺癌可发生于甲状腺癌、肺癌、胃癌、胰腺癌、直肠癌、乳腺癌。而除了隐匿性乳腺癌外，上述恶性肿瘤均可找到原发病灶或是其他部位的淋巴结肿大。但要确定该淋巴结转移性腺癌来源于乳腺，还需要综合分析患者的年龄、性别、肿瘤标志物、雌孕激素受体表达等情况。近年分子生物学的迅速发展，通过基因芯片的方法可能有助于确诊OBC。

要提高OBC诊断的准确性，应注意以下几个方面。

（1）尽量全面获得患者的临床信息及病理特点。对腋窝淋巴结转移癌的女性患者，要首先考虑 OBC 的可能，并排除乳腺外其他病灶。

（2）对于原因不明的腋窝肿块，均应进行组织学病检及免疫组化检查。

（3）充分重视乳腺局部细微变化，避免遗漏乳头病理性溢液的体征，并对其进行乳腺病灶病检。

（4）对于乳腺超声、钼靶 X 线检查不明的应进行核磁共振成像扫描。

因 OBC 已经明确存在腋窝淋巴结的转移，按美国癌症联合委员会（AJCC）及美国国立综合癌症网络（NCCN）分期标准应列入 IIa 期或更晚的分期。

二、临床治疗

新辅助治疗：隐匿性乳腺癌因为分期较晚，可以先行新辅助治疗。新辅助治疗方案根据分子分型参照普通乳腺癌新辅助治疗原则进行。

局部治疗：乳腺癌改良根治术＋腋窝放疗是 OBC 标准的治疗模式。但目前也有研究报道保留乳房手术联合放疗的生存率与乳房切除无明显差异。

全身治疗：按照普通乳腺癌治疗。

参考文献

[1] Fayanju OM, Jeffe DB, Margenthalar JA. Occult primary breast cancer at comprehensive cancer center [J]. J Surg Res, 2013, 158（2）：684-689.

[2] Sohn G, Son BH, Lee SJ, et al. Treatment and survival of patients with occult breast cancer with axillary lymph mode metastasis: a nationwide retrospective study [J]. J Surg Oncol, 2014, 110（3）：270-274.

第十四章　乳腺肿瘤术后重建与修复

第一节　乳房重建

乳房重建是指通过采用硅胶假体植入或自身皮瓣组织移植重建因乳房切除或其他疾病导致的乳房畸形或乳房缺损。临床上最常见的乳房缺损见于乳腺恶性肿瘤行乳房切除术后，最常见的乳房畸形见于先天性乳房发育异常。特别是对于因根治手术导致乳房切除的患者，从患者的精神心理痛苦和生活质量考虑，乳房重建就显得非常必要，其临床意义重大。目前乳房重建的手术方法主要有自体组织移植和硅胶假体植入两大类，或者自体与假体两者联合应用。乳房重建的目的，最主要的是在身体和心灵两方面进行康复治疗，在身体外形上得到充分的改善，在心灵的创伤上得到进一步的治疗，提高自信心，使患者很快地融入社会中。

一、乳房重建的适应证

（1）因各种原因导致的乳房缺失，包括一侧或双侧乳房缺失，如手术、烧伤、外伤、感染、药物等。

（2）先天性乳房发育不良或畸形者。

（3）乳房恶性肿瘤根治切除术后半年以上，病情稳定，无复发转移者。

（4）临床分期Ⅰ、Ⅱ期乳腺癌术后，患者有强烈意愿进行乳房重建。

（5）患者有重建乳房的强烈愿望，愿意承担手术风险，信任医生，且身体条件容许，可耐受手术，各脏器无严重器质性功能障碍。

二、乳房重建的时机

随着医疗技术的进步以及现代整形外科理念的融入，在保证肿瘤治疗安全性的前提下，对乳腺恶性肿瘤患者进行术后乳房重建，恢复患者身体的残缺，已经成为乳腺外科领域重要的发展方向。乳房重建时机分为一期乳房重建（即刻乳房重建）和二期乳房重建（延期乳房重建）。一期乳房重建（即刻乳房重建）是指与全乳切除或部分乳房切除术同时进行，而二期乳房重建（延期乳房重建）是指延迟至完成辅助治疗后的适当时间进行。临床外科医师一般会根据患者的疾病情况和自身的需求来确定乳房重建的时机。有研究证明，即刻乳房重建在手术安全性、并发症、复发率、死亡率等方面与单纯乳房切除相比无明显统计学差异，同时研究还显示在一二期乳腺癌乳房重建术后的局部复发率均低于5%，已成为早期乳腺癌乳房重建的趋势。因此对于一二期乳腺癌患者在乳房切除的同时可进行即刻乳房重建术，也可在术后半年再进行二期乳房重建术。如果患者根治手术后需要进行局部放疗，则宜在结束放疗6~12个月后进行二期乳房重建，一般等待放疗后皮肤及皮下瘢痕软化或者趋于软化时进行。特别是对于选择假体重建又需要放疗的患者，可考虑即刻使用皮肤软组织扩张器植入，暂时替代永久假体植入，放疗结束后再进行二期永久假体植入重建，从而避免放疗对永久假体的影响，提高手术安全性。

即刻乳房重建的优点是患者只需一次手术，切除与重建一次完成，减少了住院时间与住院费用，同时使患者不必经历失去乳房的心理痛苦，减少了患者的焦虑情绪和自卑心理，而且重建乳房的形态会更好，它并不会延迟辅助放疗或化疗，也并不会增加局部复发率。二期乳房重建的优点是患者亲身经历过乳房缺失的真实体验，对是否乳房重建能做出比较理性、慎重的选择，同时可根据患侧乳房缺损的大小和健侧乳房的精细对照，术前有充足的时间去精心设计，选择最佳的手术方案，这样重建后的乳房外形与健侧能达到较好的和谐匹配，术后患者满意度高。但该方法缺点是需要两次手术，患者所承担的医疗费用也较高。

三、乳房重建的方法

为了改善乳房缺陷患者的生活质量问题，尽量减轻心理创伤，缓解精神上的痛苦和压力，乳房重建逐步成为手术治疗中的重要组成部分之一。乳房重建不仅能够恢复胸部的生理曲线，改善患者乳房外观形态，还能够减轻因乳房缺失而产生的心理痛苦，更能够满足其对胸部结构美学的需求，致使乳房重建手术的临床需求不断增加，逐渐得到医师和患者的一致好评。目前，乳腺肿瘤手术后乳房重建的方法有多种，主要有组织扩张器乳房重建术、硅胶假体乳房重建术、自体组织皮瓣乳房重建术、自体脂肪移植乳房重建术等。

（一）组织扩张器乳房重建术

组织扩张器也称为临时性假体，扩张器一般包括两部分结构，即囊袋和注水泵，通过注水泵给囊袋中注入生理盐水，使其囊袋膨胀增大，从而使其表面覆盖的皮肤组织面积和容量增加，待其取出扩张器囊袋后，就可以用新增加的皮肤软组织进行组织修复或植入永久硅胶假体行乳房重建了。据最早的文献报道，Radovan 等学者于1982 年最早应用乳房皮肤扩张器植入胸大

肌后方，先扩张其 NSM 术后乳房表面皮肤，后期再植入永久性乳房硅胶假体，采用两步法乳房重建取得了良好的临床效果。第一步先植入皮肤扩张器，可每隔 1~2 周定期向囊袋内注入适量无菌生理盐水，使其患者能耐受即可，利用皮肤弹性具有可扩张性的特点，使其可以产生额外的皮肤容量用于覆盖永久假体。皮肤软组织扩张器的发明与应用，有效解决了乳腺肿瘤术后患者皮肤缺失或皮肤不足的实际问题，同时皮肤扩张器在维持皮肤组织的面积、厚度、弹性等方面发挥着至关重要的作用，为 II 期乳房重建保持着最佳的皮肤组织条件，以及起到了很好的缓冲和中转作用，从而能够获得良好的临床效果。该方法适于乳腺肿瘤手术后皮肤、腺体等组织大量缺损而需乳房重建的患者。现有的循证医学证据并未发现皮肤组织扩张器会促进或增加乳腺恶性肿瘤术后的局部复发率或远处转移率，即植入扩张器和不植入扩张器之间没有统计学差异，具有良好的临床安全性，这使得皮肤扩张器在临床实践中得以广泛应用。但组织扩张器也具有一定的局限性，并不适合存在异物排斥、覆盖组织薄、皮肤缺损面积过大的患者。除此之外，组织扩张器植入乳房重建除了具有手术操作简单、住院费用低和康复时间较短等特点外，最大的优势在于局部扩张的皮瓣在皮肤色泽和软组织上都与健侧乳房保持较大程度的相似。

总之，皮肤软组织扩张器在乳腺肿瘤术后乳房重建中的使用，被认为是一种全新、安全、有效的重建方式，为今后乳房重建术奠定了基础，也为乳房重建技术提供了一种新的选择思路，具有里程碑的意义。

（二）硅胶假体乳房重建术

硅胶假体乳房重建术是目前临床上较

为成熟和安全的隆胸或重建手术方式，也是目前最主要和最普遍的隆胸或重建手术方式。假体乳房重建术的目标是使乳房缺失或缺陷的患者获得更美观、持久、安全的手术效果及良好的远期生活质量，同时尽可能减少手术创伤、手术并发症和再次手术率。据国外文献报道，Gerow 等人于 1963 年第一次采用硅胶假体在乳房切除术后进行乳房重建术，获得较为满意的临床效果。近年来，硅胶假体植入已经成为临床最常用的乳房重建方法之一，硅胶假体植入在乳房重建中的应用比例日趋增高，占所有重建手术方式的三分之二以上。目前，已获批应用于临床中的常用乳房假体种类主要有两种：硅凝胶和生理盐水假体。

临床上根据假体植入的时机，一般分为即刻假体植入和分期假体植入，如何选择主要取决于患者自身乳房大小的条件，以及乳房切除术后保留皮瓣的厚度，而这些都需要临床外科医生结合患者皮肤、腺体、肌肉等自身乳房条件来决定。分期假体植入适用于患者乳房切除术后皮肤缺损较大，局部组织少，保留皮瓣不足，所建腔隙容积较小，无足够组织覆盖假体，此时可先将皮肤组织扩张器植入创面内，定期向扩张器囊袋内注入一定比例的生理盐水，待其腔隙和表面皮瓣容积扩大至足以覆盖假体后，即可将扩张器取出，再植入永久性硅胶假体完成乳房重建术。即刻假体植入适用于患者乳房切除术后保留的皮瓣厚度足够、组织量和皮肤充足的情况下，估计有足够组织覆盖假体，此时可以行即刻假体植入乳房重建术。相关临床研究显示，对于皮瓣厚度不足、皮肤较薄者行即刻假体植入，因为张力问题，术后易发生切口延迟愈合、局部皮肤坏死和假体感染等严重并发症，最终可能导致乳房重建失败。即刻假体植入和分期假体植入均有各

自的适应证和禁忌证，两者各有各的优势，即刻假体植入的优点在于避免了二次手术损伤，风险相对较小，减轻了患者因乳房切除后身体缺陷带来的躯体和心理痛苦，该方法更符合医学伦理，更易被患者所接受。而分期假体植入的优势在于手术安全性较高，出现并发症的概率较小，其缺点为需要二次手术，增加患者的创伤，增加住院时间和住院费用。

关于乳房假体植入的解剖平面层次问题，目前临床上主要有三种位置：皮下层、胸大肌前方（后间隙）、胸大肌后方。对于假体植入哪个平面层次较为安全，临床上仍存在一定的争议。一般认为，对于正常人群隆胸且皮下脂肪较厚者，可以选择皮下层和胸大肌前方植入假体，临床上是安全的。对于乳房切除术后皮瓣不厚者，可以选择胸大肌后方植入假体，也可采用胸大肌前方植入假体再联合补片技术，临床上也是安全的。总之，乳房假体在乳房重建中得到了更为广泛的临床应用和技术发展。

（三）自体组织皮瓣乳房重建术

自体组织皮瓣乳房重建术是指通过移植自身的活体组织瓣进行乳房重建的手术，供区的部位常用的有腹部、背部、臀部、股部及大网膜等，包括皮肤、脂肪、肌肉或大网膜组织，以肌皮瓣或皮瓣的形式转移或移植到需要重建的乳房区域，这个自体组织瓣可以是自带供应血管的带蒂肌皮瓣，也可以是通过显微外科血管吻合的游离肌皮瓣。无论是带蒂组织瓣还是游离组织瓣，都需要有至少一套供区血管连接来提供受区组织瓣的血运，保障该移植组织瓣的血液供应，最终才能使其组织瓣存活。临床上常见的自体组织瓣乳房重建方式有带蒂腹直肌肌皮瓣（TRAM）乳房重建术、游离腹壁下动脉穿支皮瓣（DIEP）乳房重

建术、带蒂背阔肌肌皮瓣乳房重建术、带蒂大网膜组织瓣乳房重建术等。

1. 带蒂腹直肌肌皮瓣（TRAM）乳房重建术

带蒂腹直肌肌皮瓣（TRAM）包括部分腹直肌、覆盖腹直肌的皮肤和脂肪组织，并保留腹直肌的腹壁上动静脉，通过皮下隧道把带蒂肌皮瓣转移到受区重建新的乳房。带蒂腹直肌肌皮瓣（TRAM）乳房重建美容效果好，提供的组织量充足，质感真实，但因去除了大量腹壁组织，致使腹壁变得薄弱，术后可能会增加腹壁疝的发生率。据国外文献报道，Hartrampf 等人于 1982 年首次真正提出带蒂腹直肌肌皮瓣（TRAM）的概念，最初采用的是单蒂腹直肌肌皮瓣，因担心单蒂易发生皮瓣血运不畅坏死，后 Hartrampf 又建议改为双蒂腹直肌肌皮瓣，即携带双侧腹直肌为蒂，认为此法相对来说较为安全。但目前该双蒂方法仍存在较大的争议，有研究者认为两侧腹直肌切取后，患者发生腹壁薄弱、腹部疝形成等腹部并发症的概率会大大增加，该术式存在较大的手术风险。对于部分腹壁较松弛的患者，术中残留的腹直肌前鞘可以直接拉拢缝合；而对于腹壁张力较大或松弛不明显者，残留的腹直肌前鞘不能直接拉拢缝合，这时一定要用涤纶补片加强腹壁。有研究认为，不管腹壁张力大小，建议术中常规使用涤纶补片加强腹壁，可以有效预防术后腹壁软弱和腹壁疝形成，减少并发症的发生。总之，带蒂腹直肌肌皮瓣（TRAM）是一种供区组织量丰富且血运有保障、手术易操作的自体组织皮瓣，它能够使重建的乳房自然下垂，更符合医美标准，皮瓣存活率也高，腹部皮瓣切取后，供区创面可直接拉拢缝合，因此对有腹壁肥胖的患者来说，可以达到乳房重建和腹壁塑形的双重效果。

2. 游离腹壁下动脉穿支皮瓣（DIEP）乳房重建术

游离腹壁下动脉穿支皮瓣（DIEP）是指术中只切取腹部皮肤及脂肪组织，将血管蒂从腹直肌中分离出来，保留了腹直肌及其前鞘的完整性，减少术后腹壁薄弱及腹部疝的发生，是对带蒂腹直肌肌皮瓣（TRAM）的进一步完善和改进。据文献记载，1989 年 KoshiIma 和 Soeda 首次提出了穿支皮瓣的新技术概念，发表了术中在保留腹直肌的情况下，以腹壁下动脉穿支血管为蒂切取游离皮瓣修复创面，手术取得成功。而 Allen 等人在 1994 年首次尝试把游离腹壁下动脉穿支皮瓣（DIEP）应用于患者乳房重建，手术非常成功，术后取得了满意的效果，并将其正式命名为 DIEP，开启了穿支皮瓣用于乳房重建的技术先河。游离腹壁下动脉穿支皮瓣（DIEP）的优点在于该类皮瓣的组织量较大，特别是脂肪量丰富，手术只需切取人体腹部的皮肤和脂肪，并从腹直肌中分离出血管蒂并游离该皮瓣，因此皮瓣的活动空间非常大，可以移植到身体任何需要的部位，对乳房塑形较为有利。该游离皮瓣保留了腹直肌及其前鞘的相对完整性，避免了像 TRAM 皮瓣对腹直肌的严重损伤和破坏。总之，游离腹壁下动脉穿支皮瓣（DIEP）具有术后恢复快、腹壁整形、改善腹壁外观等优势，已经成为目前乳房重建方法中较为热门的手术方式之一，不仅可以减少腹壁并发症的发生，还能够起到腹壁整形以及修复较大、较远创面的作用。

3. 带蒂背阔肌肌皮瓣（LDMF）乳房重建术

带蒂背阔肌肌皮瓣（LDMF）是指包括背阔肌及其覆盖背阔肌的皮肤和脂肪组织，以胸背血管作为血管蒂的一种带蒂皮瓣或肌瓣，是临床最早应用于乳房重建的自体组织瓣之一。背阔肌肌皮瓣携带的组织瓣主要以肌肉组织为主，术后背阔肌萎缩明显，且背阔肌组织容量有限，不适合较大乳房或较大创面的修复。据报道，1906年Tansini率先在乳房切除后用带蒂背阔肌皮瓣修复创面获得成功，该手术方式成为肌皮瓣重建乳房的一个里程碑。到1977年，国外Schneider等人报道了利用带蒂背阔肌肌皮瓣（LDMF）联合硅胶假体进行乳房的重建，获得了满意的手术效果，再次验证了该皮瓣手术的安全性和优越性。带蒂背阔肌肌皮瓣（LDMF）通常以胸背动脉血管为蒂，设计成枫叶或梭形皮瓣，解剖上胸背血管走向相对稳定，临床上变异相对较少，该皮瓣血供相当可靠，而且拥有良好的组织供区，手术易操作，皮瓣缺血的风险较小，适用于中小乳房，不适合较大乳房，对于较大乳房重建，需要联合乳房假体植入。带蒂背阔肌肌皮瓣（LDMF）也具有宽大、偏平的特点，既可以应用于乳房重建，也可以修复、填充手术后的乳房局部空虚区域，一方面可以对组织进行覆盖，另一方面可以利用其丰富的皮下组织来塑造乳房形体，达到更为理想的美学效果。因此，对于一些乳房相对较小、腹部血供受损、有腹部手术史、不愿意植入假体的患者来说，带蒂背阔肌肌皮瓣（LDMF）是一种比较适合的乳房重建方法，为患者提供了另一种选择。

4. 带蒂大网膜组织瓣乳房重建术

带蒂大网膜组织瓣主要由腹膜及脂肪、血管组成，主要以胃网膜右动脉作为优势血管蒂，该组织含有丰富的血管、淋巴管及一定的免疫功能，在腹腔内主要起到吸收、抗感染及快速修复等作用，因此具有较强的吸收功能和覆盖填充作用，可以应用于乳房重建。据报道，早在1963年Kiricuta等人就首次报道了采用带蒂大网膜对10位乳腺癌患者术后重建乳房或胸壁，取得了令人满意的临床效果，为乳房

重建开辟了一种新途径和新方法。此后很多学者将带蒂大网膜组织瓣技术逐渐运用于局部晚期乳腺癌术后或放射性溃疡引起的胸壁缺损的修复中，也取得了满意的效果。最近国内学者万能斌等人的研究中也表明带蒂大网膜瓣切取安全可靠、质地优良，是乳腺癌术后乳房重建的理想方法之一。带蒂大网膜组织瓣作为自体组织的一种，在人体腹腔内的容量因人而异，在乳房体积较小时，则可以直接应用于乳房重建，该组织瓣具有良好的柔软手感，可塑性强，同时术后恢复快。另外，大网膜丰富的血运使其具有较强的吸收和抗炎功能，从而具有较低的重建皮瓣感染率和皮下血清肿发生率，且不会因为术后放射治疗而产生萎缩。但由于开腹获取大网膜时会造成腹部较大的损伤，且大网膜组织量有限难以填充较大的乳房，使其在临床应用上受到了一定的限制。随着腹腔镜技术的不断发展和完善，通过腹腔镜技术获取大网膜瓣，可有效避免患者开腹手术的相关风险，减少腹部的损伤，手术安全性得到充分保障。而对于乳房体积较大者，有研究报道可以采用带蒂大网膜组织瓣替代人工补片材料覆盖硅胶假体进行乳房重建，取得了较好的效果，为患者节省了昂贵的补片费用，具有安全、实用、经济的优点。

（四）自体脂肪移植乳房重建术

自体脂肪移植是指对自体脂肪组织进行负压抽吸、沉淀分离或者高速离心等技术处理后，再将其高纯度的脂肪颗粒细胞注射到自体需要部位的一种整形外科技术。早在1893年，国外就有Neuber等人首次报道从自身其他隐蔽部位取下多个自体游离的小块脂肪组织，直接移植到眼眶区域，用于修复骨髓炎造成的局部组织缺损，从此开创了自体脂肪移植的先河。到1985年，Bircoll等人首次采用负压抽吸的方法采集脂

肪细胞后注射移植至乳房，完成了首例现代意义的自体脂肪移植隆乳术，为近代游离脂肪细胞移植奠定了临床基础。自体脂肪组织来源于自身，具有来源丰富、取材便利、组织量充足、移植效果满意、无排异反应等优点，备受整形外科医师的青睐。脂肪组织作为天然填充剂目前已广泛应用于临床治疗当中，近年来也广泛应用到乳房重建中。该技术可以单独应用到乳房重建中，也可以联合乳房假体、皮瓣等使用，还可以填充一些凹陷区域、覆盖组织和假体，均可以获得很好的临床效果。

目前在应用自体脂肪移植乳房重建时，一般选择腹部和大腿区域作为脂肪移植的供区。自体脂肪组织采集的方法一般有直接切割法和负压抽吸法两大类。直接切割法对脂肪组织损伤小，但是供区损伤较大，而负压抽吸法获取的脂肪组织活力高于直接切割获取的脂肪组织。另有水动力抽脂是在肿胀麻醉的基础上以水流喷射代替负压吸引，能够更加柔和地将脂肪组织自供区分离，降低了采集过程中脂肪组织的损伤。对于采集脂肪后的处理，之前基本采用手工方法进行处理，不仅速度慢、效果不稳定，还难以避免收集的脂肪组织被周围环境污染。后来通过不断改进，发现采用过滤法处理的脂肪细胞含量纯度最高，采用吸附法处理的脂肪细胞含量最低，采用离心法处理获得的大颗粒脂肪组织较多。目前，最后处理好的脂肪移植主要是通过注脂针注射的方式将脂肪细胞移植至受区，注射一般按照3L/3M原则进行，即注射时采用多点、多隧道、多平面、边退针、边注射的原则进行注射。临床上对于健侧乳房不大、患侧乳房偏小、胸部皮肤条件较好、腹部或大腿脂肪充足的患者来说，自体脂肪移植进行乳房重建是一种不错的手术方式，自体脂肪移植不增加胸部瘢痕，供区也无明显瘢痕，对于肥胖患者

还能起到瘦身塑形双重效果。但也有学者认为，实际临床过程中自体脂肪移植大部分只用来作为辅助手段，如少量脂肪填补覆盖假体组织，调节两侧乳房形态，修补局部凹陷等，而大量脂肪用于乳房重建时，脂肪容易出现液化、坏死、结节、钙化等并发症。随着对自体脂肪移植相关基础理论的研究逐步深入，自体脂肪移植后脂肪体积保持率不断提高，并且脂肪移植并发症不断减少，相信该技术在乳房重建领域的应用范围将不断扩大。

四、乳房重建的策略

乳房重建已成为乳腺癌综合治疗的重要组成部分，成功的乳房重建通常不是一次手术就可以完成的，而是需要进行一系列手术，包括乳房重建及健侧乳房的修整、乳头乳晕重建和文色。乳房重建的方法有多种，除了以上所述的主流方法外，还有一些非主流的方式，如臀大肌肌皮瓣乳房重建、股薄肌肌皮瓣乳房重建等，临床医师一般会根据患者身体的个体状况、原治疗手术的术式以及术后治疗方案综合考虑后，从医学专业角度推荐适合患者的个体化乳房重建方法，因人而异，同时患者也可根据自身的主观意愿、经济条件、接受程度和身体因素与手术医师充分沟通后选择适合自己的乳房重建方法。在选择重建手术时机和重建手术方式时，应充分考虑到肿瘤治疗与乳房重建之间的相互影响。随着整形外科技术的不断发展和进步，无论采用哪种乳房重建的方法，均可使重建术后乳房外形和质地达到比较令人满意的效果。临床上外科医师选择乳房重建方法时，常有诸多因素影响，其决定因素主要有患者的意愿、患者整个身体健康状况、乳房切除的部位、原手术方式、术后治疗方案以及对侧乳房情况等。同时乳房重建方法的选择，需要结合患者实际情况

和各种手术方法的利弊，为其制定出更适合、更安全的治疗方案。因此，外科医师在为患者准备实施乳房重建手术时要做到：①既要遵循肿瘤治疗的原则（即肿瘤安全第一），又要全面掌握整形外科的技术和原则（即美容第二）；②既要了解患者的真实想法和心理需求，又要使患者充分了解各种手术的风险和术后效果，期望值不能太高；③不断提高手术医师自身的审美水平。只有当我们手术医生全面熟练掌握各种乳房重建手术技术时，才能通过选择合理的手术时机和手术方式，为患者重建出满意的乳房。

第二节　乳房修复

本章节主要论述的是乳房部分缺损的修复，不包括全乳房重建和胸壁缺损修复。导致乳房部分缺损的原因有很多种，如手术、外伤、烧伤、肿瘤、炎症等，其中手术或肿瘤导致乳房部分缺损最为常见。如乳腺癌保乳根治术，术中需扩大切除肿瘤组织达切缘阴性，导致局部组织缺损明显，常需要采用各种整形技术予以修复，达到恢复原乳房外貌的效果，减少术后局部凹陷或变形。文献报道乳腺癌保乳加放疗后仍有 20%~30% 的患者乳房外形受到严重影响，大约 70% 的保乳患者治疗后仍需要进行乳房部分缺损的修复。乳房部分缺损不仅会对女性形体、外表造成损害，甚至给患者造成严重的心理创伤。因此，对于乳房部分缺损的积极处理就显得非常必要，乳房缺损修复手术不仅对患者的乳房缺损及心理压力都有缓解作用，还能有效提高患者自信心。

一、乳房缺损的临床分类

临床上，针对不同的乳房缺损会有不同的处理方法，合理的乳房缺损分类对治疗方法的选择具有很大的帮助和参考价值，目前尚没有统一的分类标准。根据复旦大学附属中山医院整形外科亓发芝团队研发的标准，根据治疗方法将其乳房部分缺损分为三类。

（1）乳房变形，但没有明显的皮肤和腺体缺损，通过皮肤或腺体的调整可以达到修复的目的，不需要进行远位组织移植。

1a 类：乳房变形，以皮肤为主，无明显组织缺失，不需要组织移植。

2a 类：皮肤、腺体变形。

（2）伴有乳房皮肤或腺体的部分缺损，需要进行皮肤和腺体的移植修复。

2a 类：腺体组织缺失，不伴有皮肤缺损。

2b 类：腺体及皮肤同时缺损。

（3）乳房组织严重缺损变形，原有的组织不足以使用，需要进行乳房再造手术。

二、乳房部分缺损的临床表现

乳房部分缺损的临床表现主要有皮肤或腺体缺损、乳房变小或变形、乳头乳晕移位、乳头乳晕缺失、双侧乳房不对称、腋窝凹陷、切口瘢痕、乳房纤维化等。

（1）皮肤或腺体缺损　见于肿瘤、炎症侵犯皮肤时，会导致皮肤局部发炎红肿破溃，从而出现皮肤破损；外伤或烧伤也会直接破坏皮肤组织，导致皮肤缺损；手术中切除肿瘤组织时一般也会切除部分周围正常腺体组织，导致局部腺体损伤缺损。

（2）乳房变小或变形　见于乳腺良性肿瘤、乳房恶性肿瘤或炎症肿物手术治疗中，需将其病变组织扩大切除，原乳房组织容量变少，乳房内部组织结构破坏移位，导致乳房变小或变形。

（3）乳头乳晕移位　见于较大肿瘤切除或部分皮肤组织切除，局部修复过程中将其腺体或皮肤牵拉移位，局部组织张力过大或缺损过多，导致乳头乳晕移位。

（4）乳头乳晕缺失　见于中央区乳腺癌，癌肿侵犯乳头，乳头切缘阳性，行根治性手术治疗时需要切除乳头组织，导致乳头缺失；也见于乳头派杰氏病，乳头湿疹样癌，癌细胞侵犯乳头乳晕组织，长期炎症腐蚀，导致乳头消失。

（5）双侧乳房不对称　常见于单侧乳腺癌保乳根治术后，患侧乳腺癌肿瘤较大，保乳切除肿瘤组织后，局部缺损明显，导致患侧乳房变小或变形，容易出现双侧乳房不对称。

（6）腋窝凹陷　见于腋下副乳腺的患者，术前副乳较大，腋窝饱满甚至腋窝组织下垂，副乳切除手术时，切除过多周围脂肪组织，导致腋窝凹陷；也见于乳腺癌腋窝淋巴结转移者，行腋窝淋巴结清扫后，易出现腋窝凹陷。

（7）切口瘢痕　见于瘢痕体质者，表现为乳房切口瘢痕明显，局部瘢痕凸起，触之较硬，表面呈红色，常伴有瘙痒或疼痛不适。正常的切口瘢痕呈扁平状，质软，色淡白，接近皮肤颜色，无明显不适。

（8）乳房纤维化　常见于乳房良性或恶性肿瘤手术后，肿瘤切除后局部形成残腔，残腔组织在正常修复过程中，通过炎症反应和组织纤维化，形成瘢痕愈合填充修复，出现局部组织变硬或形成结节样表现。

三、乳房部分缺损修复方法

乳房部分缺损的治疗方法，根据乳房缺损的分类程度进行选择，常用的方法有以下几种。

（一）切口瘢痕修复

切口瘢痕可以通过药物治疗、物理治疗、手术治疗、放疗等多种方式缓解。对于一般增生性瘢痕，临床无明显症状者可观察、治疗，而对于严重的增生性瘢痕或瘢痕疙瘩，临床上常伴有瘙痒和疼痛不适，严重影响患者的生活质量，需要积极治疗。药物治疗包括糖皮质激素（曲安奈德或倍他米松）、透明质酸酶、抗肿瘤药（氟尿嘧啶、博来霉素）、硅酮制剂等。瘢痕物理治疗主要是利用电、光、冷、热等，直接作用于瘢痕部位，能够促进皮下的血液循环，软化瘢痕，包括激光、超声、压迫、冷冻疗法等，在祛除瘢痕以后，皮肤会变得细腻光滑。瘢痕手术治疗包括手术切除、植皮和皮瓣移植。瘢痕放疗目的是抑制瘢痕纤维细胞的增长，减少瘢痕的重新形成，一般常用于瘢痕手术后的辅助治疗。

（二）乳头重建术

自从 WM Adams 等人在 1944 年首次提出采用游离移植法行乳头重建以来，国内外学者进行了大量乳头重建方案的探索，从局部皮瓣法、游离移植法，到近年来应用自体或异体移植结合皮瓣法，都取得了较好的效果，但各种方法均有各自的优点及局限性。目前临床上常用的局部皮瓣法有"T"形皮瓣、"S"形皮瓣、风筝皮瓣、星状形皮瓣、包裹形皮瓣、"H"形皮瓣以及后来的"C-V"皮瓣、箭头形皮瓣、烟卷形皮瓣、天使皮瓣、"V-V"皮瓣、卷状三角形真皮脂肪瓣等。而游离移植法包括健侧乳头游离移植法，是目前临床上主要的游离移植方法。其优点在于移植乳头的颜色及质地与对侧基本一致，再造的乳头在移植后的半年内会有感觉，且42%的患者再造乳头在移植后的三个月内会有勃起功能。其缺点是可使供侧乳头畸形而造成感觉减退。为了使重建后的乳头维持持久的凸度，有学者提出自体组织移植法，包括软骨移植法（包括耳软骨和肋软骨）和脂肪移植法。软骨移植法的优点是再造乳头效果持久，术后乳头凸度减少率很低。脂肪移植法的优点是在增加乳头凸度的同时，不会对皮瓣造成损伤及出现移植物暴露等并发症。采用异体组织移植法重建乳头，常用的异体材料有透明质酸、羟基磷灰石钙及脱细胞真皮等。其中脱细胞真皮是最理想的异体材料，该材料能很好地与周围组织融合，能减少术后的感染率，质地较坚韧柔软，能对乳头起到良好的支撑作用，较少发生移植物暴露等并发症。

（三）乳晕再造法

乳晕再造最大难点在于做到色泽及质地与对侧乳晕相似。目前临床上最常用的乳晕再造方法有皮肤移植和（或）文刺。其中皮肤移植常用的供区为对侧乳晕、大腿内侧皮肤、腹股沟皮肤、大阴唇皮肤等。该方法优点是可以提供有纹理及皮肤褶皱的皮肤外表，无明显色泽差异，比较接近真实乳晕外表。而文刺法是采用染料通过文身技术将其乳晕刻画出来，可单独使用或辅助皮肤移植，其优点是术后并发症少，对人体损伤小，可获得与对侧乳晕大致相似的皮肤色泽。国外 Halvorson 等人采用三维立体文刺技术，先用深色染料文出乳晕底色后，留出乳晕中心乳头位置不文色，该乳头位置内部再以稍浅的染料文出乳头形状，突显出乳头亮度和凸度，增加三维立体效果，即通过光影效果来塑造乳头凸度。

（四）腺体瓣移位调整

该方法是指通过腺体瓣移位，即容积移位，将周围的腺体组织填充至局部缺损，以减少术后并发症，如术后乳房凹陷以及乳头乳晕复合体移位所致的畸形，保持乳房美观等。所谓容积移位就是将乳房内相对组织量较多的腺体制成腺体瓣往缺损区移位的过程，使乳房体积重新分布。一般根据缺损区的形态、部位和大小来设计所需的腺体瓣。腺体瓣移位的方式大多以不带皮肤的任意皮瓣的血供方式进行。一般对于乳房小的缺损直接对拢缝合腺体后外观无明显变化，但对于乳房较大缺损如直接拉拢缝合腺体势必造成外观丑陋变化，此时就需要采用腺体瓣容积移位技术修复缺损，以减少术后局部畸形及伤口不愈合等并发症。因腺体瓣的血运远比皮肤组织血运丰富，腺体瓣的长度和蒂宽可以大于 3：1 的比例，其血运依然有保障，较长的腺体瓣移位后还可行折叠缝合修复较大缺损，使其外形更加自然，达到满意的乳房整形效果。容积移位尤其适用于中央区病变切除术后的缺损修复，因为动员乳房上象限的腺体瓣进行转移几乎对乳房外形无影响。有研究者提出乳房供瓣体积与缺损体积的理想比例为 4：5，此比例修复后的效果最佳，但如果腺体缺损较大，两者比值可达 3：5，因剩余可供转移的腺体瓣较少，强行大范围腺体转移会造成供区凹陷畸形。2017 年，林小颜等人采用多方位腺体瓣一期修复乳腺癌保乳术后乳房缺损，取得了较好的美容效果。该方法是将保乳成功后残腔周围缺损的腺体从胸大肌表面分离，再于腺体断面浅层作水平剖开，形成多个不同方位的腺体瓣，包括两侧的腺体瓣及中央的腺体瓣，根据周围缺损的腺体条件不同，形成腺体瓣长宽可不同，然后将腺体瓣向瘤床滑行推进，尽可能使其无张力对合或叠加，并缝合固定。

（五）任意皮瓣修复

该方法也称为随意型皮瓣，是指该类型皮瓣不含轴型血管，仅有真皮层血管网、真皮下层血管网，有时也带有皮下层血管网，但没有携带动脉轴心血管。该皮瓣需注意长宽比例的限制，确保皮瓣的血供良好。根据供区与受区之间的距离，任意皮瓣可分为局部皮瓣、邻位皮瓣、远位皮瓣三大类。临床上对于乳房部分缺损的修复，采用局部皮瓣修复的方法较为常见。局部皮瓣也称为邻接皮瓣，是利用缺损区周围皮肤及软组织的弹性、可运动性和伸长性，在一定条件下重新安排局部皮肤的位置，以达到修复组织缺损的目的。局部皮瓣具有正常组织的色泽、厚度、柔软度，与所修复的受区组织具有相似性，且手术操作简单，可一次手术直接移位，不需要带血管蒂，修复速度快，具有理想的修复效果，是乳房整形手术中最常用的方法之一。局部皮瓣包括推进皮瓣、旋转皮瓣、交错皮瓣、折叠皮瓣。2021年，国内卓睿等学者提出的采用乳房下皱襞月牙形折叠皮瓣修复乳房下象限缺损取得良好的美容效果，该方法是取乳房下皱襞邻近下方位置一月牙型皮瓣，以乳房下皱襞线为轴线，去除轴线下方真皮后将其月牙皮瓣组织向上内折内翻，将其翻转至乳房下象限缺损区域，以达到修复缺损的目的。该方法的优点是具有切口隐蔽、损伤小、术后美观等特点，特别适用于下垂的乳房。另外，国内明立纲等人报道的采用双旋转皮瓣应用于乳腺癌保留乳房术后缺损修复，也取得了不错的效果，该方法是采用胸外侧壁侧位乳腺自体组织修补乳腺缺损，具有无排异反应、手术范围局限、术式简单、手术时间短、创伤小、术后恢复快等优点。

（六）自体游离脂肪移植

对于乳房局部缺损也可以采用自体游离脂肪移植修复，其属于一种容积替代的修复方法，包括游离脂肪颗粒移植和游离真皮脂肪瓣移植（FDFG）。大量临床研究证实脂肪移植技术效果是可靠的、安全性高的，在临床上可用于修复术后乳房的局部凹陷缺损。脂肪组织游离移植到受区后的成活率一直是脂肪移植技术开展的难题。对不伴有皮肤缺损的局部凹陷，或整个乳房较小的情况下，可以抽取腹部或大腿脂肪颗粒，注射移植到乳房，修复局部缺损。游离脂肪颗粒移植修复术的成功与否，关键是减少吸收，促进脂肪细胞存活。余文林等学者认为游离脂肪颗粒移植时应采用细抽吸管低负压抽吸，用加有维生素C、地塞米松、胰岛素的生理盐水反复冲洗，清除脂滴、组织块、纤维索和血凝块，并将纯化的脂肪颗粒离心浓缩，注射时加入碱性成纤维细胞生长因子，注射时注意多层次、多隧道线性注射，每个隧道注射成细线状，避免成团，这样才能更好地提高移植脂肪细胞存活率，减少移植后并发症。2022年，国内黄佳鹏等报道采用游离真皮脂肪瓣移植（FDFG）修复乳腺癌保乳术后内上象限缺损，取得了满意的效果。该方法是通过切取下腹壁相应大小的FDFG，用手术刀或剪刀将其去表皮，按受区形状修剪成形，位于乳房边缘区处修薄，临近乳晕部分相对厚，体积可大于受区10%~20%，最后将其FDFG真皮面向下植入受区，缝合固定于胸大肌表面，使真皮及胸大肌表面之间牢固固定，利于血管重建，放置引流装置，勿过度加压包扎。游离真皮脂肪瓣作为完全游离的皮瓣，其血供主要靠后期受区血管从真皮面长入游离真皮脂肪瓣内提供，因而游离真皮脂肪瓣的存活情况及脂肪液化程度是该项技术是否成功的关键。

（七）带蒂背阔肌肌皮瓣移植

据报道，许多研究表明，带蒂背阔肌肌瓣修复乳房缺损效果较为理想。背阔肌是全身最大的扩肌，背阔肌肌瓣因其可供游离移植、可带蒂转移、可根据供区需要决定切取体积等特点成为乳房整形外科最常选用的皮瓣组织，且皮下脂肪层较厚，修复后乳房触感与正常相似，手术操作尚简单，无须与血管吻合，手术成功率高。2021年，曹晓朋等人报道应用无瘢痕带蒂背阔肌肌皮瓣修复保乳术后乳房缺损取得较好的临床效果，该研究采用一种无瘢痕带蒂背阔肌肌瓣修复术，通过原有切口（乳晕周边或乳房下外侧）沿着牵引器上下分离背阔肌，尽可能多地剥离背侧背阔肌组织，将游离的肌瓣经皮下移动至乳房缺损部位。该方法可最大程度保持双侧乳房对称，获得较优的乳房美容效果，从而减轻患者心理压力，加快恢复，提高患者满意度，且不良反应发生率低。刘君等人报道采用转移的背阔肌皮瓣修复部分乳房切除术后的较大缺损可获得满意的治疗效果和美容效果，对存在导管内癌、新辅助化疗后、乳房中央区（乳头乳晕区）及较大肿瘤（大于 3cm）等保乳手术相对或绝对禁忌的患者可行保乳手术，扩大了保乳手术的适应证。近年来，刘春生等人报道利用腔镜辅助切取背阔肌肌瓣即刻修补乳房缺损，既可缩小手术瘢痕，又可减轻手术创伤，是改善保留乳房手术后乳房美容效果的另一个好方法。

（八）硅胶假体植入修复

目前临床上比较流行的乳房术后缺损填充方式是假体（毛面硅胶）植入。通过假体植入可以实现乳房自然的形态和手感，最大的优点在于对周围组织损伤最小，无须转移其他自体组织瓣，不会对其他部位组织产生损伤，也不会增加其他部位新的创面切口。与全乳房切除术后假体重建不同，乳房局部缺损假体修复所选择的假体较小（10CC~100CC 之间），一般不需要额外联合补片或脱细胞真皮等材料覆盖假体，可直接采用缺损区域周围组织瓣或筋膜组织覆盖。杨维琦等人报道应用微小假体进行乳房腺体缺损修复切口小，术中容易判断乳房体积，便于双侧调节达到对称，包膜挛缩发生率较低，可用于隆乳、乳房再造，尤其适用于乳房腺体部分缺损的修复。

该方法使用多个体积为 10~15ml 的硅凝胶假体（简称微小假体）进行乳房局部缺损的充填，每一个微小假体的结构与传统硅凝胶假体类似，都由硅凝胶和硅胶囊外壳组成，唯一不同的是每一微小假体的体积仅为 10~15ml，通过多个微小硅凝胶假体组合，达到增大乳房体积、进行乳房局部缺损修复的目的。

（九）带蒂大网膜移植修复

带蒂大网膜移植修复乳房保乳缺损整形技术是组织替代的一种新方法。有研究表明，大网膜组织具有任意塑形、组织柔软、放疗耐受度好、血流供应充足等优点，可有效修复乳房缺损，美化外观，从而辅助保乳手术的成功实施。研究证明大网膜是一种良好的自体组织，为乳房肿瘤整形领域提供了一种新途径和新方法。获取大网膜组织的途径包括通过传统开放手术和腹腔镜辅助手术来获取。传统开放手术一般是取正中线胸骨剑突下方 4~5cm 切口，逐层切开腹壁至腹腔内，将其大网膜组织拉出至受区位置。该方法手术创伤较大，切口长，易将其腹腔暴露于外界，易发生腹腔内感染。而腹腔镜辅助技术则是通过经脐部戳孔置入腹腔镜，腔镜直视下另设置 3 个操作孔，腔镜直视下于肝镰状韧带一侧切开腹膜贯通腹腔至正中线皮下隧道，通过皮下隧道用无创钳伸入腹腔抓住大网膜远端，轻柔地拖出大网膜至乳房缺损处填充。该方法手术成功率高，创伤小，切口小，瘢痕隐匿，并发症少，术后恢复快，不影响其机体功能。2019 年国内王子函等人报道乳腺癌腔镜保乳手术与腔镜带蒂大网膜获取技术结合能安全而有效地恢复保乳手术后的乳房外形，达到较好的术后美容效果。2022 年戴杨等人报道采用游离大网膜组织瓣修复乳腺癌保乳局部组织缺损，也获得了较好的临床效果，该研究表明，应用带蒂大网膜实施乳房再造容易导致疝气、感染等并发症，而游离大网膜血运充足，采集简单，吸收能力强，可大大减少皮肤坏死、切口积液、脏器受损等并发症的发生风险。

第三节　重建与修复的相关手术技巧

一、保乳与重建的争议

（一）手术方式争议

乳腺癌手术方式汇总分析及国际标准趋势如下。

（1）乳房全切术　20%~50%。

（2）保乳术　50%~80%（标准：小于3cm患者70%~80%应保乳）。

（3）乳房重建术　10%~30%（标准：切除乳房患者40%应重建）。

国内目前的误区为更多关注在乳房重建而忽视了保乳技术的精进。保乳作为目前乳腺癌的首选式式，是乳腺外科的基础和根本之一，更应引起足够重视。"能保乳不再造"是临床的基本原则，很多病例完全可以通过肿瘤整形技术保乳而不必再造，不能为再造而再造，舍本求末。

国外保乳率下降原因分析：曾经国外的保乳禁忌证过分宽泛，保乳率甚至高达90%，脱离了客观实际，所以目前国际标准（Eusoma）是3cm以下浸润癌保乳率应为70%~85%。这与国内保乳情况完全不同，国内还远没达标，目前需要提高而不是降低保乳率。

小乳房不适合保乳肿瘤整形。其实，中国保乳率低的原因，除了患者意识不足的问题，医生理念和技术欠缺也责无旁贷。

诚然，2~3cm以下保乳常规腺体瓣简单修复即可，而较大缺损才是保乳肿瘤整形

的适用范围，同样不能为做肿瘤整形而做，应以简单实用、损伤最小优先。临床上我们70%的保乳病例简单腺体填充即可，但30%保乳病例采用以上肿瘤整形技术。

关键在于医师的传统思维能否真正改变并影响患者，最终能给患者带来临床获益。因此该领域还有很长的路要走，提高保乳手术技巧也是其中的一小步探索。

（二）保乳手术复发争议

保乳治疗方法复发因素很多，争议涉及很多方面，包括手术是否规范、适应证选择是否合理、术后放疗是否跟得上，不应一概而论，因噎废食。

规范的保乳不必赘述，多学科MDT讨论确定是否可行，当然患者意愿很重要，因人、因地制宜是原则，的确不必按图索骥，但70%保乳率其实是一种可参考的理想标准状态，该保则保，该切则切。

治疗观念的改变是一个过程，有时不仅仅是技术上的。仅就我国临床实际情况而言，国内小于3cm保乳率50%是合理的。

相信未来5年保乳率在中国一定是个上升的过程，类似当年改良根治替代根治术的争议，同时复发的争议也会持续。

（三）重建与保乳的选择

更大的手术必然带来更多的并发症，应该回归治疗的本质，终究赝品不如原作。给予患者最合适的个体化治疗，该做什么就做什么，不是为做什么而做什么。

原则：最大的获益，最小的损伤。

（四）乳腺肿瘤整形技术适应证

不是所有保乳都适用。2~3cm以下保乳常规腺体瓣简单修复即可，而较大缺损才是保乳肿瘤整形的适用范围。临床上70%的保乳病例简单腺体填充即可，但30%保乳病例需要采用肿瘤整形技术实现保乳。

不能为做肿瘤整形而做，应以简单实用、损伤最小原则优先。

二、肿瘤整形技术在中国乳腺癌保乳术中的应用

近 20 年来，保乳已经成为大多数早期乳腺癌患者的首选治疗选择，局部扩大切除的范围一直是保乳的焦点，更广泛的切除意味着更高的安全性和更大的美观缺损，特别是对于中小乳房影响更明显，肿瘤整形作为保乳治疗的一种新技术方法应运而生。本文中小乳房指体积在 200~350ml 之间的乳房。

乳腺肿瘤整形方式选择以腺体瓣旋转、网球拍切口、倒 T 形切口三种技术最为常用，采用率最高，占 89.3%，其他各种方法占 10.7%。治疗效果：国外报道应用肿瘤整形技术总生存率和 5 年复发率与标准保乳术一致，肿瘤整形技术能否降低中国中小乳房保乳术后复发率仍需要进一步的长期随访观察。

（一）美容效果评价

结合米兰试验测量方法和中国"十五"国家攻关课题"早期乳腺癌规范化保留乳房综合治疗的临床研究"中制定的保留乳房手术美学评定标准，将以下因素列为评价保留乳房手术后美容效果的相关指标。

（1）乳头横向移位距离（手术前后乳头与前正中线距离的差值）≤1.5cm 评为 3 分，1.6~3.0cm 评为 2 分，>3.0cm 评为 1 分。

（2）乳头纵向移位距离（手术前后乳头与乳房下皱襞距离的差值）≤1.5cm 评为 3 分，1.6~3.0cm 评为 2 分，>3.0cm 评为 1 分。

（3）患乳体表凹陷程度 不易察觉评为 3 分，较易察觉评为 2 分，明显凹陷评为 1 分。

（4）乳房质地与弹性改变 与对侧无明显差别评为 3 分，触摸感弹性减弱评为 2 分，水肿和（或）纤维化而缺乏弹性评为 1 分。

（5）皮肤色泽改变 与对侧无明显差别评为 3 分，轻度色素沉着评为 2 分，明显色素沉着评为 1 分。

于放射治疗结束后 6 个月由 2 名体检医师独立进行美容效果评分，综合以上因素，>10 分者，患侧乳房与对侧基本相似，美容效果评为良；6~10 分者，患侧乳房与对侧存在中度差别，美容效果评为一般；≤5 分者，患侧乳房与对侧存在明显差别，美容效果评为差。

美容效果欠佳考虑与手术经验不足、病例选择方法不当等有密切关系，因此个体化的肿瘤整形手术方案选择对术后美容效果尤为重要。

（二）技术方法及要点

正常女性乳房体积为 250~350ml，东方女性乳房体积多属 200~350ml 之间的中小乳房。针对这一特点，肿瘤整形技术方法的选择和应用也有一些不同。

（1）腺体瓣旋转技术最为简单实用，灵活运用可以解决临床大多数问题，甚至小于 200ml 乳房也可以应用这一技术。由于较大的圆形或不规则形的肿瘤切除残腔，难以利用腺体瓣修复平整，而仅仅依靠术后血清肿填充缺损不做残腔缝合，术后放疗乳房变形风险较高，因此无论皮肤切口如何选择，皮纹还是放射状切口，肿块扩大切除均应采取向乳头方向的放射状梭形腺体切除，便于腺体瓣旋转缝合修复缺损，同时可以尽量保证乳头乳晕不移位。临床上肿瘤整形的基本原则是简单实用优先，实践中我们如果能采取腺体瓣尽量不采取其他复杂方式。该技术临床应用率为 71.8%。

（2）网球拍切口适用于较大肿块，还

可延伸为J形，较为实用；除正上肿块外，各部位均可适用，尤其是内外象限肿块最佳。临床应用率为9.7%。

（3）倒T形切口适合正上、正下象限肿块；T形延伸成L形即可解决外下、内下的肿块，包括乳头乳晕部位肿块均可应用。该方法类似缩乳技术，虽然乳房体积大小不是绝对禁忌证，但较适合250ml以上稍大或松弛下垂的乳房。乳房外形保持较好是其优点，缺点是术后乳房体积缩小，双侧乳房往往不对称。临床应用率为7.8%。

（4）外侧胸壁上提推进法，适合乳腺外侧尾叶较大肿块，临床应用率为3.8%。

（5）双环法最大的问题是术后乳晕扩大趋势明显，虽然外环真皮层荷包缝合可以改善，但远期美观效果仍不理想，特别是乳晕偏小患者操作困难，术后双侧乳晕不对称明显；中小乳房有时乳晕半环形切口更为实用，由于中小乳房体积不大，乳晕半环形或半月形切口即可完成腺体切除，可以替代双环法，但乳晕半月形切口乳晕扩大的问题依然存在。

（6）蝙蝠切口适合正上象限肿块，我们认为较双环法合理，但乳头乳晕上移明显，对中小乳房更甚，临床并不常采用。

（7）中央区肿块需要切除乳头乳晕复合体，常规梭形或圆形切口即可；倒T切口也可以应用，并且可以有效解决术后乳房中央区平坦、凸度不足的问题。

（8）乳房内上象限较大的缺损没有特别好的解决办法。

（9）无论使用哪种肿瘤整形技术，为减少局部牵拉变形，降低皮肤缝合张力，皮下充分游离都是非常必要的；其次乳头乳晕复合体很多时候也需要部分或完全游离进行重新定位，对于美观对称性而言很有价值，但乳管损伤往往难以避免。

（10）肿瘤整形必须在获得术中保乳切缘快速病理结果后进行，否则会影响切缘的判断，如果多次切缘阳性则需要施行全乳切除，此时保乳肿瘤整形已毫无意义，而是需要考虑乳房重建。同时由于肿瘤整形对乳腺腺体的重新分布影响，术中钛夹标记瘤区便于术后放疗显得尤其必要。

（11）肿瘤整形优点是可切除相对较大的肿块，缺点是有时导致术后双侧乳房不对称，可能需要即时或术后二期延迟修整对侧乳房才能达到两侧的完全对称。

（12）乳腺肿瘤整形技术适用范围　中小乳房切除1/4~1/3乳腺腺体适用，超过1/3需要考虑皮瓣移植技术，如术中运用背阔肌皮瓣填补修复缺损或直接考虑其他方法进行乳房重建再造，放弃保乳。小于200ml的乳房除了腺体瓣技术外，应用其他肿瘤整形技术较为困难。

乳腺肿瘤整形技术作为乳腺癌保乳治疗的一种新方法，近年来越来越受到重视。东方女性乳房较西方女性乳房腺体成分多，脂肪成分少，体积小，下垂少，由于腺体较脂肪易于固定，适合于腺体旋转、缝合填补缺损是其特点，缺点是体积小，可利用的修复组织较少。适合西方女性乳房特点的肿瘤整形技术，在学习引进的同时，也需要一定的吸收和改进，探索适合我国国情的解决办法，不能完全一味照搬，临床开展还需要理性慎重，严格掌握其适应证，适合的病例选择正确合理的方式才能取得最佳的术后效果。

（三）具体应用举例

亚洲女性的中-小乳房使乳腺癌保乳手术变得困难，尤其病灶处于内下象限更为棘手，因为附近缺少足够的组织填充，这部分患者不得不放弃保乳，要么缺失乳房，要么接受乳房再造。我们尝试利用邻近乳房下皱襞的腹壁皮肤脂肪瓣上推旋转的办法来填充内下象限的缺损，获得满意的美容效果。

1. 手术方法

（1）病灶区切口设计　选择以乳头为中心的扇形切口，尖角或短弧形在乳晕边缘，长弧形边缘为乳房内侧缘，在下皱襞延长线上，整个扇形切口范围要完整包含肿瘤病灶。

（2）扩大切除肿瘤病灶　按乳腺癌保乳手术要求，扩大切除病灶，各切缘距肿瘤病灶均 ≥ 5mm，深达胸大肌筋膜层，肿瘤未浸及胸大肌的予以保留完整筋膜，切除标本6个切缘分别用缝线标记送快速冰冻病检，等待病检结果的同时，用温灭菌用水冲洗残腔，留置并固定钛夹，标记瘤区。

（3）供区皮瓣切口设计　在紧邻乳房下皱襞的腹壁做一月牙形皮瓣。

（4）供区皮瓣处理　把腹壁组织沿画线区去表皮化后，沿画线区切开去表皮化区域，将这块腹壁组织向上折叠至乳房腺体后方缝合增加下极组织量，并不需要打隧道；随后游离腹壁组织上提至新下皱襞水平，缝合固定于胸壁形成新下皱襞；最后旋转乳房下极并与乳房内侧原切口缝合对齐，术毕。

尽管肿瘤整形技术已应用到乳腺癌保乳手术治疗当中，但内下象限保乳仍是保乳技术的难点，因为这个区域的常规整形技术极易出现乳房畸形，相关文献报道不多。宋向阳等报道用带蒂大网膜瓣直接填充保乳手术内下象限缺损，这个技术虽然改善了内下象限保乳的美容效果，但这是利用组织空间置换的办法，需要在腔镜下切取大网膜，实施起来相对腺体移位的方法要复杂，不利于在乳腺专科医生中普及。而常规乳腺肿瘤整形技术中推荐内下方病灶用倒T形切口，这种术式的本质是乳房腺体瓣重新分布，并未增加腺体瓣的容积，操作中我们发现这一术式更适合大乳房，因为本身小乳房的腺体脂肪组织有限，如果再缺失一部分，仅剩的腺体瓣难以重新

分布了。内下象限的保乳也有推荐使用J形切口，但在临床实践中我们发现如果缺损组织 ≥ 20%，单纯皮肤腺体瓣整体旋转技术内侧凹陷牵拉明显。

于是我们尝试利用邻近乳房下皱襞的腹壁皮肤脂肪瓣来增加乳房容积，使得修复中小乳房的缺损变得游刃有余，可充分保证缺损区修复后的饱满度。该整形技术的优势在于：①供区腹壁皮瓣处于缺损区附近，利用组织移位方法，达到组织替代的目的，相对于用背阔肌、腹直肌皮瓣来填充，操作简单易行；②乳腺癌患者多为中年以上，腹壁皮肤脂肪比较丰厚且松弛，利于根据需求裁剪移用；③带蒂皮瓣移位旋转相对游离皮瓣存活率高；④本身乳房内下象限组织分布并不多，因此需要供区的组织量不大，邻近乳房下皱襞的腹壁皮肤脂肪瓣足以满足需求。

但是有些问题还需要进一步探讨和经验积累，比如如何确定缺损区域与上移的范围。我们的经验是让患者取站立位（不要卧位），上推松弛的腹壁组织至合适部位，以能上移至对侧乳房下皱襞水平为度（不要有过大张力，免得拉不上去），画线标记。那么乳房下皱襞至标记线之间的皮瓣就是可以利用的。

总之，邻近腹壁皮肤脂肪瓣上推旋转修复乳房内下象限大缺损是一项安全有效、简单易行的肿瘤整形技术。该技术创伤小、并发症少、供区隐匿，其整形美容效果满意，解决了乳房内下象限保乳的难题，值得临床中推广。

其次，还有简单实用的怼法和2字切口法可以解决很多临床病例。

2. 中小乳房保乳整形经验（桂林经验）

（1）体位　半坐位、双侧对比进行修复。

（2）"怼"法，"和面"法。

（3）灵活改变缺损修复对合方向，上

下、斜向对合替代单纯腺体扇形旋转。

（4）大范围腺体瓣位移替代小腺体瓣游离填补。

（5）腺体后间隙层面松解游离，增大位移活动度。

（6）充分利用乳房周边组织量，巧妙填充缺损。

（7）皮下游离最后做，尽量减小游离范围，调整皮肤无牵拉即可。

（8）脂肪移植后期补。

3. 口诀

半坐位、和面怼、巧设计、大位移、分两层、周边填、少游离、后期补。

三、乳房重建

女性乳房具有哺乳和形体美双重功能，乳腺癌患者因乳房切除使女性特征缺失，造成严重的形体残损和心理创伤，影响其身心健康、社会交往，乃至家庭生活。因此，乳房再造成为乳腺癌患者术后的迫切需求。乳房再造目前主要分为自体组织瓣移植和应用人工假体植入两大类方法，近年来自体组织瓣移植乳房再造受到广泛关注。背阔肌肌皮瓣和腹直肌皮瓣是经典的乳房再造取材区，是应用最为广泛的一类肌皮瓣。充分利用自体组织足以提供重建乳房组织量，符合中国人的传统观念意识，是适合我国国情的最佳乳房重建再造方式之一。

（一）背阔肌肌皮瓣乳房再造及并发症

乳腺癌行乳房切除术后给患者的身心造成严重影响，甚至影响患者的日常工作和家庭生活。理想的乳腺癌治疗模式是在肿瘤根治的同时保持女性乳房的形态完美。

1. 常见失误分析及注意事项

（1）再造乳房体积偏小　再造乳房明显小于对侧，多与初期缺乏经验，供区取

材组织量估计不足有关。由于再造乳房存在萎缩的可能性，在手术时，在双侧乳房形态基本一致的前提下，应预先使再造乳房体积较健侧大20%~30%。我们经验切除乳房组织平均320g，移植扩展型背阔肌肌皮瓣体积平均385g，移植量明显大于切除量。充分利用背阔肌周围的脂肪组织足以提供再造乳房组织量，术中获得的最大组织量为605g。由于扩展型背阔肌肌皮瓣携带较多的脂肪组织，再造乳房的萎缩程度要比单纯背阔肌肌皮瓣明显减少。

（2）腋下膨隆畸形　为背阔肌肌皮瓣蒂部游离不充分或再造乳房胸前位置固定不良所致。术中背阔肌的肱骨止点虽然不必完全切断，以利于保护胸背血管蒂防止牵拉和扭曲，但必须充分保证肌皮瓣转移至胸前的活动度，避免过度牵拉。同时再造乳房外侧缘应加强固定，以防肌皮瓣回缩造成术后腋下、侧胸壁肥厚畸形。

（3）切口部位的选择　我们推荐采用胸部圆形切口。①切口大小可调节，便于完整切除肿瘤；②皮瓣自由度大，旋转调整方便；③类似乳晕，美容效果好，也便于今后乳头、乳晕延迟再造；④术后可作为皮瓣窗观察皮瓣血运情况。其次可选择腋前线切口，位置隐蔽，同时方便腋淋巴清扫。供区范围采用胸带区横梭形切口（术后瘢痕可被胸罩背带遮挡），切口长度、宽度根据乳房皮肤缺失范围和背部张力情况决定，一般长15~20cm，宽7~10cm。切开皮肤后，保留皮下0.5~1cm厚的脂肪（视取材量决定），潜行剥离，保持一定的皮下脂肪厚度和合适的皮肤缝合张力以防止供区皮肤坏死。

（4）再造乳房坏死　胸背血管足以满足背阔肌肌皮瓣血供，术中仔细妥善保护胸背血管及其分支，减少电凝损伤和操作损伤，并注意皮瓣转移时勿扭转血管蒂。

（5）乳房外形欠佳　以健侧乳房为参

照将背阔肌肌皮瓣堆积塑形，可适当折叠，并无固定模式，以不影响血运为度，特别注意再造乳房下象限应适当垫高。上端缝合固定于胸部腔隙的上缘制造丰满的乳房上部（下垂型乳房可不必固定上缘），然后固定乳房内侧、下方和外侧等几个重要定位点，不必过分缝合固定，以使再造乳房有一定的活动度，利于塑形和下垂感形成。必要时可将皮肤与胸壁缝合固定数针以重建对称的乳房下皱襞线。此外，在切除乳腺时应尽可能保留乳房下皱襞，以利于保持双侧对称。

过分的缝合固定，可导致术后瘢痕牵拉引起局部凹陷变形；过度加压包扎或术中粗暴操作可导致脂肪液化，再造乳房萎缩变形，外形不自然。

术中使患者改坐位进行观察对比尤为重要，关键是注意保持再造乳房与健侧乳房形态的一致。我们认为再造的原则是"还原"一个患者"对称"的乳房，而不是制造一个美容学定义的"标准完美"乳房。

（6）术后评价与修整 术后2周再造乳房触觉开始恢复，术后3~4周产生痛觉，1个月后乳房逐渐变柔软，3个月内感觉已基本恢复正常，但乳头的感觉恢复稍差；术后短期内乳房外形仍可有一定程度的变化，6个月内再造乳房可有轻度萎缩，6个月后基本定型。因此不必急于评价和修整6个月内的再造乳房。我们认为乳头乳晕的再造也应在6个月后进行为宜。

2.术后并发症处理

即时扩展型背阔肌乳房再造术后并发症主要发生在术后早期，远期并发症未见。随访中发现对供区肩背部肌肉功能影响不大。

（1）背部供区血清肿 由于供区分离范围大，相对增加了供区血肿和血清肿的可能，成为最主要的并发症。术后2周仍有背部皮下积液的发生率为43.90%，经延长置管引流时间或反复穿刺抽吸后痊愈，最长1例术后90天愈合。因此，注意切取背部皮瓣范围不宜过宽，拉拢缝合的张力不宜过大；术中严密止血，尽量采用锐性分离，减少电刀使用，避免粗暴操作，减少组织损伤；术后需加压包扎，背部垫软枕，负压引流，引流管放置一般至少7天，引流量低于15ml/d可拔除。我们的经验是引流管拔除顺序为胸前、背部、腋下，特别是腋下引流管应延长留置时间，避免腋下发生淋巴漏，淋巴液淤积于背部皮下，导致背部供区皮瓣延迟愈合。术后1个月内限制患肢上举。尽管如此，背部供区血清肿发生率仍较高，术前需与患者充分沟通，住院时间延长可能不可避免。

（2）皮瓣坏死 多为轻度，可发生于背部供区和再造乳房的皮缘，为切口张力过大，血运欠佳或引流不畅引起，是常见的并发症，可采取二期重新缝合或伤口换药痊愈。皮缘坏死延长愈合时间，但不影响术后辅助治疗。

（3）翼状肩 与背阔肌肌皮瓣切除范围过大，损伤肩胛下肌肉群有关。术中注意保护解剖结构，勿切取过深，适当远离肩胛下角2cm切取肌皮瓣可有效避免。

（4）干性坏死 均发生于背部供区，与供区皮肤缝合张力过大有关。减少肌皮瓣皮肤切除范围，降低皮肤张力可减少其发生率。

（5）乳头、乳晕部分坏死 与术后包扎过度压迫有关，亦与乳头乳晕复合体保留厚度过薄有关，后期痂下愈合，导致乳头平坦，部分乳晕色素脱失导致局部肤色变白。

（6）感染 与术中无菌操作不严格、手术时间过长及引流管引起的感染相关。再造乳房感染将直接导致手术失败，后果严重。严格无菌操作，特别是术中需多次变换体位，重新消毒铺巾是必要的。注意术后引流管观察和护理，防止因留置时间过长引起的感染。术后应常规使用抗生素预防感染。处理术后感染予抗感染治疗2周，确保再造乳房成活。

（7）乳房局部水肿、硬结 乳房皮肤水肿多为静脉、淋巴回流障碍引起，局部可形成"橘皮征"；乳房局部硬结多为脂肪缺血坏死或脂肪液化引起，无须特殊处理，一般数月后可自行缓解或软化。

（8）局部凹陷 术后局部凹陷变形多为术中不恰当的缝合固定、牵拉引起，导致乳房外形不自然。术后早期可采用局麻下松解予以纠正。

（9）放疗后并发症 化疗完成后行放射治疗，再造乳房均出现色素沉着、毛孔粗大、不同程度纤维化、轻度外形改变，但患者仍可接受，满意度降低、美容评价降低与此有关，同时也提示需要术后放疗的患者谨慎选用背阔肌乳房再造。

（10）神经感觉障碍 再造乳房皮肤感觉恢复尚可，但保留的乳头感觉和性勃起功能恢复均不理想，较健侧差，目前尚无法解决，值得今后进一步研究。

3. 存在问题与展望

即时乳房再造适宜于预防性乳房切除术后、原位癌不适宜或拒绝保乳手术者、早期乳癌（Ⅰ期，ⅡA期）不适宜或不接受保乳手术者。由于再造仅仅是解决形体上的缺憾问题，并不影响肿瘤辅助治疗和远期疗效，原则上不应把放疗副反应作为乳房再造手术绝对禁忌，因此广义上适用于有再造意愿的各期乳腺癌，甚至包括晚期。在临床实际操作中，我科保乳治疗率为30.1%，目前行再造术者为明确不适合保乳的病例如多发灶、弥漫性钙化等；但相当一部分患者可以接受保乳手术或者在新辅助化疗后接受保乳手术，由于拒绝保乳或术前化疗，以及恐惧拒绝术后放疗、延期再造二次手术而选择即时再造。

目前再造术后美容评价标准尚缺乏客观指标，受主观因素影响较大，国外正在研究的一些客观评分系统，如 BAT、BCCT. core 等，将有助于今后的研究评价。

扩展型背阔肌肌皮瓣能提供充分的再造乳房组织量，不需使用人工假体，符合中国人的传统观念意识，尤其适用于乳房体积较小或中等大小的普通中国女性；此外，即时扩展型背阔肌肌皮瓣乳房再造手术相对简单，严重并发症少，且可以预防或减少；同时再造乳房形态良好，对肩背部供区功能影响小，医疗费用较低廉，适合有一定条件的基层医院开展。因此在目前国内现状下，该术式将成为乳腺肿瘤治疗的一种有效补充手段，值得推广应用。

（二）腹直肌乳房重建及并发症

腹直肌皮瓣（TRAM）乳房重建是目前国际上推荐的首选乳房重建方式，因此如何减少其术后并发症是近年研究的热点。

1. 手术步骤

（1）单蒂腹直肌皮瓣乳房重建

①麻醉和体位：在全麻下手术，取头高脚低的屈髋屈膝半卧位。

②延迟重建取原手术切口，梭形切除瘢痕至下皱襞之间皮肤，分离胸部皮下组织形成新的乳房腔隙，重新制作乳房下皱襞。即时重建行乳腺癌改良根治术、保留皮肤的乳腺癌改良根治术或保留乳头乳晕单纯切除术。导管原位癌常规保留乳头乳晕复合体。

③腹直肌皮瓣切取移植：供区范围采用腹部横梭形切口，切口长度、宽度根据乳房皮肤缺失范围和腹部张力情况决定，一般长25~35cm，宽12~20cm。切开皮肤后，保留皮下全层厚脂肪，沿腹直肌前鞘潜行剥离至剑突及肋弓下2~3cm，制造10cm宽皮下转移隧道；游离蒂侧腹直肌，在远端切断腹直肌蒂，将皮瓣经皮下隧道

转移至胸前。参照被切除的乳腺组织和健侧乳房情况切取足够的组织量，常规切除全部Ⅳ区及部分Ⅲ区皮瓣以保证血供。术中注意妥善保护腹壁上血管蒂。

④修复腹壁缺损：腹部供区仔细止血后，采用分3层折叠缝合腹直肌后鞘及前鞘关闭同侧缺损区，健侧腹直肌前鞘折叠缝合1层加强张力并将脐引回腹壁中线，不使用补片修复。脐重新定位后放置负压引流，拉拢缝合腹部切口。

⑤乳房重建塑形：以健侧乳房为参照将腹直肌皮瓣修剪塑形，皮瓣一般不必缝合在胸大肌上，可用巾钳将皮瓣暂时固定胸前进行调整，根据胸壁切口的大小、形状修剪皮瓣表皮，形成真皮化创面，与胸壁皮肤直接缝合，以便形成自然下垂。术中采用屈髋屈膝半坐位情况下进行观察对比，注意保持重建乳房形态与健侧乳房形态的对称性。

（2）术后处理　患者术后常规腹部腹带加压包扎，以压迫腹部供区，减少并发症为主。术后采用屈髋屈膝半卧位，以利于减小腹壁张力，便于术区引流和重建乳房形成自然下垂。术后腹部的引流量较多，约100~200ml/d，以后逐渐减少，5~7天左右，少于20ml/d时可拔除引流管。部分患者术后腹部轻度疼痛及紧迫感，重建乳房轻度肿胀，手感偏硬，一般不需特殊处理，数月后症状逐渐减轻消失，乳房柔软自然。

腹部坐起功能的客观评价标准如下。

①可：取平卧位，双手抱在胸前，能够抬起头及后背达肩胛骨下缘，但不能使腰部离开床面（以消除腰大肌的作用）。

②良：保持与上面相同的姿势，能够坐起。

③优：双手放于颈后，能够坐起。

2.讨论

（1）带蒂腹直肌皮瓣（TRAM）乳房重建的探讨　由于腹直肌皮瓣携带大量的脂肪组织，移植后萎缩程度小，具有很好的持久稳定性；同时组织量大，不需要联合假体，足以满足绝大多数不同大小、形状的重建乳房需要；此外，对放射治疗耐受性较好，是最适合重建乳房的自体组织。目前，腹直肌皮瓣乳房重建仍是国际推荐的首选手术方式。

带蒂腹直肌皮瓣（TRAM）重建两大问题：①皮瓣血供由腹壁上血管间接通过吻合支提供，并非由腹壁下血管直接供给，皮瓣供血仍显不足。②切除一侧腹直肌后腹壁的缺损较大，对腹壁功能的影响客观存在。20世纪90年代，随着显微外科应用于游离皮瓣乳房重建，旨在减少腹部损伤和术后并发症、改善血供，但最近不同学者研究得出类似结论：游离TRAM皮瓣与带蒂TRAM皮瓣在并发症、患者满意度等方面基本相同；游离皮瓣没有显现出明显优势，但带蒂移植手术时间短，成功率高，严重并发症少，较游离皮瓣技术简单，操作方便。尽管目前游离DIEP穿支皮瓣备受推崇，但技术条件要求相对较高，远期疗效和并发症尚存在争议，临床推广难度较大。因此，经典的带蒂TRAM皮瓣最近重新受到重视。

（2）术后腹部并发症及腹壁缺损修复的探讨　文献报道TRAM重建术后腹部并发症发生率，如腹壁肌力下降36%，腹壁疼痛20%，腹壁疝5%，腹壁伤口延迟愈合2.5%。有研究报告在腹壁功能恢复方面，游离TRAM皮瓣较带蒂TRAM皮瓣恢复更快，但6个月后无显著区别；甚至在DIEP皮瓣中也出现了类似的腹壁并发症问题，因此国外学者普遍认为降低术后腹部并发症发生的解决方法是合理的肌肉分离技术和腹壁修复方式。

补片技术在外科应用广泛，是防治腹壁疝的标准有效方法之一，尽管材料技术不断更新，但作为异体植入物，医疗费用增加，感染和排斥问题、异物感、术后局部腹壁坚硬等弊端仍难以避免。因此，探索理想的腹壁修复处理方式，降低腹部并发症发生率成为目前腹部皮瓣乳房重建重点研究方向之一。

分层折叠加强缝合方法适宜修复单侧腹壁缺损，避免补片弊端，术后腹部并发症、功能恢复方面可以媲美补片法，安全简便，有一定的临床实用价值。但由于双侧带蒂 TRAM 术后腹壁缺损范围过大，我们认为双侧腹壁缺损运用补片修复更为安全合理，不建议使用该技术。

（3）关于肌肉分离与腹壁修复的临床体会 ①由于皮瓣血管穿支基本上包含在腹直肌前鞘中间 2~3cm 的区域内，所以分离皮瓣时腹直肌肌蒂务必保留 2~3cm 腹直肌前鞘在腹直肌蒂上，既不影响后期上腹部前鞘的闭合，又有利于增加皮瓣血供；同时在蒂侧腹直肌内外缘各保留 1~2cm 前鞘不要一并切除，便于修复时能够直接拉拢缝合。②腹壁正中线术中务必注意保留，既可保护对侧腹直肌免受误伤，又可为后期腹壁塑形提供辅助标志。③向上分离腹直肌蒂时，注意分离至剑突及肋弓下 2~3cm 处即可，既可以避免误伤腹壁上血管和肋缘动脉，又不影响皮瓣转移；皮瓣转移隧道口制作应靠近正中线，尽量减少对乳腺下皱襞的破坏。④在下腹部远端离断肌蒂时注意分别牢固结扎腹壁下血管两断端，同时应做防脱鞘缝合将肌蒂断端固定在皮瓣上，避免转移时牵拉损伤血管吻合分支。⑤腹直肌的切取和肋间神经的处理：在游离腹直肌蒂过程中，同侧肋间神经基本离断不可能完整保留，该侧腹直肌功能将大部分或完全丧失，鉴于此，我们认为不必保留部分腹直肌，切取完整腹直肌作为肌蒂更为合理，而且对血供的保障也更为有利；但特别注意位于剑突附近皮瓣转移轴区的第 8 肋间神经较为隐蔽，术中应仔细分

离并予切断，避免因其引起的皮下隧道内肌肉收缩，损伤腹壁上血管；同时该处肌肉失神经化松弛、萎缩便于皮瓣转移和减小术后胸前区肌蒂膨隆畸形。⑥腹壁缺损的修复：我们的经验是术中采用屈髋屈膝半坐位，同时运用肌松剂，使用非吸收线 3 层折叠加强缝合腹直肌前后鞘，第 1 层采用折叠法间断缝合腹直肌后鞘，缝针轻挑浅刺后鞘 3~4 针，轻轻拉拢使其折叠，间断缝合，针间距 1.5cm，逐渐缩小腹壁缺损范围，操作中注意勿损伤肠腔，可用无齿镊夹提后鞘协助操作；第 2 层以针间距 1.5cm，将内外侧残留的腹直肌前鞘 8 字缝合，基本关闭蒂侧缺损区；第 3 层采用连续缝合法对已关闭的腹直肌前鞘进行加固。最后在脐旁 2~3cm 处折叠缝合健侧腹直肌前鞘调整腹壁张力，一般纵向缝合 4~5 针可将脐引回腹壁中线，修复完毕。术中不需使用补片均可顺利完成腹壁修复。需要强调的是，为降低腹壁张力，防止张力缝合组织撕裂的情况，方便手术操作，术中肌松剂的运用尤为必要。我们认为对腹壁缺损采用分层折叠加强缝合可以降低腹壁张力，同时对于脐重新定位及恢复腹壁优美曲线有很大帮助，缺点是部分患者术后腹壁疼痛感、紧迫感稍明显，但数月后多可自行缓解；常规补片法则将补片置入腹直肌后鞘，将补片固定于后鞘或与残留前鞘张力缝合，理论上腹壁筋膜完全覆盖补片效果更佳，但临床上往往难以做到，患者术后多有补片区腹壁局部坚硬等不适感。⑦脐的重建：脐分离按照其大小呈柱状解离即可，不必保留过多，游离的脐蒂部一般长 2~3cm，后期可方便地利用蒂长向腹中线偏移缝合，以调整偏离距离；将脐定位区 5cm 范围的腹部皮下脂肪修薄至 0.5~1cm 的阶梯状，可以形成美观的轻度凹陷脐；另外，皮肤脐定位开口不宜太大，切开 1.5cm "｜" 或 "∧" 形切口即可，梭形切口随时间推移再造脐往往偏大。⑧腹壁的整形：我们

倾向选取同侧单蒂腹直肌皮瓣，蒂相对比对侧长，便于转移重塑，也减小对侧肌蒂转移时导致的胸前区膨隆美观缺陷；腹部切口选择尽量偏下，一般下切缘在腹股沟上2~3横指处，上切缘平脐上缘，既能保留脐旁血管穿支，又可提供足够的再造组织容量，闭合后切口可基本被衣裤覆盖，美观性较佳；由于腹直肌重建另一间接目的是腹部减肥整形，采用上述腹壁折叠缝合方法缩小了腹围，术后可以持久有效地达到这一美容目的，而常规补片法则腹壁整形效果稍差。

（4）术前延迟重建的探讨　研究发现皮瓣移植分两次或多次步骤完成，皮瓣供血可以通过未受干扰的分支血管获得改善，皮瓣血管远端区域组织较一次手术移植成活率更高，称为"延迟现象"。若先行腹壁下动脉及腹壁下静脉阻断延迟术，既可促进动脉血供，又可使侧支静脉开放，导致瓣膜功能关闭不全，有利于皮瓣静脉回流。鉴于以上理论，国外将术前延迟TRAM移植应用于术前高风险患者以降低皮瓣坏死率。按照术前血管彩超定位腹壁下血管在腹部体表标记处，取预先设计的腹部皮瓣下切缘切口部位（通常在腹股沟上3~5cm），在两侧腹部各切开2个3~5cm的切口，切开皮下及腹直肌前鞘，沿腹直肌外缘寻找腹壁下血管束，分别予钛血管夹或缝线结扎左右两侧腹壁下动静脉。术前阻断腹壁下血管的方法减少了使用双蒂TRAM的必要，延迟后血供效果甚至可以媲美游离TRAM或DIEP（腹壁下动脉穿支皮瓣）而不需使用显微外科技术和增加风险，而成为一种改善皮瓣血供安全有效的方法。其缺点是需要2次手术，对延迟重建影响不大，但即时重建有可能推迟乳腺癌手术治疗时间。临床上我们对于即时重建的经验是术前血管阻断通常与前哨淋巴结活检同时进行，一周后行改良根治和即时重建手

术。通过初步观察发现延迟后皮瓣血运3天后出现改善，一周后改善明显，病例大部分在阻断术后7~14天内完成重建，2周至更长时间需要今后进一步研究完善进行探讨，但我们认为延迟7~14天行乳房重建在临床上是合理可行的。

近20年来，带蒂TRAM皮瓣作为自体组织乳房重建的世界标准地位并没有改变，并且近年来因其实用性、安全性重新受到国外学者的重视。因此，如果能够进一步解决改善腹部并发症和皮瓣供血两个问题，带蒂TRAM皮瓣将比DIEP皮瓣具有更高的临床实用和推广价值。本研究通过初步观察发现分层折叠加强缝合修复腹壁方法，对预防TRAM重建术后腹壁并发症有一定价值，不须联合补片，安全有效，节省医疗费用，技术简单，腹壁整形效果佳，值得临床进一步研究应用。

四、晚期乳腺癌局部病灶的外科修复

晚期乳腺癌至今仍是不可治愈的疾病，绝大多数晚期乳腺癌生存期不超过5年，尽量延长生存期和无疾病进展时间，改善生活质量是治疗的唯一目的。目前，晚期乳腺癌的全身综合治疗已得到公认，而外科治疗仍存在较多争议。本文就晚期乳腺癌局部病灶的外科处理进行探讨。

（一）晚期乳腺癌外科研究进展和争论

对于晚期乳腺癌，所有的治疗都是姑息性的，全身治疗是首选的方式。但近年来一些回顾性研究发现，对晚期乳腺癌原发病灶的局部处理有可能带来生存获益。2002年Khan等的一项回顾性研究表明，原发肿物的外科治疗可以提高转移性乳腺癌患者的生存期。这一回顾性研究纳入了1990年至1993年美国国家癌症数据库中

16023 例初诊的 IV 期乳腺癌患者，研究发现，手术切除原发肿瘤后乳腺癌的死亡风险较未切除者下降，此外，手术切除后切缘阴性的患者的预后优于切缘阳性的患者。2006 年 Rapiti 等研究表明，发生远处转移的乳腺癌原发乳腺肿物的外科切除并不妨碍患者的生存，相反改善了切缘阴性患者的预后，说明减轻肿瘤负荷可提高患者生存期。Babiera 等研究也表明，原发肿物切除后患者的无进展生存期及总生存期均得到改善。此后陆续有研究证实这些观点。但是这些研究均为回顾性研究，且存在一定选择偏倚，局部手术通常选择在临床分期更早、预后更好的患者身上实施，这在一定程度上影响了研究结果，因此需要前瞻性随机对照研究进一步证实转移性乳腺癌局部手术的可行性。

2013 年，在第 36 届圣安东尼奥乳腺癌国际研讨会上，印度 Badwe 等报道了一项转移性乳腺癌局部手术治疗的前瞻性随机对照研究，结果显示，发生远处转移的乳腺癌局部原发灶治疗未能带来生存获益，局部区域治疗组与非局部区域治疗组比较总生存率差异无统计学意义（19.3%VS20.5%，P=0.79），因此转移性乳腺癌的局部区域治疗不作为常规推荐。分析不能获益的原因在于局部控制和远处转移之间的权衡，原发灶的治疗刺激了远处转移。此外，一项土耳其的随机研究显示，初诊 IV 期乳腺癌局部区域治疗组与非局部区域治疗组总生存率差异无统计学意义（P=0.20），但亚组分析显示，单纯骨转移的乳腺癌患者的局部治疗可以获得生存获益（P=0.02），而多发肝 / 肺转移的患者局部手术反而会缩短总生存期（P=0.02）。但是这两项研究均存在分组设计缺陷、样本量不足以及个别组别样本量偏小的情况，而且没有纳入生活质量进行评价，这使得研究结果的可信度有所降低，能否作为晚期患者完全放弃外科治疗的最终循证依据目前尚存在较大争议。

从另一个角度而言，虽然上述研究不常规推荐外科治疗，但至少证实手术切除不会导致远处转移灶的快速进展，也不会影响生存期。在明确的前瞻性研究结果出来之前，晚期患者的选择性偏倚应该作为今后的研究方向之一，积极探讨个体化手术的适应证。此外，今后晚期乳腺癌外科治疗的研究重点将转向以提高生活质量为目标，而不再局限于以延长生存期为唯一研究终点。

因此，今后仍需要更多严谨合理的前瞻性随机对照研究证据证实晚期乳腺癌外科治疗的可行性，目前对于晚期乳腺癌患者局部手术治疗仍应慎重。

（二）晚期乳腺癌局部病灶外科治疗技术方法探讨

目前晚期乳腺癌局部外科处理基本模式是：手术姑息切除 ± 创面缺损修复，在尽量保证手术切缘阴性的前提下姑息切除肿瘤，常常需要利用正常组织修复覆盖创面缺损，原则是首选简单、损伤最小的术式。

理论上已发生转移的晚期乳腺癌局部肿瘤切除都属于姑息手术，不能达到根治目的，但切缘阴性的意义不言而喻。鉴于术后局部复发能够二次切除的机会很小，尽管腋窝血管的肿瘤侵犯和粘连、肋骨侵蚀破坏等复杂情况的外科处理颇为棘手，尽量确保手术切缘阴性仍是第一要务，这不可避免出现大量组织缺损需要修复的情况。临床上往往修复缺损甚至比完整切除的难度更大，成为晚期乳腺癌局部外科治疗的最大难题之一。现将目前临床常用的缺损修复技术方法介绍如下。

（1）植皮术　全层植皮或邮票植皮是最常采用的技术方法，简单易行，损伤最小，成功率高，适合小范围的创面缺损。

腹部皮肤是临床最常采用的供区之一。

（2）胸腹壁任意皮瓣推移　技术相对简单，组织损伤小，皮瓣活动度大，血供可靠，通过邻近任意皮瓣推移可以覆盖相对较大的创面缺损，合理的术前设计是关键。

（3）对侧乳房分裂皮瓣修复缺损　需要将健侧乳房部分分离以覆盖缺损，对健侧乳房的外形损坏严重，对于术后美观要求低的患者适用，方法简单，组织量充足，血运可靠，但修复范围相对比较局限。

（4）背阔肌皮瓣修复缺损　根据缺损范围切取部分或全部背阔肌带蒂肌皮瓣覆盖修复创面，要求术前检查确认胸背血管必须保留完整，优点是转移范围大，修复范围较广，最远可修复肩部区域的缺损，而且该皮瓣血运良好，手术成功率高。

（5）腹直肌皮瓣修复缺损　推荐带蒂腹直肌皮瓣，单蒂或双蒂皆可，可修复大面积组织缺损，由于考虑充分保障皮瓣血供和患者身体一般情况的限制，以及术后腹部远期并发症对治疗的影响不大，通常游离腹部皮瓣技术不作为首选。

（6）联合皮瓣（如背阔肌+腹直肌皮瓣）修复缺损　对于缺损面积巨大的复杂创面可以考虑。但受患者一般情况因素的限制较大，如术后损伤大、手术时间长、愈合恢复慢等不利因素影响，临床选择需要格外谨慎，仔细权衡利弊。

随着肿瘤整形技术与皮瓣技术、显微外科技术等相关学科进入乳腺肿瘤外科治疗领域，外科技术的进展使更多患者从不可手术变为可手术，晚期乳腺肿瘤外科治疗更具挑战性，对乳腺外科医生提出了更高的标准和要求。

（三）晚期乳腺癌局部外科治疗应注意的几个问题

1. 患者意愿

"姑息治疗医学"近年发展迅速，"姑息"治疗的内涵，其广度已远超出对症治疗的范畴，深度也拓展至改善生活质量和延长生存期的层面，蕴含着更广泛的医疗人性化服务理念。

相对其他实体肿瘤而言，晚期乳腺癌的中位生存期相对较长，在此过程中，如果不对局部病灶进行处理，随着肿瘤的生长，常出现破溃、出血、疼痛，甚至并发感染、恶臭等严重的局部并发症，给患者及家属带来巨大的生理及心理压力，严重影响患者生活质量，临床尤其对预计生存期大于6个月的患者应该予以重视并积极进行干预治疗。因此，手术切除病灶对于控制局部症状、改善患者生活质量具有重大的意义，但显然这类手术的难度和风险更高。特别是临床上面对患者希望"有尊严地活着"的强烈愿望，提出外科姑息治疗这类并不算过分的最后请求时，外科医生能为他们做什么，是熟视无睹还是尽力而为，往往是两难的抉择。

2. 外科治疗的时机

目前晚期患者的标准治疗为先行新辅助化疗或内分泌治疗，然后再考虑行外科手术治疗及放射治疗等后续治疗。NCCN指南推荐初次诊断时发现癌症转移的患者可能从局部乳腺手术和/或放疗中获益，通常情况下这种局部姑息治疗只在初步全身治疗后获得缓解的情况下考虑进行。

新辅助治疗显效后，如果能手术切除，应该尽快进行外科手术，理由有两个：一是肿瘤在新辅助治疗过程中可能出现继发性耐药，导致肿瘤再次迅速生长，从而丧失手术切除的最后机会；二是已经有研究表明，对于这部分患者仅进行化疗和放射治疗等非手术治疗，其局部复发的风险要明显高于手术，影响患者的生活质量。对于晚期患者而言，新辅助治疗的临床/病理完全缓解（CR/PCR）可遇而不可求，选择正确合适的手术时机是关键。过分追求完全缓解，往往延误最佳手术时机。因此手术时机选择应遵循的原则为见好就收，机不可失，失不再来。

3. 术前评估及感染的控制

临床上即便是远处转移患者中，1%~10% 为孤立的转移灶，属于可手术切除的病灶，因此可进行姑息性切除的部位包括常见的局部原发、复发病灶，甚至是孤立的肺转移、肝转移以及脑转移等，对于这些患者进行积极的手术治疗有可能获得生存获益，而术前评估不能手术完整切除的弥漫性多发病灶以及预计生存期短且不能耐受手术的患者并不建议外科治疗。其次，晚期乳腺癌外科治疗的首要目的是姑息，而非根治，这需要在术前与患者及家属充分沟通并达成一致共识，避免不必要的医疗纠纷发生；另外一点需要注意的是，局部病灶由于长期肿瘤破溃等原因常常伴有局部感染，术前进行有效的抗感染对症处理及细菌培养药敏试验，对避免和减少术后感染的发生意义重大，临床应引起足够重视。

4. 术后放疗

乳腺癌远处转移是导致乳腺癌患者死亡的最重要原因。由于患者的生存取决于远处转移的进展而非局部疾病的改变，因此放疗等局部治疗在这部分患者中的作用可能有限。其次这类患者往往有多次局部放疗史，外科姑息手术后是否还需要增加局部放疗，放疗能否获益，放疗如何实施，目前仍是具有争议的临床难题，期待今后更多放疗领域的参与和研究来解决。

5. 个体化治疗

近年来，恶性肿瘤的治疗观念发生了很大转变，一是针对癌症这种具有复发、转移特征的全身性侵袭性疾病，与其采用斩尽杀绝、消灭肿瘤、纯"战争模式"的战略，不如采取控制肿瘤与瘤共存的方针；二是将"治疗患者的癌瘤"观念转变为"治疗带癌瘤的患者"，以人为本，贯穿治疗始终。临床上没有发现远处转移的局部晚期患者，手术是必要的，关键是如何提高可手术率；已有远处转移的晚期患者，关键在于外科治疗如何实施以提高患者生活质量，做不做，何时做，如何灵活运用各种乳腺肿瘤外科技术达到切除肿瘤目的并减少术后并发症，如何协调多学科协作的综合治疗争取最佳预后。因此权衡每位晚期乳腺癌患者的外科风险与获益，个体化治疗在晚期乳腺癌处理中非常重要。

至少在可以预见的未来，尚无有效的化疗、内分泌治疗、生物治疗或者放射治疗能够比手术切除更有效地消除乳腺癌的局部病灶。目前从乳腺癌整体治疗策略上，至少从改善生活质量方面来看，外科手术在晚期乳腺癌的多学科综合治疗模式中仍有一定的地位和不可替代性。与早、中期乳腺癌不同的是，在晚期乳腺癌治疗中，外科手术从治疗主导地位转变为一种重要的个体化姑息治疗手段可供选择。

无论对于诊断时已存在远处转移的乳腺癌，还是术后出现的复发转移，都不应该忽视外科手术这个重要的治疗手段，以便使一部分晚期患者有可能获得改善生活质量、延长无病生存甚至治愈的机会。至少在目前尚无明确的前瞻性研究结果出来之前，NCCN 指南也鼓励更多的晚期患者加入这类研究当中。

我们在临床实践中也应根据晚期乳腺癌患者各自的异质性和个体化情况，权衡局部控制和远处转移，手术风险与生存获益，灵活运用乳腺肿瘤外科技术达到治疗目的，协调多学科协作综合治疗争取最佳预后，而不应该简单笼统地选择或放弃局部外科治疗。

参考文献

[1]傅建民，李先明，周颉，等. 乳腺癌保留

乳房治疗后乳房美容效果的影响因素探讨［J］. 中华乳腺病杂志，2011，10（5）：550-557.

［2］张斌，曹旭晨主译. 乳房肿瘤整形与重建手术图谱［M］. 北京：人民卫生出版社，2011：13-37.

［3］A. Fitoussi, MG Berry, B. Couturaud, et al. Oncoplastic and Reconstructive Surgery for Breast Cancer［M］. France：Springer-Verlag, 2009：41.

［4］Veronesi U, Cascinelli N, Mariani L, et al. Twenty-year follow-up of a randomized study comparing breast conserving surgery with radical mastectomy for early breast cancer［J］. N Engl J Med, 2002, 347（16）：1227-1232.

［5］张嘉庆，程琳，郭嘉嘉. 乳腺癌外科治疗中一些争议问题的探讨［J］. 中华乳腺病杂志：电子版，2010，4（2）：121-128.

［6］乔群，孙佳明主编. 乳房整形美容外科学［M］. 河南：郑州大学出版社，2004：52.

［7］王颖，张学慧，亓发芝. 保留皮肤的乳腺癌改良根治术后即刻乳房再造的临床应用［J］. 中华乳腺病杂志，2008，2（3）：279-288.

［8］卓睿，凌文津，石雪枫，等. 乳腺癌术后即时扩展型背阔肌肌皮瓣乳房重建27例分析［J/CD］. 中华乳腺病杂志：电子版，2009，3（3）：280-287.

［9］顾建英，亓发芝，徐剑炜，等. 扩大背阔肌肌皮瓣乳房再造术后供区并发症的探讨［J］. 中华整形外科杂志，2005，21（5）：325-327.

［10］Ho CM, Mak CK, Lan Y, et al. Skin involvement in invasion breast carcinoma：safety of skin-sparing mastectomy［J］. Ann Surg Onco, 2003, 10（2）：102-107.

［11］Fitzal F, Krois W, Trischler H, et al. The use of a breast symmetry index for objective evaluation of breast cosmesis［J］. Breast, 2007, 16（4）：429-435.

［12］Cardoso MJ, Cardoso J, Amaral N, et al. Turning subjective into objective：TheBCCT. core software for evaluation of cosmetic results in breast cancer conservative treatment［J］. Breast, 2007, 16（5）：456-461.

［13］王从峰，乔群，戚可名. 应用聚丙烯网修补腹直肌肌皮瓣乳房再造后的腹壁缺损［J］. 中华医学美学美容杂志，2004，10（5）：270-273.

［14］A. Fitoussi, MG Berry, B. Couturaud, et al. Oncoplastic and Reconstructive Surgery for Breast Cancer［M］. France：Springer-Verlag, 2009：80.

［15］任国胜，王小毅. 乳腺癌术后乳房重建的要素［J］. 中华内分泌外科杂志，2011，5（6）：361-364.

［16］邵玉国，周晓云，胡修全，等. 下腹部腹直肌肌皮瓣血供的应用解剖［J］. 中华修复重建外科杂志，2006，20（9）：877-880.

［17］Khan SA, Stewart AK, Morrow M. Does aggressive local therapy improve survival in metastatic breast cancer［J］. Surgery, 2002, 132（4）：620-626.

［18］Rapiti E, Verkooijen HM, Vlastos G, et al. Complete excision of primary breast tumor improves survival of patients with metastatic breast cancer at diagnosis［J］. J Clin Oncol, 2006, 24（18）：2743-2749.

［19］李小梅，刘端祺. 现代姑息医学内涵在实践中的演化［J］. 医学与哲学，2011，32（4）：7-9.

［20］汤钊猷. 消灭与改造并举（院士抗癌新视点）［M］. 上海：上海科学技术出版社，2011：10-17，133，136.

第十五章　乳腺癌随访与康复、筛查及预防

第一节　乳腺癌随访与康复

乳腺癌的治疗强调综合治疗原则，以手术治疗为主，配合化学治疗、放射治疗、内分泌治疗等综合治疗措施。综合治疗是一个长期的过程，因此，乳腺癌带给患者的不仅是身体上的问题，还有心理、情感以及社会问题。乳腺癌患者大部分的辅助治疗是在出院后完成的，患者将独立面对很多康复相关问题，承受较大的来自疾病本身，以及心理、情感、家庭、社会等多方面的压力。疾病的治愈情况、癌痛的应对、肢体康复、饮食、放化疗及内分泌治疗、担心转移或复发、与医务人员的有效沟通、心理支持、婚姻关系、性生活等问题贯穿于乳腺癌患者的康复过程中，并将持续影响着患者的生活与工作。

一、概述

（一）整体康复的定义

整体康复包括生理功能的恢复、心理状态的调整以及社会活动能力的恢复，应该包含促进性健康策略和预防性健康策略。对乳腺癌患者而言，通过积极、正规的治疗，在身体功能得到恢复的同时，保持良好的心理状态，并且能够回归社会，重建被疾病破坏了的生活，达到可能达到的生活自立性，或再次发挥对社会的作用后，才能认为达到了整体康复。

（二）整体康复的目的

无论是何种治疗方式都会使乳腺癌患者面临疼痛、疲乏、精力下降、性功能减退等问题，并影响患者回归术前的生活状态。因此，帮助患者解决康复过程中的困难，才能真正实现躯体、心理和社会上的整体康复。

（三）整体康复的护理内容

1. 化疗患者的静脉选择

作为全身性疾病的乳腺癌，化疗有着非常重要的意义。规范的操作在确保化学治疗的疗效、减轻不良反应等方面起着非常重要的作用。

乳腺癌化疗的实施，其特殊性在于乳腺癌患者静脉的有限性。女性静脉较细，按护理常规，术后患侧上肢是不行静脉穿刺的，亦减少了术后可供选择的静脉途径。因此，不管是手术前或是手术后的化疗，在进行首次化疗时，就应对患者的静脉条件、化疗方案及其预后进行评估，做出正确的抉择。

（1）对新辅助化疗（手术前化疗）的患者，应选择患乳腺癌一侧的手臂静脉进行化疗，保留健侧静脉，为后期的化疗做准备。

（2）对中晚期乳腺癌患者，预计常规化疗后有可能需要继续进行治疗（即高危复发病例），在首次进行化疗时即应考虑予以中心静脉置管［如经外周静脉置入中心静脉导管（peripherally inserted central catheter, PICC）］，为其保留长期的静脉通路。

（3）对于双侧乳腺癌患者，选择手术范围小的一侧上臂静脉作为主要静脉途径，同时做好相应的保护：严格无菌操作以保护穿刺点，严格控制滴速并预防外渗。目前临床上应用的静脉输液港（PORT）也为双侧乳腺癌患者的后续化疗提供了一定的输液途径。

（4）转移性乳腺癌患者的再次治疗　如果外周静脉实在难以找到，而又确实需要化疗，可通过腹壁或腹股沟区静脉进行中心静脉置管。

乳腺癌的化疗方案中大多数抗癌药为发疱剂，化学性静脉炎的发生率较高，静脉的保护较为重要。特别是高危复发的患者，应考虑在首次治疗时予以中心静脉置管，既保证了有效的静脉通路，避免了反复穿刺的痛苦，减少了化学性静脉炎的发生和化疗药外渗所带来的危害；又保护了外周静脉，为再次治疗提供了静脉途径。目前 PICC 是简单、易行而又可靠的方法。

2. 放疗患者的皮肤护理

放疗是乳腺癌的治疗手段之一，在各期乳腺癌治疗中发挥着不同的作用。随着放疗技术的提高，乳腺癌的放疗反应亦有所下降。护理人员应根据乳腺癌患者的特点，做好放疗前准备，进行保护放射野皮肤的宣教，以及出现放疗皮肤反应后的护理和放疗期间的康复指导。

（1）放疗前准备　①简明扼要地向患者及家属介绍放疗的知识、治疗中可能出现的不良反应以及需要配合的事项，并提供通俗易懂的放疗宣教手册。②除了做些常规检查以了解患者身体状况外，应妥善处理好照射野内的切口，以免影响放疗的进行。③乳腺癌放疗时的体位需要上肢外展和上举，应告诉患者坚持进行患肢的功能锻炼是必需的。

（2）保护放射野皮肤的宣教　乳腺癌放疗所产生的皮肤反应重在预防，护理要点为清洁、干燥、避免损害。

（3）放疗皮肤反应的护理　乳腺癌放疗皮肤反应的程度与射线的种类、剂量以及手术范围有关，与患者自身的敏感性也有关。放疗与化疗同期进行会增加皮肤反应，增加湿性脱皮的发生。

（4）放疗后的指导　①乳腺癌放疗后最常见的后期反应是放疗的皮肤反应，如纤维化、毛细血管扩张等，还可能出现心肌损害、肺部损害、上肢水肿等，因此需进行定期随访以观察治疗效果，了解放疗的后期反应。②仍要保护好照射野皮肤，持续时间视皮肤的情况而定。③患肢经过放疗更易出现水肿，故仍应继续进行患肢的功能锻炼和保护，必要时进行向心性按摩。

3. 内分泌治疗患者的服药依从性

内分泌治疗是乳腺癌的主要全身治疗手段之一，其治疗手段多样，疗效显著，不良反应少，在乳腺癌的综合治疗中占有不可取代的地位，为那些激素受体表达阳性的患者提供了一种疗效甚优的治疗方法。然而，接受内分泌治疗的乳腺癌患者需要在院外服用至少 5~10 年的内分泌药物，在长期治疗过程中患者的服药依从性是保证疗效的关键因素。在慢性疾病管理中，服药依从性是一个常见的问题，由于治疗疲乏、缺乏动力和满足现状等原因，服药依从性往往会随着时间的推移而下降。乳腺癌患者内分泌药物服药依从性尚不令人满意。国外研究显示，在乳腺癌患者内分泌治疗期间，服药依从性不佳的患者比例高达 21%~54%。中断服用内分泌药物的患者比例更是高达 29%~71%。其中影响服药依从性的因素包括药物不良反应、服药方案、合并疾病，以及患者年龄、种族、手术方式、服药周期、遗忘漏服和认为没有临床获益等。国内朱叶卉等人的研究显示，乳腺癌患者内分泌治疗服药依从性受到患者自身、疾病情况、治疗情况、家庭以及医疗照护系统多方面因素的影响。患者在不良反应与疗效之间的权衡决定其服药依从性，目前乳腺癌患者对内分泌治疗的认识尚不够充分，在内分泌治疗期间缺乏实时监测指标和与专业人员的沟通渠道。宋淑芬将个案管理模式应用于 63 例内分泌治疗的乳腺癌患者，结果显示有效提高了患者的治疗依从性。朱叶卉等人将电话随访应用于术后辅助内分泌治疗的乳腺癌患者，结果显示护士主导的电话随访可以提高术后辅助内分泌治疗乳腺癌患者的短期服药依从率，改善内分泌相关症状。

在护理实践和研究中，针对接受内分泌治疗的乳腺癌患者，应采取个体化的有效措施改善乳腺癌患者内分泌治疗的服药依从性。这些个性化的有效措施可以包括：建立定量的随访关系、定期电话随访、提供相关的专业支持、续药提醒、药物不良反应的指导和处理以及心理疏导等，从而保证患者内分泌药物的可获得性和持续性，不断提高患者的生命质量。

二、康复护理

（一）肢体功能的康复

1.肢体功能康复的评定

乳腺癌术后肢体功能的评定主要包括客观值的测量和患者的主观评定。客观值的测量方法较统一，包括患侧肢体肩关节活动范围（ramge of motion，ROM）、淋巴水肿和肌力。ROM 的测量包括前屈、后伸、外展、内收、内旋和外旋。淋巴水肿的评价方法有上臂臂围的测量和容积法。乳腺癌患者术后肢体功能的主观评定主要针对患肢对日常生活活动力的影响，采用问卷调查，包括自行设计问卷，如日常活动障碍自评量表（DASH）、上臂和肩关节功能的自我评定（functional evaluation of the ipsilated shoulder and arm function）。

2.肢体功能康复的实施

研究表明，运动锻炼可以有效提高患者肩部和上肢的功能，无论锻炼的种类和开始时间，但是早期锻炼的效果要好于延迟锻炼，同时这种锻炼并不会增加罹患淋巴水肿的风险。

功能锻炼对于恢复患者肩关节功能和

消除水肿至关重要，但必须严格遵守循序渐进的顺序，不可随意提前，以免影响伤口的愈合。

（1）循序渐进的方法（早期）　①术后 1~2 天，练习握拳、伸指、屈腕；②术后 3~4 天，练习前臂伸屈运动；③术后 5~7 天，患侧的手摸对侧肩、同侧耳（可用健肢托患肢）；④术后 8~10 天，练习肩关节抬高、伸直、屈曲至 90°；⑤术后 10 天后，肩关节进行爬墙及器械锻炼。

（2）功能锻炼的达标要求　①2 周内患肢上臂能伸直、抬高绕过头顶摸到对侧耳，达标后仍需要继续进行功能锻炼；②术后 7 天内限制肩关节外展；③严重皮瓣坏死者，术后 2 周避免大幅度运动；④皮下积液或 1 周后引流液超过 50ml 时应减少练习次数及肩关节活动幅度（限制外展）；⑤植皮及行背阔肌皮瓣乳房重建术后要推迟肩关节运动。

术后 1 个月和 3 个月后可以根据患者的伤口情况和自身情况进行中期和晚期的功能锻炼，并且可以配合打乒乓球、游泳等运动。

（二）淋巴水肿的预防、护理

乳腺癌手术如果清扫腋窝淋巴结，淋巴管被切开，使淋巴回流受阻，术后患肢会出现水肿，若处理不当，易引起淋巴管炎，使上肢肿胀加剧，不仅影响了患肢功能，也容易使患者出现情绪紧张、低落，严重影响其生活质量。而目前医护人员更关注于围手术期的治疗和护理以及术后疗效，容易忽视淋巴水肿对患者的身心损害。再者，多数的淋巴水肿出现在患者出院后，致使医护人员不容易评估淋巴水肿情况。当患者因患肢肿胀明显而就医时，水肿状况已经比较严重，治疗通常比较棘手。故淋巴水肿重在预防，只要医护人员及患者从手术后就对淋巴水肿予以高度重视，多数患者的水肿能得到有效预防。另外，术后早期发生的水肿往往可以自行消退，但术后数周至数月发生的水肿则往往为持续性或进行性发展。临床护理人员应在患者手术结束后就告知患者应经常进行向心性按摩，促进淋巴回流，降低淋巴水肿发生的可能性，而且淋巴水肿的预防宜长期坚持。

1. 淋巴水肿的评定

一般定为患肢周径比对侧上肢周径长3cm以内为轻度水肿，3~5cm为中度，大于5cm为重度水肿。

2. 淋巴水肿的预防措施

（1）预防感染　保持患侧皮肤清洁；不在患肢手臂进行有创性的操作，例如抽血、输液等；洗涤时戴宽松手套，避免长时间接触有刺激性的洗涤液；避免蚊虫叮咬，告诫患者一旦患肢受伤，应及时用肥皂及清水清洗干净并覆盖好，立即寻求医务人员的帮助。

（2）避免高温环境　避免烫伤；患侧手臂不要热敷，沐浴时水温不要过高；避免强光照射和高温环境。

（3）避免负重　避免提、拉、推过重的物品；避免从事重体力劳动或较剧烈的体育活动。

（4）避免予患肢任何外界压力，如穿紧身衣或紧袖衣、患肢佩戴首饰、背较重的包、提重物、测量血压等。佩戴首饰或手表时一定要宽松，衣着应宽松。

（5）避免患肢长时间下垂，应给予患肢支持。长时间静态工作时应将患肢适度抬高，以增加淋巴液的回流。睡觉时尽量避免患肢受压。

（6）已发生患肢水肿者，在排除肿瘤复发、感染的情况下，可以佩戴弹力手臂套以促进淋巴液的回流。参加运动如打网球、乒乓球或乘飞机的患者，也最好使用弹力手臂套，以预防水肿的发生。

3. 淋巴水肿的自我护理方法

（1）轻度或中度淋巴水肿　抬高手臂；沿淋巴走向自下而上向心性按摩；做手臂功能恢复训练；戴弹力袖套。

（2）重度淋巴水肿　戴弹力袖套；物理治疗。如手臂变红或异常硬，或水肿严重时应考虑有感染发生，应抗感染及对症处理。

（三）乳房缺失的护理

（1）心理认同。乳房缺失是乳腺癌改良根治术所不可避免的，也是手术后患者最不愿意面对的残酷现实。切除乳房，丧失了女性的第二性征之一，患者往往会认为自己作为女性的魅力丧失，同时也丧失了性爱的能力。部分患者可能术后无法面对自己残缺的躯体，会尽量避免看到自己胸部较长的伤痕，甚至有的患者配偶也无法面对爱人术后的躯体，最终可能导致家庭破裂。患者首先应该学会慢慢地接受自己，同时也要帮助丈夫及家庭来接受这一事实，要认识到并不是失去了乳房以后就成了残废，或者是失去了女性魅力，要对自己的身体继续保持欣赏的态度。因为只有先自我认同了，才能获得他人的认同。要与配偶敞开心扉，互相了解各自的想法，一起寻求解决困难的途径，共同度过这一段艰难时期，从而建立真正坚实的婚姻关系。

（2）义乳的选择。乳房的切除不仅使患者自我形象受损，也容易导致患者躯体出现不平衡，而且因患侧对外力冲击的缓冲作用减弱甚至消失，其胸部更容易受到伤害。乳房缺失的患者在康复期会面临身体缺陷、疾病本身、家庭、社会等方面的问题，进而在自我形象、心理生理等方面产生巨大的负面影响导致其生活质量降低。

随着女性对生活质量的追求，乳房缺失的女性患者也希望能弥补身体缺陷、改善外在形象。对于不能或不愿意接受乳房重建手术的乳腺癌患者来说，义乳则成为她们较为理想的选择。义乳又称人造乳房、假乳房，是面向乳房缺失人群出现的衍生品。义乳已从单一的形态发展到功能多样，可以满足各种场合的需求，从材质来分，可以分为棉质和硅胶；从形状来分，可以分为三角形义乳、腋下弥补型义乳、水滴型义乳、游泳专用型义乳等。目前常见的义乳有两种，一种是传统型义乳，它是放在胸罩里面，不直接接触皮肤，但它的缺点是会影响某些日常活动，例如体育运动或家务活动。另一种义乳是黏合性义乳，它是直接固定在皮肤上的，可以不用胸罩，甚至可带整个晚上，但它的缺点是对局部皮肤有一定的刺激。佩戴义乳不仅可以弥补身体缺陷，改善外在形象，还可以保护创面，以免外力撞击造成胸部疼痛，同时还可预防身体因长期重力失衡导致的脊柱侧弯变形，更重要的是患者在佩戴义乳后可以增加自信心，以完美的形象来面对家庭生活及社会活动，从而提高生活质量。Gallagher 等研究发现一个较好的义乳关键在于能给缺失乳房的女性在身体形象、女性气质及心理感知度方面带来良好的体验。Kubon 等对 51 例改良术后患者进行电话访谈发现，黏合性义乳比传统型义乳在舒适度、美观度、心理感知度等方面的优势更为突出。张莉等通过对 60 例乳腺癌术后乳房缺失并佩戴义乳的女性患者进行访谈，结果发现佩戴义乳对于重塑乳腺癌术后乳房缺失者的身体形象不失为一种方便而有效的方法。国外对义乳的研究已经较为深入和细致，Thijs-Boer 等对荷兰 91 名乳腺癌根治术患者的调查中可以看出，现代女性对义乳在穿戴方便程度、局部皮肤刺激、伤口创面的包裹性以及自身身体的贴合度这几方面更为关注，她们会根据以上这些问题来选择传统型的义乳还是黏合性义乳。

但中国女性由于传统、保守的性格特点，对义乳知识严重缺乏。孙利群对 163 例乳房缺失的乳腺癌患者对义乳的认知情况进行调查，发现有 58.9% 的患者不太清楚术后佩戴义乳的相关知识，25.1% 的患者不知道义乳，只有 16% 的患者非常知晓义乳知识，可见绝大多数患者对于术后要佩戴义乳了解甚少。因此，护理人员应了解患者的不同情况与需求，帮助患者亲身体验不同义乳带来的不同感受，寻找适合患者自身的义乳，不断提高患者的生命质量。

三、心理状态的调整

乳腺癌的治疗和康复往往需要 6 个月甚至 1 年以上，患者的心理反应随着病情和治疗的变化会有不同的表现。

大多数患者是经过手术才确诊为乳腺癌的，因而术前通常存有侥幸心希望自己能幸免。而那些在手术前经病理检查确诊的患者，她们一方面迫切地希望能够通过手术治疗来拯救自己的生命，另一方面又因为手术切除乳房使躯体功能的完整性受损，使其作为女人的感觉和自尊心受到威胁，因而心理上处于极其矛盾的状态，产生激烈的心理反应。手术结束后，面对既成事实，患者通常会更关注术后治疗及治疗效果。由于多数患者需要化疗，而化疗的不良反应如呕吐、脱发等首先使患者对化疗产生了恐惧；与此同时，患者还要担心自己的身体能否耐受连续 6 个疗程的化疗。由于部分患者尚需放疗，对疾病可能进展的恐惧再次使患者认定自己的生命受到了威胁。患者出院前，除了对治疗的担心之外，开始对自己能否重新融入社会产生怀疑，乳房的缺失使患者觉得自己失去了女性的魅力，患肢功能障碍使患者觉得自己的自理能力受到限制，性生活也受到前所未有的挑战；还有家庭和社会是否能认同自己作为癌症患者的角色、婚姻是否能够延续等问题。有些患者出院后不愿外出，害怕见到熟人、朋友，害怕他人会以异样的眼光看待自己，甚至部分患者宁可搬离自己熟悉的住处，离开熟悉的群体。

（一）健康宣教

在整个乳腺癌的手术治疗过程中，医护人员可应用健康教育、制定专科疾病知识的教育手册、请康复的病友介绍治疗和康复的经验及体会等方式，使患者正确了解疾病的性质，了解可选的治疗方法、治疗后可能带来的问题以及解决的方法等，从而帮助患者积极地配合治疗和尽早康复。临床护理人员应该经常接触患者，与患者谈心，认真倾听患者的心声，让其不良心理得到发泄，耐心地为其解释病情，并且鼓励术前患者去探望术后患者，鼓励患者相互交流，使其认识到手术并不像自己所想的那么可怕。

（二）家庭支持

患者出院后，家庭的支持尤其是配偶的支持对于患者恢复日常生活极其重要。患者手术后由于肢体活动受限，连续的化疗使得体力不支而性欲下降，导致性生活次数减少，甚至消失。部分患者由于失去了乳房，失去了有性生活意义的身体感官的一部分，感到自己作为女人吸引力的价值下降而回避配偶。有相当一部分患者由于不能肯定化疗期间能否进行性生活而干脆停止，或者担心性生活会加速自己癌症的转移或复发而拒绝性生活。作为家庭重要支持成员的配偶，应该鼓励患者吐露自己的心声，经常相互分享心中的感受，同时经常陪同患者进行后续治疗，与患者共同经历治疗过程，使得互相之间的感情更加融洽、亲密。而且，应该明确的是，性生活不会导致癌症的转移或复发；相反，和谐的性生活能使患者压抑的心情得到有效的缓解，从而能更积极地面对生活，提高其生活质量。

（三）心理干预

乳房切除术后较长的瘢痕、不对称的胸壁使很多患者在手术后一段时间内不敢直面自己已经愈合的手术切口，无法面对自己作为女性的一部分身体感官的永久丧失，心理上难以接受自己外形的改变，容易产生自我形象的紊乱，导致她们很难适应乳房切除后生活的变化，并把自己归入残疾人的行列之中。在此过程中，患者家庭及亲友的理解、支持对患者恢复自信心、重新接受自己的新形象起着重要的作用。配偶尤其应该给予患者心理支持，主动关心患者的心理变化，创造一个轻松愉快的家庭环境，使患者感到形体的改变并不会影响配偶和亲友对自己的关爱。而且，形体的改变可以通过假体的佩戴得到弥补，患者应该积极地使自己的不良心理状态得到调整，促进机体的尽快康复。

多数乳腺癌患者经过了痛苦的历程后，会比以往更加热爱生命，更珍惜身体的一切。对于医生的建议更加容易遵从，能主动地进行之后的长期随访，对今后生活信心也更加充足。

1.情绪的评定

不良情绪主要集中在自尊、身体形象、焦虑和抑郁方面，可选用的评定量表如下。

（1）自尊 Rosenberg 自尊量表、自尊评定量表（Body Esteem Scale）。

（2）身体形象 身体影像量表（Body Image Scale）。

（3）焦虑 状态-特质焦虑问卷（State-Trait Anxiety Inventory，STA）、社会体型焦虑量表（Social Anxiety Scale，SPA）、焦虑自评量表（Self-Raring Anxiety Scale，SAS）、医院焦虑抑郁量表（Hospital Anxiety and Depression Scale，HAD）。

（4）抑郁 Beck抑郁自评量表、CES-D抑郁自评量表、自评抑郁量表（Self-Raring Depression Scale，SDS）、情绪状态量表（Profile of Mood State，POMS）。

2. 心理状态调整的过程

能帮助个体面对应激事件并顺利度过的个性特征称之为"坚强"。坚强可以缓解应激对于身体的效应，可以影响个体对于应激的反应和适应能力。它作为一个自我调整的过程，可以帮助个体免于应激事件的损害，包括认知、信念和行为3个方面的调整。

（1）认知调整 患者面对癌症诊断，通过自我归因，关注疾病的诊断、治疗和康复知识，从而理性地接受患病事实。

（2）信念调整 以强烈的理想为中心，在强烈的责任感的影响下，形成自信乐观的态度。它以认知调整为基础，又可促进认知调整。

（3）行为调整 患者为了战胜癌症，以自我承担和自我控制作为行为表现。它必须以认知调整和信念调整为基础。

3. 康复期心理干预

医护人员需要了解患者心理变化特点及心理状态调整的过程，以提供必要的心理干预。医护人员可以在认知、决策、应对技能等方面提升患者的自我控制能力，指导患者合理地运用暗示、宣泄等应对技巧，以增加对于困境的忍耐力。避免给予患者过多的同情与怜悯，向患者强调常态的重要性，帮助患者尽快摆脱患者角色，积极面对生活。

（1）提供充分信息，帮助患者理性接受患病事实。医护人员可参与患者的认知矫正，帮助其进行适当的反思，减少错误的想法，减轻患者的恐惧。

（2）帮助患者寻找积极的生存目的，建立生活的信息。医护人员必须及时且正确地评估患者当前的期望，包括患者与其家属之间的依赖关系，帮助患者意识到自身的价值，对家庭其他成员的重要性，以增加与疾病抗争的信心。

（3）激发患者的承担意识，协助其有效地控制自我。实施以患者为中心的医疗护理模式，帮助患者充分发挥其决策权，激发患者的自我承担意识。

四、综合社会支持

医护人员可以根据患者的需要，积极调动环境因素与社会资源，给患者提供帮助、鼓励和支持，最大限度地恢复患者的社会功能。2000年，澳大利亚颁布了第一个有关支持性照护的循证指南，称为"心理社会的临床实践指南：为乳腺癌患者提供信息、咨询和支持"。指南特别建议所有的女性都应该得到治疗小组的情感支持和社会支持，也应该得到同辈支持小组的信息和支持。从这一点可以看出在乳腺癌患者的社会支持网络中，应涵盖专业支持、家庭支持和同辈支持。

（一）综合社会支持的内容

1. 专业支持

以提供医学信息和心理支持为主，可以开设康复课程、专业讲座，设立康复热线、康复值班室、康复网站，出版与康复相关的书籍等。

2. 家庭支持

以鼓励家属参与患者的诊治和康复过程为主，可以开设家属信息咨询，为家属提供交流平台等。

3. 同辈支持

以康复病友志愿者的参与为主，可以采用病房探视或新病友座谈会的形式，建议在医护人员的专业指导和监督下进行。

（二）综合社会支持的相关建议

（1）综合社会支持应贯穿患者诊治和康复的全过程。

（2）综合社会支持的干预应具有综合性和延续性，充分发掘患者的社会资源，保证患者在疾病和康复的各个阶段都能得到帮助。

（3）强化同辈支持的力度，对康复志愿者的招募和管理应系统化和制度化。

（4）强调多学科成员的合作，兼顾多学科知识的汇合，提倡医生、护士、康复专家、心理学专家等的共同参与。

五、重建和谐家庭关系

大多数乳腺癌患者在医院的治疗仅限于围手术期，术后的后续治疗及康复都在家中进行。患者回归家庭后，由于缺少医院、社会的支持和关爱，会出现恐惧、茫然等心理。国内外各大医院已经开始关注这一问题，并且依托于医院的专业资源成立了各种康复中心或沙龙，通过信访、电子邮件等方式对出院后患者进行调查，了解术后患者不同时期的需求，从而定期开展各种活动或举办各类讲座，使患者有机会与专家面对面，直接解决自身对疾病的各种疑惑，并且给予患者之间、家属之间互相交流的机会，为医患、患患之间的交流提供了平台。

家庭是组成社会的单位，一个家庭的建立和维系需要每一个家庭成员的努力。乳腺癌患者出院后首先面对其家庭角色的变化。部分患者短期内可能会出现患者角色的强化，此时家庭成员宜对其倾注较多的关注，多倾听患者的各种感受，使其尽快恢复家庭角色。有些患者家属认为乳腺癌患者应尽可能卧床休息，不让患者进行日常的家务处理，使得患者认为其原有的家庭角色受到威胁，产生一些不必要的家庭矛盾。乳腺癌患者家属应该鼓励患者进行力所能及的家务或其他活动，能像往常一样与患者一起分担生活中的点点滴滴，帮助患者更容易找到自己在家庭中的地位。

配偶在陪伴患者就诊的过程中也会出现一些心理变化，此时也应该与患者或其他亲友分享自己的感受，使自己的一些压抑、沮丧的心理得到一定程度的缓解，更好地与患者共渡难关。已经长大成人的子女作为家庭的重要成员，应该理解父母的一些感受，尊重父母的一些选择，体贴、关心父母，常与父母进行交流，让父母也了解自己的一些心理变化，一家人同心协力战胜病魔。一个家庭的和谐才是社会和谐的关键所在。

六、长期随访中的康复问题

国家卫生健康委员会《乳腺癌诊疗规范（2021版）》建议的随诊随访内容和频率如下，供临床结合患者实际情况个体化选择。临床体检：最初2年每3~6个月1次，其后3年每6个月1次，5年后每年1次。乳腺超声：每6个月1次。乳腺X线：每年1次。胸片或胸部CT：每年1次。腹部超声：每6个月1次，3年后改为每年1次。存在腋窝淋巴结转移4枚以上等高危因素的患者，行基线骨扫描检查，必要时全身骨扫描每1~2年1次。血常规、血液生化、乳腺癌标志物的检测可每6个月1次，3年后每年1次。应用他莫昔芬的患者建议每年进行1次妇科检查。高危无症状乳腺癌患者在完成蒽环类药物治疗后6~12个月应接受单次超声心动图检查。对于以HER2为靶点的治疗，通常在早期乳腺癌患者或转移性乳腺癌患者终身治疗的1年内，每3个月进行一次常规监测。治疗完成后至少2年内每6个月监测一次心功能。在随访期间，应鼓励患者每月进行系统的自我检查，并学习乳腺癌的好发转移部位，以及复发转移后的症状。另外，还要使患者了解疾病的遗传因素，并对其进行管理，必要时进行基因检测和基因咨询。

我国已有学者提出，在个体化治疗的时代，对乳腺癌患者制订个体化随访策略。

对高危患者缩短随访间隔时间或增加随访项目，以期早期发现复发转移并给予相应应对措施，从而提高患者生存率和生活质量。目前意大利80%肿瘤学家采用个体化的随访。Neuman等发现年轻患者、阳性淋巴结、激素受体阳性和增加治疗周期与更高频率随访相关。Enright等则发现，老年患者、肿瘤的级别和分期、有无合并症及是否进行化疗与增加额外检查相关。未来可以依据患者个人特点、疾病特点以及治疗方式个体化制订随访方式，并且希望通过这种个体化的随访方式，最大化地提高患者的生存质量。

随着健康相关生命质量概念的深入，其内容也进一步丰富了对乳腺癌生存者的长期追踪随访的内涵。

（一）生命质量的评定

生命质量是动态、主观和多维的概念，包括生理功能、疾病和治疗相关症状、心理功能、社会功能等维度。

可选用的乳腺癌健康相关生命质量量表包括以下几种：①乳腺癌患者生命质量测定量表（FACT-B）；②乳腺癌患者生命质量测定量表（QLICP-BR）；③简明健康调查问卷（SF-36）；④癌症康复评价简表（CARES-SF）。

（二）营养和运动

康复期适宜的体重、合理的饮食和积极运动的生活方式是促进整体康复、提高生活质量、延长寿命的重要因素。乳腺癌本身疾病的进展或治疗期间的不良反应有可能会导致营养不良，或饮食过剩造成超重，也是乳腺癌患者康复期所面临的问题之一。癌症患者同时也是第二原发癌症、心血管疾病、糖尿病、骨质疏松的高危人群，合理的营养、健康的生活方式在乳腺癌患者康复期显得尤为重要。

1. 控制体重

超重和肥胖是绝经后乳腺癌的危险因素。许多女性被诊断为乳腺癌之后，不管是否绝经，都会呈现体重增加的状态。体重的控制和管理在乳腺癌患者的康复过程中发挥着至关重要的作用。体重增加可能导致较差的疾病预后，同时导致一些并发症的发生，例如心血管疾病和糖尿病，也可能造成康复时间延长、伤口愈合缓慢、淋巴水肿、疲乏、功能障碍，最终导致生命质量下降。美国癌症学会（American Cancer Society）和美国癌症研究所世界癌症研究基金（World Cancer Research Fund-American Institute of Cancer Research）这两个协会为癌症患者提供了饮食和运动指南，在这些指南的前面都强烈推荐要控制体重。建议所有女性不管初始体重指数是多少，都有必要在治疗期间接受有关体重管理的信息。对于诊断时正常体重的女性，应告知体重增加的风险和危害，鼓励其继续保持健康饮食和运动锻炼。对于超重或肥胖的患者，应避免体重继续增加，同时要设立减轻体重的目标，并鼓励其通过饮食和运动的干预付诸实践。随访期间坚持定期的体重评估对患者来说很重要。医护人员应该在乳腺癌患者治疗的任何阶段都对其进行体重监控相关知识的教育，鼓励患者保持正常的体重。

2. 饮食营养

术后期间饮食：乳腺肿瘤患者手术并不影响消化道，正常食物都可食用。由于术后患者活动量会有一定程度的降低，食物建议清淡易消化，适当增加蛋白质，以促进伤口愈合。

化疗期间饮食：需适当增加优质蛋白质摄入，控制脂肪摄入。推荐奶类、瘦肉（猪、牛、羊、鸡、鸭等畜牧、家禽类均可）、蛋、鱼等。充足优质高蛋白摄入有助于升高白细胞。鼓励多食新鲜蔬菜水果，增加维生素、矿物质及膳食纤维。化疗易引发恶心呕吐及口腔、消化道等黏膜溃疡性反应，烹饪方式宜清淡软烂、易消化，可少食多餐，常规调味料，去腥作料、香料均可适量使用，以促进食欲。如果胃肠道反应较重，可通过相关辅助性用药改善症状，必要的情况下，也可寻求营养科医生帮助。

放疗期间饮食：乳腺癌放疗照射部位可能波及喉咙，容易出现吞咽困难、进食障碍症。因此饮食宜清淡、软烂，减少口腔、喉咙及胃肠道软组织刺激。

目前为止尚没有证据证明某一类食品与乳腺癌的复发或转移有关。

（1）可选用易消化、高蛋白、高维生素、低脂肪的饮食。

（2）食物多样，谷类为主，每天的膳食应包括谷薯类、蔬菜水果类、畜禽鱼蛋奶类、大豆坚果类等食物。平均每天摄入12种以上食物，每周25种以上。每天摄入谷薯类食物250~400g，其中全谷物和杂豆类50~150g，薯类50~100g。食物多样、谷类为主是平衡膳食的重要特征。

（3）多吃蔬果、奶类、大豆，蔬菜水果是平衡膳食的重要组成部分，奶类富含钙，大豆富含优质蛋白质。餐餐有蔬菜，保证每天摄入300~500g蔬菜，深色蔬菜占1/2。天天吃水果，保证每天摄入200~350g新鲜水果，果汁不能代替鲜果。吃各种各样的奶制品，相当于每天液态奶300g。

（4）经常吃豆制品，适量吃坚果。鱼、禽、蛋和瘦肉摄入要适量。每周吃鱼280~525g，畜禽肉280~525g，蛋类280~350g，平均每天摄入总量120~200g。

（5）少盐少油，控糖限酒，培养清淡饮食习惯，少吃高盐和油炸食品。成人每天食盐不超过6g，每天烹调油25~30g。控制添加糖的摄入量，每天摄入不超过50g，最好控制在25g以下。每日反式脂肪酸摄入量不超过2g。足量饮水，成年人每天7~8杯（1500~1700ml），提倡饮用白开水和茶水，不喝或少喝含糖饮料。限制饮酒。最好禁酒，限制饮酒量，男性一天饮用酒的酒精量不超过25g，女性不超过15g。

（6）需要禁忌的饮食 ①蜂王浆及其制品；②胎盘及其制品；③花粉及其制品；④未知成分的保健品；⑤少吃肥肉、烟熏和腌制肉制品。

3. 运动

康复期应选择一项适合自己并能终生坚持的有氧运动。有研究表明，在患病5年后影响患者运动的因素包括心理因素（缺乏动力和目标）、环境因素（由于工作而没有时间、缺乏设施等）等。既然研究已经证明运动锻炼在患者康复期的重要作用，医护人员可以推荐或设计更加有效的运动干预措施，从而不断提高患者运动的依从性。

可向患者推荐的运动有快走、骑车、游泳、打太极拳以及有氧舞蹈等。

均衡饮食及有氧运动可增强人体免疫系统，有效减轻精神压力，改善睡眠，缓解由癌症及治疗引起的疲劳症状，增加人体的抗病能力。

坚持日常身体活动，每周至少进行5天中等强度身体活动，累计150分钟以上；主动身体活动最好每天6000步。

减少久坐时间，每小时起来动一动。

4. 建立健康的生活方式

健康的生活方式：①保持正常的体重；②坚持日常锻炼；③减少酒精的摄入，不要抽烟；④慎用保健品。

（三）性生活

1. 现状

乳腺癌患者与健康女性相比，对性生活的兴趣更少，在放松和享受性生活、性欲激起和达到高潮的过程中存在更多困难，这些问题的发生率分别是健康女性的 2.7~3.1 倍。乳腺癌患者常见的性功能问题有对性生活缺乏兴趣、次数减少、性交疼痛、难以达到高潮等。这些问题的发生与疾病本身以及乳腺癌的相关治疗如手术、化疗、放疗和内分泌治疗都有关系。手术造成的形体改变、治疗带来的不良反应、患者的心理状态和态度都会极大程度地影响患者的性生活，使患者产生焦虑、抑郁的情绪，同时也影响了其与伴侣的关系。

2. 幻起女性性欲望和性反应的根源

帮助女性产生性欲的性激素是雄激素。女性约一半的雄激素是由位于肾脏上方的肾上腺产生的，而卵巢产生另一半的雄激素。女性只需要很少量的雄激素就能维持性欲所需要的正常水平。

3. 需要注意的事项

（1）良好的沟通在性生活中非常重要。研究表明乳腺癌患者与伴侣针对有关性生活的话题交流是很少的。这就要求双方能够进行良好的沟通，例如何时开始性生活、如何进行等。女性可以主动沟通，让伴侣知晓只要身体许可，可以进行正常的性生活。为了使性生活更加满意，双方必须认真地沟通彼此的需求，共同努力，保持最佳的健康状态。所以，"主动告知伴侣"是一个很重要并且正确的决策。

（2）心理调适可以影响行为改变，促进双方的性生活。乳腺癌的诊断和治疗会影响年轻女性的自尊、形象，使患者失去控制力。Dow 认为女性如果能够感知到来自伴侣的支持，可以使她们在应对疾病的过程中恢复得更好。罹癌这个负性事件对伴侣们来说起到了重要的警示作用。患者如果能够进行自我的心态调整，可以使得性生活更加协调，同时增加双方的感情。澳大利亚的一项调查显示，有部分患者表示罹患乳腺癌之后伴侣之间的关系更加亲密，因为患病让她们有机会重新审视生活和感情，通过良好的沟通能够发展更好的关系。女性有一定的心理承受能力，经过适当的自我调适，能够大大减轻伴侣的压力，而伴侣的照顾和支撑对患者来说非常重要。双方这样的互助关系有利于疾病的康复和感情的延续。

（3）信息支持对伴侣双方都很重要，医务人员应提供有针对性的信息知识。研究认为在年轻乳腺癌患者性问题中有两个主要障碍，分别是缺乏评估和缺乏有循证依据的干预措施。尽管性生活的问题在癌症患者中越来越多，但是医务人员仍然不会去评估或者提供有效的干预方法。不是所有的医生都会主动讨论性的问题，患者自身也觉得提及这个问题的时候并不舒服。但是如果医务人员不讨论性这个问题，许多患者可能就觉得这个并不重要，相反，如患者不提的话，医务人员也意识不到这个问题的存在。在进行性生活时患者与伴侣双方都会存在许多顾虑，例如激素水平的变化对疾病的影响等，这些顾虑很大程度上是由于信息的缺失。而如何能够让年轻女性患者及伴侣获得正确的相关知识则正是医务人员所要关注的。把性的健康作为一项常规评估项目可以帮助患者及其伴侣减少恐惧，提高舒适度。如果经过良好的培训，医务人员甚至可以成为患者和伴侣之间的沟通桥梁，帮助伴侣们发展满意的性关系。

（4）健康及适度的性生活有利于乳腺癌患者的身心康复，但需要提醒患者注意避孕，推荐物理屏障避孕法，避免使用激素类药物避孕法。

4. 如何保持良好的性生活

（1）了解乳腺癌及其治疗对性生活可能产生影响的全部信息，解除顾虑。

（2）无论将采用何种治疗手段，经爱抚获得愉悦的能力不会改变。

（3）试着享受其他感觉性愉悦的方式，伴侣间应该互相帮助，通过触摸和爱抚来达到性高潮。

（4）与伴侣进行关于性问题的交流。沉默是性健康最大的敌人，如果永远不敢开口咨询，那么将永远不会解脱。

相关建议如下：①改善与伴侣有关性生活方面的沟通；②尝试感性的按摩；③读一本性知识的好书，增加对性的知识和技巧；④增加性幻想；⑤与伴侣分享自己的性幻想；⑥鼓励伴侣在性活动中更积极主动；⑦告诉伴侣以自己喜欢的方法来刺激。

患者治疗结束之后，会直接面对重返工作岗位、重返社会的问题。部分患者由于自己身患癌症，生怕身边的朋友、同事歧视自己，再加上自己形体的改变，对自己重返社会丧失信心。乳腺癌患者的心理调适是一个长期的过程，患者可以通过参加医院组织的活动或沙龙获取自己所需的信息，并且多与病友联系，互相倾吐心声，交流自己对抗疾病的过程和心理变化过程，使自己能够在相互学习、交流过程中自然过渡到正常的心态中来。乳腺癌患者经历了常人所不曾经历的生命历程后，对事物、对社会的看法有了很大的改变，变得比以往豁达，更容易接受新鲜的事物，能比常人更深切地体会到生命的价值和意义。

参考文献

［1］Henry ML，Niu J，Zhang N，et al. Cardiotoxicity and cardiac monitoring among chemotherapy-treated breast cancer patients［J］. JACC Cardiovasc Imaging，2018，11（8）：1084-1093.

［2］Jerusalem G，Lancellotti P，Kim S. HER2+ breast cancer treatment and cardiotoxicity：monitoring and management［J］. Breast Cancer Res Treat，2019，177（2）：237-250.

［3］Rachel B，Filipa L，Keith U，et al. Management of cardiovascular disease in women with breast cancer［J］. Circulation，2019，139（8）：1110-1120.

［4］马飞，徐兵河，邵志敏，等. 乳腺癌随访及伴随疾病全方位管理指南［J］. 中华肿瘤杂志，2022，44（1）：1-28.

［5］何咏竟，孙国平. 乳腺癌术后复发时间与临床因素的相关性分析［J］. 临床外科杂志，2018，26（1）：35-38.

［6］Natoli C，Brocco D，Sperduti I，et al. Breast cancer "tailored follow-up" in Italian oncology units：a web-based survey［J］. PLoS One，2014，9（4）：e94063.

［7］Neuman HB，Weiss JM.Patient demographic and tumor characteristics influencing oncologist follow-up frequency in older breast cancer survivors［J］. Ann Surg Oncol，2013，20（13）：4128-4136.

［8］Enright K，Desai T，Sutradhar R，et al. Factors associated with imaging in patients with early breast cancer after initial treatment［J］. Curr Oncol，2018，25（2）：126-132.

第二节　乳腺癌筛查

2020年全球癌症最新的统计数据提示女性乳腺癌已经超过肺癌，成为全球发病率最高的癌症。为了达到早期发现、早期诊断及早期治疗、降低乳腺癌死亡率的目的，乳腺癌筛查工作是肿瘤防治工作的重点，乳腺癌筛查通过有效、便捷、经济的乳腺检查手段，在无症状女性中侦查出有进展潜能的癌前病变患者及早期罹患乳腺癌的人群。

一、我国乳腺癌发病流行及死亡流行现状

在我国城乡，乳腺癌发病率占据女性

癌症首位，是危害居民生命健康的最主要的恶性肿瘤之一。近十几年我国无论是城市或农村，癌症的发病率总体呈现上升趋势，尤其在农村，因乳腺癌发病率低，上升幅度相较城市更加明显。有研究分析，乳腺癌死亡率增长较快，且随着年龄增长，乳腺癌的死亡率不断增高。乳腺癌的预后较好，但5年生存率比发达国家低，且差距较大。所以，需要开展筛查工作，提高高发年龄段女性对乳腺癌的防控意识和重视程度。

二、乳腺癌筛查的分类

乳腺癌的筛查分为群体筛查和机会性筛查两种。群体筛查指国家、地区或单位实体有组织、有计划地组织女性进行乳腺检查。机会性筛查指个体主动或自愿到提供乳腺癌筛查的医疗机构进行相关检查。

三、乳腺癌筛查的起始年龄

女性参加乳腺癌筛查的起始年龄：①机会性筛查一般建议40周岁开始，但对于一些乳腺癌高危人群可将筛查起始年龄提前到40周岁以前。②群体性筛查国际上推荐年龄为40~50周岁开始，但我国暂无推荐年龄。根据流行病学统计，我国女性乳腺癌的第一个发病年龄高峰为40~45岁，比西方国家提前10年左右。因此，大部分指南及专家建议一般风险人群乳腺癌筛查的起始年龄为40周岁。

四、乳腺癌筛查策略

（一）一般风险人群女性乳腺癌筛查策略

1. 20~39岁
（1）每月1次乳腺自我检查。
（2）每1~3年1次临床检查。
2. 40~69岁
（1）适合机会性筛查和群体性筛查。

（2）每1~2年1次乳腺X线检查和/或乳腺超声。
（3）对条件不具备的地区或致密型乳腺（腺体为C型或D型），可首选乳腺超声检查。
（4）每月1次乳腺自我检查。
（5）每年1次临床检查。
3. 70岁以上
（1）机会性筛查（有症状或可疑体征时进行影像学检查）。
（2）每月1次乳腺自我检查。
（3）每年1次临床检查。

（二）高危人群乳腺癌筛查策略

建议对乳腺癌高危人群提前进行筛查（小于40岁），筛查间期推荐每年1次，筛查手段整体原则应联合乳腺X线检查和乳腺超声，必要时还可以应用MRI等影像学手段。

乳腺癌高危人群符合以下3个条件：①有明显的乳腺癌遗传倾向者（见下段基因检测标准）；②既往有乳腺导管或小叶不典型增生或小叶原位癌的患者；③既往行胸部放疗。

遗传性乳腺癌–卵巢癌综合征基因检测标准如下[a, b]。

（1）具有血缘关系的亲属中有BRCA1/BRCA2基因突变的携带者。

（2）符合以下1个或多个条件的乳腺癌患者[c] ①发病年龄≤45岁。②发病年龄≤50岁并且有1个及以上具有血缘关系的近亲[d]也为发病年龄≤50岁的乳腺癌患者和/或1个及以上的近亲为任何年龄的卵巢上皮癌/输卵管癌/原发性腹膜癌患者。③单个个体患2个原发性乳腺癌[e]，并且首次发病年龄≤50岁。④发病年龄不限，同时2个及以上具有血缘关系的近亲患有任何发病年龄的乳腺癌和/或卵巢上皮癌、输卵管癌、原发性腹膜癌。⑤具有血缘关系的男性近亲患有乳腺癌。⑥有卵巢上皮癌、输卵管癌、原发性腹膜癌的既往史。

（3）卵巢上皮癌、输卵管癌、原发性腹膜癌患者。

（4）男性乳腺癌患者。

（5）具有以下家族史 ①具有血缘关系的一级或二级亲属符合以上任何条件。②具有血缘关系的三级亲属中有 2 个及以上乳腺癌患者（至少 1 个发病年龄 ≤ 50 岁）和 / 或卵巢上皮癌 / 输卵管癌 / 原发性腹膜癌患者。

注：a. 符合 1 个或多个条件提示可能为遗传性乳腺癌 - 卵巢癌综合征，有必要进行专业性评估。当审查患者的家族史时，父系和母系亲属的患癌情况应该分开考虑。早发性乳腺癌和 / 或任何年龄的卵巢上皮癌、输卵管癌、原发性腹膜癌提示可能为遗传性乳腺癌 - 卵巢癌综合征。在一些遗传性乳腺癌 - 卵巢癌综合征的家系中，还包括前列腺癌、胰腺癌、胃癌和黑素瘤。b. 其他考虑因素：家族史有限的个体，例如女性一级或二级亲属 < 2 个，或者女性亲属的年龄 > 45 岁，在这种情况下携带突变的可能性往往会被低估。对发病年龄 ≤ 40 岁的三阴性乳腺癌患者可考虑进行 BRCA1/2 基因突变的检测。c. 乳腺癌包括浸润性癌和导管内癌。d. 近亲是指一级、二级和三级亲属。e. 2 个原发性乳腺癌包括双侧乳腺癌或者同侧乳腺的 2 个或多个明确的不同来源的原发性乳腺癌。

参考文献

［1］崔芳芳，鲍俊哲，王琳琳，等. 1990—2019 年中国女性"两癌"疾病负担变化趋势及预测分析［J］. 中国卫生统计，2022，39（5）：647-652.

第三节　乳腺癌的预防

乳腺癌是女性最常见的恶性肿瘤之一，我国乳腺癌的发病率二十年来呈持续上升，根据国家癌症中心的数据，2014 年乳腺癌发病率为 41.82/10 万，占女性全部恶性肿瘤的 16.51%，高居女性恶性肿瘤第一位，乳腺癌新发病例为 27.89 万。而乳腺癌真正的病因也像其他恶性肿瘤一样尚不清楚，但通过探究其发病的危险因素可以指导我们采取有效措施以降低发病率及提高乳腺癌患者生存质量。

一、乳腺癌的高危因素

（一）易感基因

BRCA1 是第一个被成功分离和克隆出来的乳腺癌易感基因，在乳腺癌发病高危家族中，该基因发生突变的危险性比一般人高 8~10 倍。对遗传性乳腺癌家族研究可以发现，约有 45% 的遗传性乳腺癌家族发生 BRCA1 突变，而在常见的散发性乳腺癌中很少能检测到 BRCA1 和 BRCA2 突变。

（二）家族史

乳腺癌具有遗传特性。家族性乳腺癌占所有乳腺癌的 20%~25%。既往调查表明，家族性乳腺癌患者的一级亲属发生乳腺癌的危险性是一般人的 2~3 倍。

（三）既往良性病史

良性乳腺疾病中导管上皮非典型增生与乳腺癌的发生关系密切。导管上皮非典型增生的患者患乳腺癌的危险性远高于正常人，且恶变率随不典型增生的程度增高而增加。

（四）月经与妊娠

月经与妊娠情况与乳腺癌的发生有关。

初潮年龄早、月经周期短及绝经年龄晚的女性容易发生乳腺癌，这可能与内源雌激素暴露有关。女性月经初潮年龄越早，发生乳腺癌的危险性越高。有研究表明月经初潮在 11~13 岁者比 17 岁以后初潮者，发生乳腺癌的风险高 20 倍左右。月经周期短于 25 天，患乳腺癌相对危险度比一般人要高 2 倍。绝经年龄越大，发生乳腺癌的危险性也越高。高龄孕妇发生乳腺癌的危险性增加，超过 40 岁时仍未生育者，乳腺癌风险较 40 岁之前生育者增加，终生未生育者患乳腺癌风险进一步增加。

（五）精神因素

精神心理因素是促进乳腺癌发生的重要因素，同时乳腺癌患者的不良精神心理状态也影响着病情的发展。当不良生活事件出现时，性格隐忍，不善于表达发泄情绪的人更容易患乳腺癌。这可能是因为精神创伤可降低机体的免疫功能，影响内分泌系统，降低机体对肿瘤的抵抗力。

（六）其他因素

口服避孕药是否增加乳腺癌的发病率，学者的意见并不完全统一。肥胖、高脂高糖饮食和不健康的饮食结构可以引起内分泌紊乱，还应减少人工流产次数，以减少乳腺增生的概率。另外，高温环境中工作会引起睾丸组织损伤，使得男性乳腺癌发病率增加。

二、预防乳腺癌的方法

（一）良好的饮食习惯

迄今尚没有明确的证据显示特定饮食能降低乳腺癌风险，而成年期体重增加是乳腺癌明确的风险因素。一些研究显示低脂饮食，富含抗氧化成分的水果蔬菜，维生素 C、D 等可能具有一定的保护作用。

远离高脂食物，长期摄取大量脂肪会使体内的激素水平增高，进而刺激肿瘤生长，增加乳腺癌的危险。瘦肉中亦含有大量的动物脂肪。尽量少喝酒，酒精可刺激脑垂体前叶催乳素的分泌，而催乳素又与乳腺癌的发生有关。并且，随着饮酒量的增加或年龄的增长，风险还会增加。

（二）远离烟草，特别是二手烟

吸烟史超过 10 年的女性患乳腺癌的概率是其他女性的 3 倍以上，即使你不吸烟，也需远离二手烟。吸烟会增加 20% 的乳腺癌发病率。长期生活在二手烟的环境中，患乳腺癌的概率则可能增加 70%。

（三）适量摄入咖啡因

咖啡、可可、巧克力，这类食物中含有大量的咖啡因，咖啡因中黄嘌呤可促使乳腺增生，而乳腺增生又与乳腺癌发生有关。如果过多地摄取这类食物，随着咖啡因的大量摄入，乳腺癌发生的危险性就会大大地增加。

（四）多吃豆制品

常吃黄豆及其制品，会降低患乳腺癌的风险。一项针对 7.3 万名女性的调查显示，经常吃黄豆及其制品的女性比不经常吃的女性患乳腺癌的风险低 60%。

（五）补充果蔬

蔬菜和水果中的类胡萝卜素能够很好地预防癌症。哪怕是已被确诊为乳腺癌的女性，如能多吃蔬菜和水果，也会延长生存期，减少癌症复发或得第二种肿瘤的风险。

（六）乳腺癌筛查和早期诊断

乳腺癌筛查是针对无症状女性的一种防癌措施，以早期发现乳腺癌，达到早期诊断和早期治疗，最终达到降低人群乳腺癌死亡率的目的。

乳腺癌早期诊断的概念是运用相关筛查和检查手段，按照一定的筛查与诊断流程，以发现和诊断非浸润性癌和不可扪及乳腺癌为目标的诊断过程。

1. 乳腺癌影像学检查

（1）乳腺钼靶是最常用的方法，已证实用于乳腺癌早期筛查可降低乳腺癌死亡率，提高诊断的准确性。不足之处是对致密性乳腺病灶显像较差。

（2）乳腺超声检查是乳腺癌早期检查的一种方法，特别是对致密性乳腺，可以弥补乳腺钼靶的缺失，是重要的补充手段。

（3）乳腺 MRI 对肿瘤范围、多中心及多病灶敏感性高，用于分期评估，可作为乳腺 X 线和超声的补充检查手段。

2. 乳腺乳管内视镜检查

乳腺乳管镜内视镜是一种微型内镜，可直接观察乳腺导管病变继而行乳腺导管内活检及细胞学检查，对乳腺导管内病变诊断、治疗和定位有重要的作用。

3. 病理学诊断方法

空芯针穿刺可提高肿瘤活检准确性，真空辅助旋切切取组织量更多，有可放置标记物的优点。

三、中医预防乳腺癌

中医"未病"一词源于黄帝内经中的《素问·四气调神论》："圣人不治已病治未病，不治已乱治未乱。"所谓"未病"，是指身体健康，没有疾病。"上医不治已病治未病"这是对真正的中医高手的要求，指最高明的医生在疾病没有发生时即采取相应的措施，来防止疾病的发生与发展。

用西医学的视角来看待"治未病"思想，其精神实质包括三方面的含义：一是"未病先防"，即在未病之前采取各种措施积极预防，防止疾病的发生；二是"已病早治"，在疾病早期积极治疗，防止疾病发展；三是"既病防变"，即已病之后运用多种手段防止疾病的发展、传变。用"治未病"思想探讨预防在乳腺癌中的应用，也应从以上三个方面入手。

未病先防：中医将人的体质分为平和、气虚、阴虚、阳虚、气郁、血瘀、痰湿、湿热和特禀等9种特质。根据体质的特质积极主动采取措施，预防疾病的发生。调饮食，畅情质，适度运动，运用中医针灸、穴位贴敷、熏洗等改善乳腺良性疾病带来的乳房胀痛、刺痛等症状。

已病早治：乳腺癌发病以后，及早将偏颇体质给予纠正与干预，能有效提高乳腺癌的生存率，降低死亡率。最关键的还是在于早期发现，及早治疗。

既病防变：在乳腺癌治疗中注重治本，扶正固本是防止乳腺癌复发转移的主要方法，健脾补肾中药固本，辅以祛邪抑制肿瘤活性，综合调治身体，强调心理调护、科学合理的生活方式、清淡富有营养的饮食、适度的运动以防乳腺癌的复发转移。

参考文献

[1] 王文婷，王宁，贾琨. 论女性乳腺癌发病的危险因素 [J]. 现代养生，2014,（6）: 1.

[2] 刘芷蕊，彭桂英. 从治未病理论探讨中医体质在乳腺癌防治中的应用 [J]. 中华中医药学会第十五次中医体质年会暨全国中医治未病高峰论坛文集，2017.

附　录

临床常用检查参考值

一、血液学检查

指标			标本类型	参考区间
红细胞（RBC）	男			$(4.0\sim5.5)\times10^{12}/L$
	女			$(3.5\sim5.0)\times10^{12}/L$
血红蛋白（Hb）	新生儿			170~200g/L
	成人	男		120~160g/L
		女		110~150g/L
平均红细胞血红蛋白（MCV）				80~100fl
平均红细胞血红蛋白（MCH）				27~34pg
平均红细胞血红蛋白浓度（MCHC）				320~360g/L
红细胞比容（Hct）（温氏法）	男		全血	0.40~0.50L/L
	女			0.37~0.48L/L
红细胞沉降率（ESR）（Westergren法）	男			0~15mm/h
	女			0~20mm/h
网织红细胞百分数（Ret%）	新生儿			3%~6%
	儿童及成人			0.5%~1.5%
白细胞（WBC）	新生儿			$(15.0\sim20.0)\times10^{9}/L$
	6个月至2岁时			$(11.0\sim12.0)\times10^{9}/L$
	成人			$(4.0\sim10.0)\times10^{9}/L$
白细胞分类计数百分率	嗜中性粒细胞			50%~70%
	嗜酸性粒细胞（EOS%）			0.5%~5%
	嗜碱性粒细胞（BASO%）			0~1%
	淋巴细胞（LYMPH%）			20%~40%
	单核细胞（MONO%）			3%~8%
血小板计数（PLT）				$(100\sim300)\times10^{9}/L$

二、电解质

指标		标本类型	参考区间
二氧化碳结合力（CO_2-CP）	成人	血清	22~31mmol/L
钾（K）			3.5~5.5mmol/L
钠（Na）			135~145mmol/L
氯（Cl）			95~105mmol/L
钙（Ca）			2.25~2.58mmol/L
无机磷（P）			0.97~1.61mmol/L

三、血脂血糖

指标		标本类型	参考区间
血清总胆固醇（TC）	成人	血清	2.9~6.0mmol/L
低密度脂蛋白胆固醇（LDL-C）（沉淀法）			2.07~3.12mmol/L
血清三酰甘油（TG）			0.56~1.70mmol/L
高密度脂蛋白胆固醇（HDL-C）（沉淀法）			0.94~2.0mmol/L
血清磷脂			1.4~2.7mmol/L
α-脂蛋白			男性（517±106）mg/L
			女性（547±125）mg/L
血清总脂			4~7g/L
血糖（空腹）（葡萄糖氧化酶法）			3.9~6.1mmol/L
口服葡萄糖耐量试验服糖后2小时血糖			< 7.8mmol/L

四、肝功能检查

指标		标本类型	参考区间
总脂酸		血清	1.9~4.2g/L
胆碱酯酶测定（ChE）（比色法）	乙酰胆碱酯酶（AChE）		80000~120000U/L
	假性胆碱酯酶（PChE）		30000~80000U/L
铜蓝蛋白（成人）			0.2~0.6g/L
丙酮酸（成人）			0.06~0.1mmol/L
酸性磷酸酶（ACP）			0.9~1.90U/L
γ-谷氨酰转移酶（γ-GGT）	男		11~50U/L
	女		7~32U/L

指标			标本类型	参考区间
蛋白质类	蛋白组分	清蛋白（A）	血清	40~55g/L
		球蛋白（G）		20~30g/L
		清蛋白 / 球蛋白比值		（1.5~2.5）：1
	总蛋白（TP）	新生儿		46.0~70.0g/L
		＞3 岁		62.0~76.0g/L
		成人		60.0~80.0g/L
	蛋白电泳（醋酸纤维膜法）	α_1 球蛋白		3%~4%
		α_2 球蛋白		6%~10%
		β 球蛋白		7%~11%
		γ 球蛋白		9%~18%
乳酸脱氢酶同工酶（LDiso）（圆盘电泳法）		LD_1		（32.7±4.60）%
		LD_2		（45.1±3.53）%
		LD_3		（18.5±2.96）%
		LD_4		（2.90±0.89）%
		LD_5		（0.85±0.55）%
肌酸激酶（CK）（速率法）		男		50~310U/L
		女		40~200U/L
肌酸激酶同工酶		CK–BB		阴性或微量
		CK–MB		＜0.05（5%）
		CK–MM		0.94~0.96（94%~96%）
		CK–MT		阴性或微量

五、血清学检查

指标	标本类型	参考区间
甲胎蛋白（AFP，αFP）	血清	＜25ng/ml（25μg/L）
小儿（3 周~6 个月）		＜39ng/ml（39μg/L）
包囊虫病补体结合试验		阴性
嗜异性凝集反应		（0~1）：7
布鲁斯凝集试验		（0~1）：40
冷凝集素试验		（0~1）：10
梅毒补体结合反应		阴性

指标		标本类型	参考区间
补体	总补体活性（CH50）（试管法）	血浆	50~100kU/L
补体经典途径成分	C1q（ELISA 法）	血清	0.18~0.19g/L
	C3（成人）		0.8~1.5g/L
	C4（成人）		0.2~0.6g/L
免疫球蛋白	成人		700~3500mg/L
IgD（ELISA 法）	成人		0.6~1.2mg/L
IgE（ELISA 法）			0.1~0.9mg/L
IgG	成人		7~16.6g/L
IgG/ 白蛋白比值			0.3~0.7
IgG/ 合成率			−9.9~3.3mg/24h
IgM	成人		500~2600mg/L
E- 玫瑰花环形成率		淋巴细胞	0.40~0.70
EAC- 玫瑰花环形成率			0.15~0.30
红斑狼疮细胞（LEC）		全血	阴性
类风湿因子（RF）（乳胶凝集法或浊度分析法）		血清	< 20U/ml
外斐反应	OX19		低于 1∶160
Widal 反应（直接凝集法）	O		低于 1∶80
	H		低于 1∶160
	A		低于 1∶80
	B		低于 1∶80
	C		低于 1∶80
结核抗体（TB-G）			阴性
抗酸性核蛋白抗体和抗核糖核蛋白抗体			阴性
抗干燥综合征 A 抗体和抗干燥综合征 B 抗体			阴性
甲状腺胶体和微粒体胶原自身抗体			阴性
骨骼肌自身抗体（ASA）			阴性
乙型肝炎病毒表面抗原（HBsAg）			阴性
乙型肝炎病毒表面抗体（HBsAb）			阴性
乙型肝炎病毒核心抗原（HBcAg）			阴性

指标	标本类型	参考区间
乙型肝炎病毒 e 抗原（HBeAg）	血清	阴性
乙型肝炎病毒 e 抗体（HBeAb）		阴性
免疫扩散法		阴性
植物血凝素皮内试验（PHA）		阴性
平滑肌自身抗体（SMA）		阴性
结核菌素皮内试验（PPD）		阴性

六、骨髓细胞的正常值

指标		标本类型	参考区间
增生程度		骨髓	增生活跃（即成熟红细胞与有核细胞之比约为 20∶1）
粒系细胞分类	原始粒细胞		0~1.8%
	早幼粒细胞		0.4%~3.9%
	中性中幼粒细胞		2.2%~12.2%
	中性晚幼粒细胞		3.5%~13.2%
	中性杆状核粒细胞		16.4%~32.1%
	中性分叶核粒细胞		4.2%~21.2%
	嗜酸性中幼粒细胞		0~1.4%
	嗜酸性晚幼粒细胞		0~1.8%
	嗜酸性杆状核粒细胞		0.2%~3.9%
	嗜酸性分叶核粒细胞		0~4.2%
	嗜碱性中幼粒细胞		0~0.2%
	嗜碱性晚幼粒细胞		0~0.3%
	嗜碱性杆状核粒细胞		0~0.4%
	嗜碱性分叶核粒细胞		0~0.2%
红细胞分类	原始红细胞		0~1.9%
	早幼红细胞		0.2%~2.6%
	中幼红细胞		2.6%~10.7%
	晚幼红细胞		5.2%~17.5%

指标		标本类型	参考区间
淋巴细胞分类	原始淋巴细胞	骨髓	0~0.4%
	幼稚淋巴细胞		0~2.1%
	淋巴细胞		10.7%~43.1%
单核细胞分类	原始单核细胞		0~0.3%
	幼稚单核细胞		0~0.6%
	单核细胞		0~6.2%
浆细胞分类	原始浆细胞		0~0.1%
	幼稚浆细胞		0~0.7%
	浆细胞		0~2.1%
其他细胞	巨核细胞		0~0.3%
	网状细胞		0~1.0%
	内皮细胞		0~0.4%
	吞噬细胞		0~0.4%
	组织嗜碱细胞		0~0.5%
	组织嗜酸细胞		0~0.2%
	脂肪细胞		0~0.1%
分类不明细胞			0~0.1%

七、血小板功能检查

指标		标本类型	参考区间
血小板聚集试验（PAgT）	连续稀释法	血浆	第五管及以上凝聚
	简易法		10~15s 内出现大聚集颗粒
血小板黏附试验（PAdT）	转动法	全血	58%~75%
	玻璃珠法		53.9%~71.1%
血小板第 3 因子		血浆	33~57s

八、凝血机制检查

指标		标本类型	参考区间
凝血活酶生成试验		全血	9~14s
简易凝血活酶生成试验（STGT）			10~14s
凝血酶时间延长的纠正试验		血浆	加甲苯胺蓝后，延长的凝血时间恢复正常或缩短 5s 以上
凝血酶原时间（PT）		全血	30~42s
凝血酶原消耗时间（PCT）	儿童		> 35s
	成人		> 20s
出血时间（BT）		刺皮血	（6.9±2.1）min，超过 9min 为异常
凝血时间（CT）	毛细管法（室温）	全血	3~7min
	玻璃试管法（室温）		4~12min
	塑料管法		10~19min
	硅试管法（37℃）		15~32min
纤维蛋白原（FIB）		血浆	2~4g/L
纤维蛋白原降解产物（PDP）（乳胶凝聚法）			0~5mg/L
活化部分凝血活酶时间（APTT）			30~42s

九、溶血性贫血的检查

指标		标本类型	参考区间
酸化溶血试验（Ham 试验）		全血	阴性
蔗糖水试验			阴性
抗人球蛋白试验（Coombs 试验）	直接法	血清	阴性
	间接法		阴性
游离血红蛋白			< 0.05g/L
红细胞脆性试验	开始溶血	全血	4.2~4.6/L NaCl 溶液
	完全溶血		2.8~3.4/L NaCl 溶液
热变性试验（HIT）		Hb 液	< 0.005
异丙醇沉淀试验		全血	30min 内不沉淀
自身溶血试验			阴性
高铁血红蛋白（MetHb）			0.3~1.3g/L
血红蛋白溶解度试验			0.88~1.02

十、其他检查

指标		标本类型	参考区间
溶菌酶（lysozyme）		血清	0~2mg/L
铁（Fe）	男（成人）		10.6~36.7μmol/L
	女（成人）		7.8~32.2μmol/L
铁蛋白（FER）	男（成人）		15~200μg/L
	女（成人）		12~150μg/L
淀粉酶（AMY）（麦芽七糖法）			35~135U/L
		尿	80~300U/L
尿卟啉		24h 尿	0~36nmol/24h
维生素 B_{12}（VitB$_{12}$）		血清	180~914pmol/L
叶酸（FOL）			5.21~20ng/ml

十一、尿液检查

指标			标本类型	参考区间
比重（SG）			尿	1.015~1.025
蛋白定性	磺基水杨酸			阴性
	加热乙酸法			阴性
蛋白定量（PRO）	儿童		24h 尿	＜ 40mg/24h
	成人			0~80mg/24h
尿沉渣检查	白细胞（LEU）		尿	＜ 5 个 /HP
	红细胞（RBC）			0~3 个 /HP
	扁平或大圆上皮细胞（EC）			少量 /HP
	透明管型（CAST）			偶见 /HP
尿沉渣 3h 计数	白细胞（WBC）	男	3h 尿	＜ 7 万 /h
		女		＜ 14 万 /h
	红细胞（RBC）	男		＜ 3 万 /h
		女		＜ 4 万 /h
	管型			0/h

指标			标本类型	参考区间
尿沉渣 12h 计数	白细胞及上皮细胞		12h 尿	< 100 万
	红细胞（RBC）			< 50 万
	透明管型（CAST）			< 5 千
	酸度（pH）			4.5~8.0
中段尿细菌培养计数			尿	< 10^6 菌落 /L
尿胆红素定性				阴性
尿胆素定性				阴性
尿胆原定性（UBG）				阴性或弱阳性
尿胆原定量			24h 尿	0.84~4.2μmol/（L·24h）
肌酐（CREA）	成人	男		7~18mmol/24h
		女		5.3~16mmol/24h
肌酸（creatine）	成人	男		0~304μmol/24h
		女		0~456μmol/24h
尿素氮（BUN）				357~535mmol/24h
尿酸（UA）				2.4~5.9 mmol/24h
氯化物（Cl）	成人	以 Cl^- 计		170~255mmol/24h
		以 NaCl 计		170~255mmol/24h
钾（K）	成人			51~102mmol/24h
钠（Na）	成人			130~260mmol/24h
钙（Ca）	成人			2.5~7.5mmol/24h
磷（P）	成人			22~48mmol/24h
氨氮				20~70mmol/24h
淀粉酶（Somogyi 法）			尿	< 1000U/L

十二、肾功能检查

指标			标本类型	参考区间
尿素（UREA）			血清	1.7~8.3mmol/L
尿酸（UA）（成人酶法）	成人	男		150~416μmol/L
		女		89~357μmol/L

指标			标本类型	参考区间
肌酐（CREA）	成人	男	血清	53~106μmol/L
		女		44~97μmol/L
浓缩试验	成人		尿	禁止饮水 12h 内每次尿量 20~25ml，尿比重迅速增至 1.026~1.035
	儿童			至少有一次比重在 1.018 或以上
稀释试验				4h 排出所饮水量的 0.8~1.0，而尿的比重降至 1.003 或以下
尿比重 3 小时试验			尿	最高尿比重应达 1.025 或以上，最低比重达 1.003，白天尿量占 24 小时总尿量的 2/3~3/4
昼夜尿比重试验				最高比重＞1.018，最高与最低比重差≥0.009，夜尿量＜750ml，日尿量与夜尿量之比为（3~4）：1
酚磺肽（酚红）试验（FH 试验）	静脉滴注法			15min 排出量＞0.25
				120min 排出量＞0.55
	肌内注射法			15min 排出量＞0.25
				120min 排出量＞0.05
内生肌酐清除率（Ccr）	成人		24h 尿	80~120ml/min
	新生儿			40~65ml/min

十三、妇产科妊娠检查

指标			标本类型	参考区间
绒毛膜促性腺激素（hCG）			尿或血清	阴性
绒毛膜促性腺激素（HCG STAT）（快速法）	男（成人）		血清，血浆	无发现
	女（成人）	妊娠 3 周		5.4~7.2IU/L
		妊娠 4 周		10.2~708IU/L
		妊娠 7 周		4059~153767IU/L
		妊娠 10 周		44186~170409IU/L
		妊娠 12 周		27107~201615IU/L
		妊娠 14 月		24302~93646IU/L
		妊娠 15 周		12540~69747IU/L
		妊娠 16 周		8904~55332IU/L
		妊娠 17 周		8240~51793IU/L
		妊娠 18 周		9649~55271IU/L

十四、粪便检查

指标	标本类型	参考区间
胆红素（IBL）	粪便	阴性
氮总量		< 1.7g/24h
蛋白质定量（PRO）		极少
粪胆素		阴性
粪胆原定量	粪便	68~473μmol/24h
粪重量		100~300g/24h
细胞		上皮细胞或白细胞偶见 /HP
潜血		阴性

十五、胃液分析

指标		标本类型	参考区间
胃液分泌总量（空腹）		胃液	1.5~2.5L/24h
胃液酸度（pH）			0.9~1.8
五肽胃泌素胃液分析	空腹胃液量		0.01~0.10L
	空腹排酸量		0~5mmol/h
	最大排酸量		3~23mmol/L
细胞			白细胞和上皮细胞少量
细菌			阴性
性状			清晰无色，有轻度酸味含少量黏液
潜血			阴性
乳酸（LACT）			阴性

十六、脑脊液检查

指标		标本类型	参考区间
压力（卧位）	成人	脑脊液	80~180mmH$_2$O
	儿童		40~100mmH$_2$O
性状			无色或淡黄色
细胞计数			（0~8）×10^6/L（成人）
葡萄糖（GLU）			2.5~4.4mmol/L
蛋白定性（PRO）			阴性

指标		标本类型	参考区间
蛋白定量（腰椎穿刺）		脑脊液	0.2~0.4g/L
氯化物（以氯化钠计）	成人		120~130mmol/L
	儿童		111~123mmol/L
细菌			阴性

十七、内分泌腺体功能检查

指标			标本类型	参考区间
血促甲状腺激素（TSH）（放免法）			血清	2~10mU/L
促甲状腺激素释放激素（TRH）				14~168pmol/L
促卵泡成熟激素（FSH）	男		24h 尿	3~25mU/L
	女	卵泡期		5~20IU/24h
		排卵期		15~16IU/24h
		黄体期		5~15IU/24h
		月经期		50~100IU/24h
促卵泡成熟激素（FSH）	男		血清	1.27~19.26IU/L
	女	卵泡期		3.85~8.78IU/L
		排卵期		4.54~22.51IU/L
		黄体期		1.79~5.12IU/L
		绝经期		16.74~113.59IU/L
促肾上腺皮质激素（ACTH）	上午 8:00		血浆	25~100ng/L
	下午 18:00			10~80ng/L
催乳激素（PRL）	男		血清	2.64~13.13μg/L
	女	绝经前（< 50 岁）		3.34~26.72μg/L
		黄体期（> 50 岁）		2.74~19.64μg/L
黄体生成素（LH）	男			1.24~8.62IU/L
	女	卵泡期		2.12~10.89IU/L
		排卵期		19.18~103.03IU/L
		黄体期		1.2~12.86IU/L
		绝经期		10.87~58.64IU/L

指标			标本类型	参考区间
抗利尿激素（ADH）（放免）			血浆	1.4~5.6pmol/L
生长激素（GH）（放免法）	成人	男	血清	< 2.0μg/L
		女		< 10.0μg/L
	儿童			< 20.0μg/L
反三碘甲腺原氨酸（rT₃）（放免法）				0.2~0.8nmol/L
基础代谢率（BMR）			—	−0.10~+0.10（−10%~+10%）
甲状旁腺激素（PTH）（免疫化学发光法）			血浆	12~88ng/L
甲状腺 ¹³¹I 吸收率	3h ¹³¹I 吸收率		—	5.7%~24.5%
	24h ¹³¹I 吸收率		—	15.1%~47.1%
总三碘甲腺原氨酸（TT₃）			血清	1.6~3.0nmol/L
血游离三碘甲腺原氨酸（FT₃）				6.0~11.4pmol/L
总甲状腺素（TT₄）				65~155nmol/L
游离甲状腺素（FT₄）（放免法）				10.3~25.7pmol/L
儿茶酚胺总量			24h 尿	71.0~229.5nmol/24h
香草扁桃酸	成人			5~45μmol/24h
游离儿茶酚胺	多巴胺		血浆	血浆中很少被检测到
	去甲肾上腺素（NE）			0.177~2.36pmol/L
	肾上腺素（AD）			0.164~0.546pmol/L
血皮质醇总量	上午 8:00			140~630nmol/L
	下午 16:00			80~410nmol/L
5- 羟吲哚乙酸（5-HIAA）	定性		新鲜尿	阴性
	定量		24h 尿	10.5~42μmol/24h
尿醛固酮（ALD）				普通饮食：9.4~35.2nmol/24h
血醛固酮（ALD）	普通饮食（早 6 时）	卧位	血浆	（238.6 ± 104.0）pmol/L
		立位		（418.9 ± 245.0）pmol/L
	低钠饮食	卧位		（646.6 ± 333.4）pmol/L
		立位		（945.6 ± 491.0）pmol/L
肾小管磷重吸收率			血清 / 尿	0.84~0.96
肾素	普通饮食	立位	血浆	0.30~1.90ng/（ml·h）
		卧位		0.05~0.79ng/（ml·h）
	低钠饮食	卧位		1.14~6.13ng/（ml·h）

指标			标本类型	参考区间
17- 生酮类固醇	成人	男	24h 尿	34.7~69.4μmol/24h
		女		17.5~52.5μmol/24h
17- 酮类固醇总量（17-KS）	成人	男		34.7~69.4μmol/24h
		女		17.5~52.5μmol/24h
血管紧张素Ⅱ（AT-Ⅱ）		立位	血浆	10~99ng/L
		卧位		9~39ng/L
血清素（5- 羟色胺）（5–HT）			血清	0.22~2.06μmol/L
游离皮质醇			尿	36~137μg/24h
（肠）促胰液素			血清、血浆	（4.4±0.38）mg/L
胰高血糖素	空腹		血浆	空腹：17.2~31.6pmol/L
葡萄糖耐量试验（OGTT）	口服法	空腹	血清	3.9~6.1mmol/L
		60min		7.8~9.0mmol/L
		120min		＜ 7.8mmol/L
		180min		3.9~6.1mmol/L
C 肽（C–P）	空腹			1.1~5.0ng/ml
胃泌素			血浆空腹	15~105ng/L

十八、肺功能

指标		参考区间
潮气量（TC）	成人	500ml
深吸气量（IC）	男性	2600ml
	女性	1900ml
补呼气容积（ERV）	男性	910ml
	女性	560ml
肺活量（VC）	男性	3470ml
	女性	2440ml
功能残气量（FRC）	男性	（2270±809）ml
	女性	（1858±552）ml
残气容积（RV）	男性	（1380±631）ml
	女性	（1301±486）ml

指标		参考区间
静息通气量（VE）	男性	（6663±200）ml/min
	女性	（4217±160）ml/min
最大通气量（MVV）	男性	（104±2.71）L/min
	女性	（82.5±2.17）L/min
肺泡通气量（VA）		4L/min
肺血流量		5L/min
通气/血流（V/Q）比值		0.8
无效腔气/潮气容积（VD/VT）		0.3~0.4
弥散功能（CO吸入法）		198.5~276.9ml/（kPa·min）
气道阻力		1~3cmH$_2$O/（L·s）

十九、前列腺液及前列腺素

指标			标本类型	参考区间
性状				淡乳白色，半透明，稀薄液状
细胞	白细胞（WBC）			< 10个/HP
	红细胞（RBC）			< 5个/HP
	上皮细胞		前列腺液	少量
淀粉样小体				老年人易见到，约为白细胞的10倍
卵磷脂小体				多量，或可布满视野
量				数滴至1ml
前列腺素（PG）（放射免疫法）	PGA	男		13.3±2.8nmol/L
		女		11.5±2.1nmol/L
	PGE	男	血清	4.0±0.77nmol/L
		女		3.3±0.38nmol/L
	PGF	男		0.8±0.16nmol/L
		女		1.6±0.36nmol/L

二十、精液

指标	标本类型	参考区间
白细胞	精液	< 5 个 /HP
活动精子百分率		射精后 30~60min 内精子活动率为 80%~90%，至少 > 60%
精子数		39×10^6/ 次
正常形态精子		> 4%
量		每次 1.5~6.0ml
黏稠度		呈胶冻状，30min 后完全液化呈半透明状
色		灰白色或乳白色，久未排精液者可为淡黄色
酸碱度（pH）		7.2~8.0

《当代中医专科专病诊疗大系》
参 编 单 位

总主编单位

开封市中医院　　　　　　　　　　广州中医药大学第一附属医院

海南省中医院　　　　　　　　　　广东省中医院

河南中医药大学　　　　　　　　　四川省第二中医医院

执行总主编单位

首都医科大学附属北京中医医院　　北京中医药大学深圳医院（龙岗）

中国中医科学院广安门医院　　　　北京中医药大学

安阳职业技术学院　　　　　　　　云南省中医医院

常务副总主编单位

中国中医科学院西苑医院　　　　　沈阳药科大学

吉林省辽源市中医院　　　　　　　中国中医科学院望京医院

江苏省中西医结合医院　　　　　　河南中医药大学第一附属医院

中国中医科学院眼科医院　　　　　山东中医药大学第二附属医院

北京中医药大学东方医院　　　　　四川省中医药科学院中医研究所

山西省中医院　　　　　　　　　　北京中医药大学厦门医院

副总主编单位

辽宁中医药大学附属第二医院　　　包头市蒙医中医医院

河南大学中医院　　　　　　　　　重庆中医药学院

浙江中医药大学附属第三医院　　　天水市中医医院

新疆哈密市中医院（维吾尔医医院）　中国中医科学院西苑医院济宁医院

河南省中医糖尿病医院　　　　　　黄冈市中医医院

贵州中医药大学

广西中医药大学第一附属医院

辽宁中医药大学第一附属医院

南京中医药大学

三亚市中医院

辽宁中医药大学

辽宁省中医药科学院

青海大学

黑龙江省中医药科学院

湖北中医药大学附属医院

湖北省中医院

安徽中医药大学第一附属医院

汝州市中西医结合医院

湖南中医药大学附属醴陵医院

湖南医药学院

湖南中医药大学

咸宁市中医医院

中国中医科学院

南阳理工学院张仲景国医国药学院

长垣中西医结合医院

成都中医药大学附属医院

成都中医药大学第二附属医院

兰州市中医医院

扬州市中医院

高安市中医医院

馆陶县中医医院

江西中医药大学

辽宁中医药大学附属第三医院

盐城市中医院

河南省人民医院

云南中医药大学

常务编委单位
（按首字拼音排序）

安钢职工总医院

安徽中医药大学第二附属医院

安阳市中西医结合医院

安阳市中医院

安阳市肿瘤医院

百色市中医医院

北海市中医医院

北京市昌平区中西医结合医院

北京市平谷区中医医院

北京中医药大学第三附属医院

澄迈县中医院

赤水市中医医院

重庆市北碚区中医院

重庆市中医院

重庆医科大学中医药学院

重庆医药高等专科学校

重庆中医药学院第一临床学院

德江县民族中医医院

防城港市中医医院

福建中医药大学附属康复医院

广西中医药大学

广西中医药大学第一附属医院（仙葫院区）

广元市中医医院

桂林市中医医院

海口市中医医院

河南省骨科医院
河南省洛阳正骨医院
河南省中西医结合儿童医院
河南省中医药研究院
河南省中医院
河南中医药大学第二附属医院
河南中医药大学第三附属医院
南昌市洪都中医院
南京市中医院
黑龙江省中医医院
湖北省妇幼保健院
湖北省中医院
湖南中医药大学第一附属医院
黄河科技学院附属医院
江苏省中西医结合医院
焦作市中医院
开封市第二中医院
开封市儿童医院
开封市光明医院
开封市中心医院
来宾市中医医院
兰州市西固区中医院
梨树县中医院
辽宁省肛肠医院
聊城市中医医院
洛阳市中医院
南京市溧水区中医院
南京中医药大学苏州附属医院
南阳市骨科医院
南阳张仲景健康养生研究院
南阳仲景书院
内蒙古医科大学

宁波市中医院
宁夏回族自治区中医医院暨中医研究院
宁夏医科大学附属银川市中医医院
平顶山市第二人民医院
平顶山市中医医院
钦州市中医医院
青海大学医学院
山西中医药大学
陕西省中医药研究院
陕西省中医医院
陕西中医药大学第二附属医院
上海市浦东新区光明中医医院
上海中医药大学附属岳阳中西医结合医院
上海中医药大学附属上海市中西医结合医院
上海中医药大学针灸推拿学院
深圳市中医院
沈阳市第二中医医院
苏州市中西医结合医院
天津市中医药研究院附属医院
天津武清泉达医院
天津医科大学总医院
田东县中医医院
温州市中西医结合医院
梧州市中医医院
武穴市中医医院
徐州市中医院
义乌市中医医院
银川市中医医院
英山县人民医院
张家港市中医医院

长春中医药大学附属医院　　　郑州大学第一附属医院
浙江省中医药研究院基础研究所　郑州市中医院
镇江市中医院　　　　　　　　　中国疾病预防控制中心传染病预防控
郑州大学第二附属医院　　　　　制所
郑州大学第三附属医院　　　　　中国中医科学院针灸研究所

编委单位
（按首字拼音排序）

安阳市人民医院	滑县第三人民医院
鞍山市中医院	焦作市儿童医院
白城中医院	焦作市妇女儿童医院
北海市人民医院	焦作市妇幼保健院
北京市海淀区医疗资源统筹服务中心	开封市妇幼保健院
重庆两江新区中医院	开封市苹果园卫生服务中心
重庆市江津区中医院	开封市中医肛肠病医院
东港市中医院	林州市中医院
福建省立医院	灵山县中医医院
福建中医药大学附属第三人民医院	隆安县中医医院
福建中医药大学附属人民医院	那坡县中医医院
福建中医药大学国医堂	南乐县中医院
福建中医药大学中医学院	南乐益民医院
广西中医药大学第一附属医院仁爱分院	南乐中医肛肠医院
广西中医药大学附属国际壮医医院	南宁市武鸣区中医医院
贵州省第二人民医院	南阳名仁中医院
合浦县中医医院	南阳市中医院
河南科技大学第一附属医院	宁夏回族自治区中医医院
河南省立眼科医院	平顶山市第一人民医院
河南省眼科研究所	平南县中医医院
河南省职业病医院	濮阳市第五人民医院
河南医药健康技师学院	濮阳市中医医院
鹤壁职业技术学院医学院	日照市中医医院
滑县中医院	融安县中医医院

三门峡市中医院　　　　　　　邢台市中医院
厦门市中医院　　　　　　　　兴安界首骨伤医院
陕西省中医药研究院　　　　　兴化市人民医院
商水县中医院　　　　　　　　沂源县中医医院
上海仁爱医院　　　　　　　　长治市上党区中医院
石家庄市中医院　　　　　　　昭通市中医医院
天门市中医医院　　　　　　　郑州大学第五附属医院
尉氏县中医院　　　　　　　　郑州市金水区总医院
温县中医院　　　　　　　　　郑州澍青医学高等专科学校
温州市中医院　　　　　　　　中国人民解放军陆军第 83 集团军医院
湘潭市中医医院　　　　　　　中国中医科学院中医临床基础医学研究所
新乡市中医院　　　　　　　　珠海市中西医结合医院
新乡医学院第三附属医院